JN164077

オールカラー

まるごと図解

消化器内視鏡ケア

編著 中村美也子　医学監修 布袋屋 修

照林社

編　集

中村美也子　虎の門病院看護部管理看護師長

医学監修

布袋屋 修　虎の門病院消化器内科部長・内視鏡部部長

執筆（五十音順）

小山亜希子　虎の門病院内視鏡部科長／臨床検査技師
消化器内視鏡技師

椿 智宏　虎の門病院内視鏡部／臨床検査技師
消化器内視鏡技師

中村美也子　虎の門病院看護部管理看護師長

半田絢子　虎の門病院看護部主任

湯田満希　虎の門病院看護部看護師長

はじめに

内視鏡は、外から見えない身体の中に、先端にレンズのついた管を差し入れて観察し、場合によっては処置・治療を行う医療器具です。この器具は、1950年代に生まれて以来、その時代の最先端技術を取り入れながら、進化してきました。

現在では、電子スコープを使い、画像強調診断と拡大内視鏡といった新しい手法を組み合わせて使用することによって、内視鏡による診断は格段に向上しています。さらには、内視鏡での観察が難しかった小腸の診断にカプセル内視鏡などの新しい機器の開発も進んでおり、内視鏡による診断・治療は、これからの医療に欠かせないものとなっています。

その一方で、内視鏡による検査・治療には、さまざまな偶発症が起こるリスクも伴います。苦痛を緩和するために鎮静薬を使用したり、複雑な手技を要する治療が行われたりするためです。また、高齢者の増加にともない、転倒・転落や医療事故に対するリスクマネジメントをよりいっそう強化することも求められています。

本書では、内視鏡室で勤務する看護師や臨床検査技師などをはじめ、内視鏡検査・治療後の患者さんにかかわる病棟や外来の医療者に向けて「内視鏡とはどんなものか」「内視鏡検査・治療では、どんなことを行うのか」をわかりやすく解説しています。もっとも検査・治療が多く行われる消化器内視鏡について、多くのイラストや図表を使って解説しています。そして、消化器の解剖と該当部位の内視鏡画像をセットにすることで、関連性をわかりやすく示し、ケアにつなげられるように構成しています。

本書を手にされたみなさんが、内視鏡検査・治療に対する理解を深め、より安全で質の高い内視鏡検査・治療を提供できるようになることを願っております。

2019年３月

中村美也子

目　次

おことわり

- 本書で紹介しているアセスメント方法や、治療・ケアなどの方法は、各執筆者が臨床例をもとに展開しています。実践により得られた方法を普遍化すべく努力しておりますが、万一、本書の記載内容によって不測の事故等が起こった場合、編者、著者、出版社はその責を負いかねますことをご了承ください。
- 本書に記載している薬剤・機器等の選択・使用法などは、出版時最新のものです。薬剤や機器等の使用にあたっては、個々の添付文書や取扱説明書を参照し、適応や使用法等については常にご留意ください。
- 本書で紹介した機器の選択、治療･ケアの流れは、虎の門病院での例であり、すべての患者さんに適するものではありません。個々の患者さんの検査・治療前には、医師・消化器内視鏡技師とともに自施設における手順を確認し、安全に検査・治療を実施できるようご配慮ください。
- 本書に掲載した症例写真は、臨床例のなかから、患者さん本人・ご家族の同意を得て使用しています。

装丁：岩永香穂＋小口翔平（tobufune）　本文デザイン：糟谷一穂　本文DTP：広研印刷
イラスト：わたなべじゅんじ　写真撮影：中込浩一郎

楽しく、しっかり学べる

本書の特徴と活用法

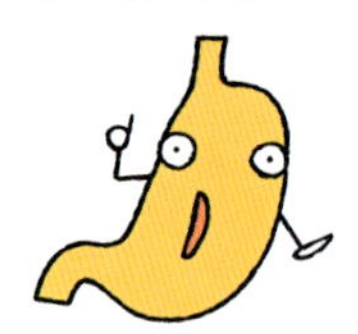

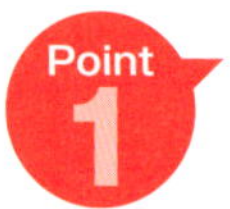

「内視鏡画像」と「消化器の解剖」の関連性がみてわかる

この本は、内視鏡検査・治療のなかでも多く行われている消化器内視鏡に焦点を当てて解説しています。

内視鏡画像をみるときには、「どの部位の、何をみているのか」の理解が欠かせません。それがわかれば、「次に行われそうな処置」や「終了後、どんなリスクがあるか」を予測してスムーズに対応できるようになります。

本書では、消化器の解剖図と内視鏡画像を関連づけて解説していますから、関連性がひと目でわかります。

まずはPart1から！

内視鏡に関する技術は、日々進化しています。たとえ病棟勤務であったとしても、機器や診断方法の概要くらいは知っておきたいところです。

解剖との関連もあわせて、Part1を眺めるだけでも、内視鏡ケアに関する苦手意識はだいぶ減ると思います。

内視鏡室における検査・治療の流れがわかる

内視鏡室で介助を行う方はもちろん、病棟で内視鏡治療後の患者をケアする方も、検査・治療の流れを理解しておくことは大切です。

Part2では検査、Part3では治療について、イラストと写真をたくさん使ってわかりやすく解説していますので、苦手なところ、わかりにくいところから、少しずつ読んでみてください。

感染対策やリスクマネジメントについても知ろう

安全な内視鏡検査・治療を行うために、感染対策やリスクマネジメントについても理解しておきましょう。Part4に、具体的な対応をまとめましたので、参考にしてください。

Part 1

内視鏡って何だろう

1950年、胃のなかを映すことができる胃カメラが生まれて以来、内視鏡は、その時代の最先端技術を取り入れて進化してきました。眼でみることのできるファイバースコープ、そして、モニターに画像を映し、複数の医師が同時にみることのできる電子スコープへと発達してきたのです。いまでは、開腹手術や開胸手術に代わって、侵襲の少ない腹腔鏡や胸腔鏡の手術にも、内視鏡が使用されています。

ここでは、内視鏡室で行われていることや内視鏡のしくみを、本書のテーマである消化器領域について解説していきます。

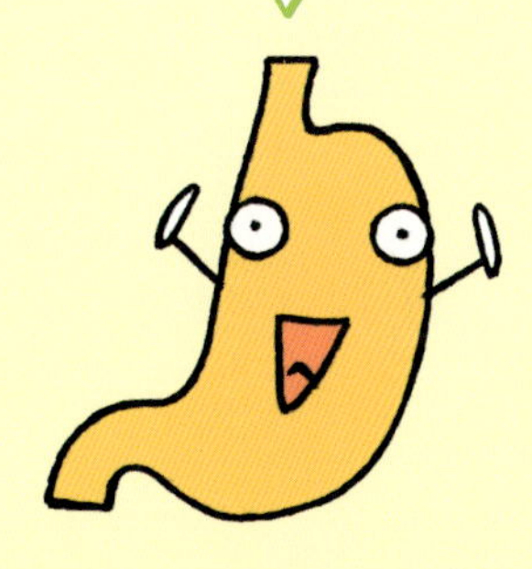

1 内視鏡で、どんなことがわかる？

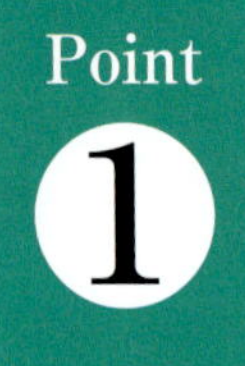

Point 1 内視鏡では、さまざまな臓器の診断・治療を行うことができる

内視鏡による診断･治療は、さまざまな臓器で実施されます。内視鏡室では、消化器疾患（消化管の内腔、肝臓、胆嚢、膵臓などの疾患）や、呼吸器疾患の診断・治療を行います。

本書では、内視鏡室で最もよく実施される主に消化器の検査・治療についてまとめます。

内視鏡で診断・治療を行う部位

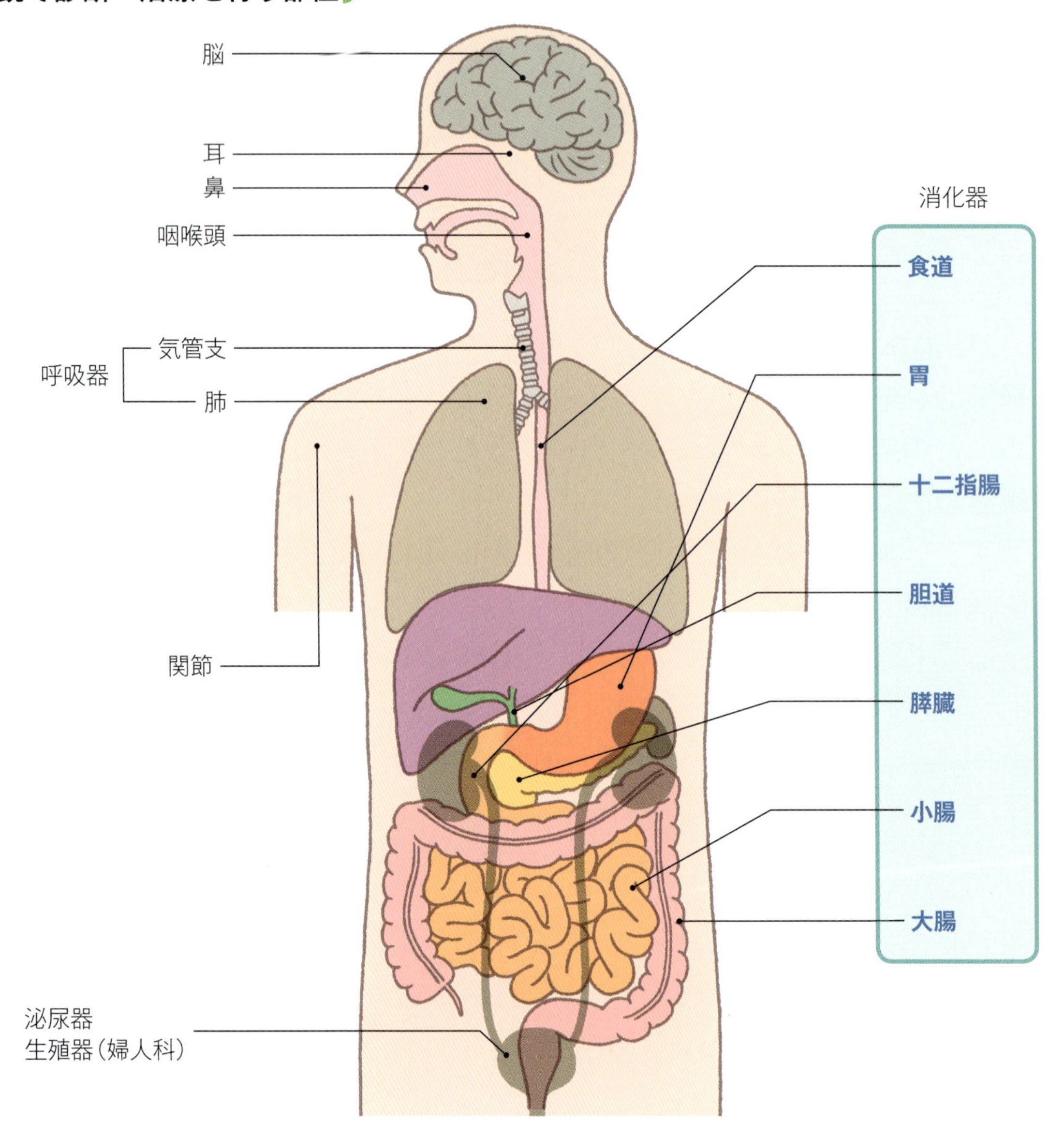

消化器内視鏡：検査と主要疾患

検査	参照	主要疾患
上部消化管内視鏡検査	➡p.36	●逆流性食道炎 ●食道がん ●胃炎 ●胃潰瘍 ●胃がん ●胃ポリープ ●十二指腸潰瘍 ●十二指腸炎 ●十二指腸乳頭部がん
EUS **超音波内視鏡検査** endoscopic ultrasonography	➡p.59	●食道がん・胃がん・大腸がんの壁深達度診断とリンパ節転移診断 ●胆囊がん ●胆管がん ●胆石 ●胆囊ポリープ ●胆囊炎 ●総胆管結石 ●膵胆管合流障害 ●慢性膵炎 ●粘膜下腫瘍診断 ●多臓器浸潤の有無
下部消化管内視鏡検査	➡p.48	●大腸ポリープ ●大腸がん ●大腸炎 ●炎症性腸疾患（潰瘍性大腸炎・クローン病）
ERCP **内視鏡的逆行性膵胆管造影** endoscopic retrograde cholangio pancreatography	➡p.99	●胆石症 ●総胆管結石 ●胆管がん ●膵がん ●十二指腸乳頭部がん

内視鏡室で行われる治療と主要疾患（消化器）

治療	参照	主要疾患
EMR **内視鏡的粘膜切除術** endoscopic mucosal resection	➡p.75	●胃がん ●胃腺腫 ●胃ポリープ ●食道がん ●大腸腺腫 ●大腸がん
ESD **内視鏡的粘膜下層剥離術** endoscoic submucosal dissection	➡p.77	●胃がん ●胃腺腫 ●胃ポリープ ●食道がん ●大腸腺腫 ●大腸がん
EIS **内視鏡的硬化剤注入療法** endoscopic injection sclerotherapy	➡p.94	●食道静脈瘤 ●胃静脈瘤
内視鏡的食道拡張術	➡p.104	●食道狭窄 ●食道がん
ポリペクトミー	➡p.74	●大腸ポリープ ●上部消化管の良性ポリープ
EBD **内視鏡的逆行性胆道ドレナージ術** endoscopic retrograde biliary drainage	➡p.101	●胆道狭窄 ●胆道閉塞
PEG **経皮的内視鏡下胃瘻造設術** percutaneous endoscopic gastrostomy	➡p.111	●経口的に水分や栄養分を長期間あるいは永続的に補給することが困難な場合

2 消化器って、何だろう？

Point 1 消化器は、消化管と肝・胆・膵からなる

消化器は、食事を司る臓器です。栄養分は消化液（唾液、胃液、膵液、腸液）により分解され、門脈に集約し、肝臓を経由して全身へと運ばれるためです。

食事は、日常生活のなかで喜びと楽しみを得られる「人間らしく生きる基本」となる行動です。広範囲な外科手術などで消化器を失った患者は、大きな喪失感を抱き、QOLが低下することが多くなります。

消化器の全体像

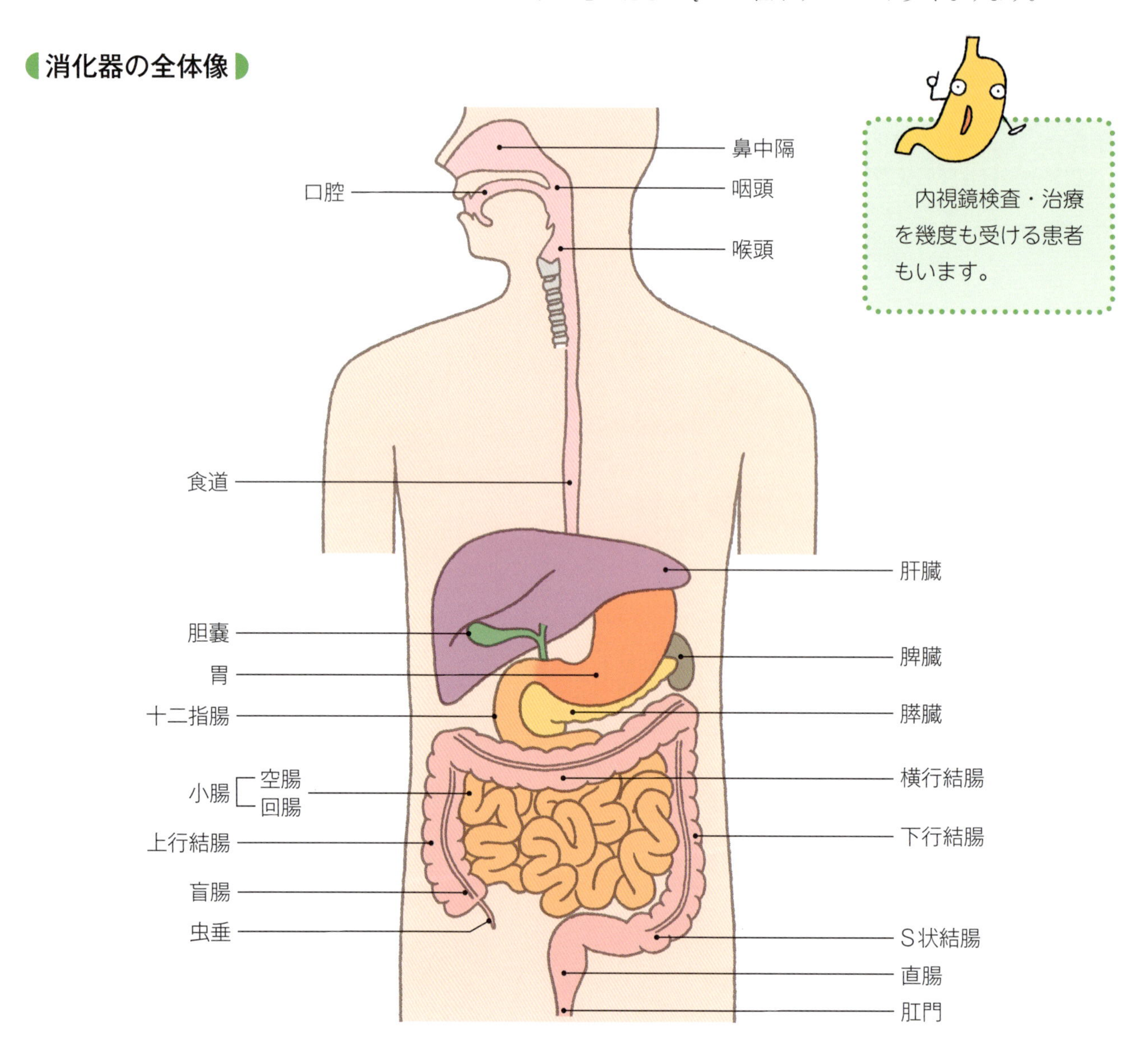

Point 2 漿膜がないのは、食道だけである

消化管壁の構造は、臓器がもつ役割によって異なります。消化管壁の構造は、がんの進行度を評価する際に重要な指標となるため、各臓器の壁構造を把握しておく必要があります。

消化管壁の構造

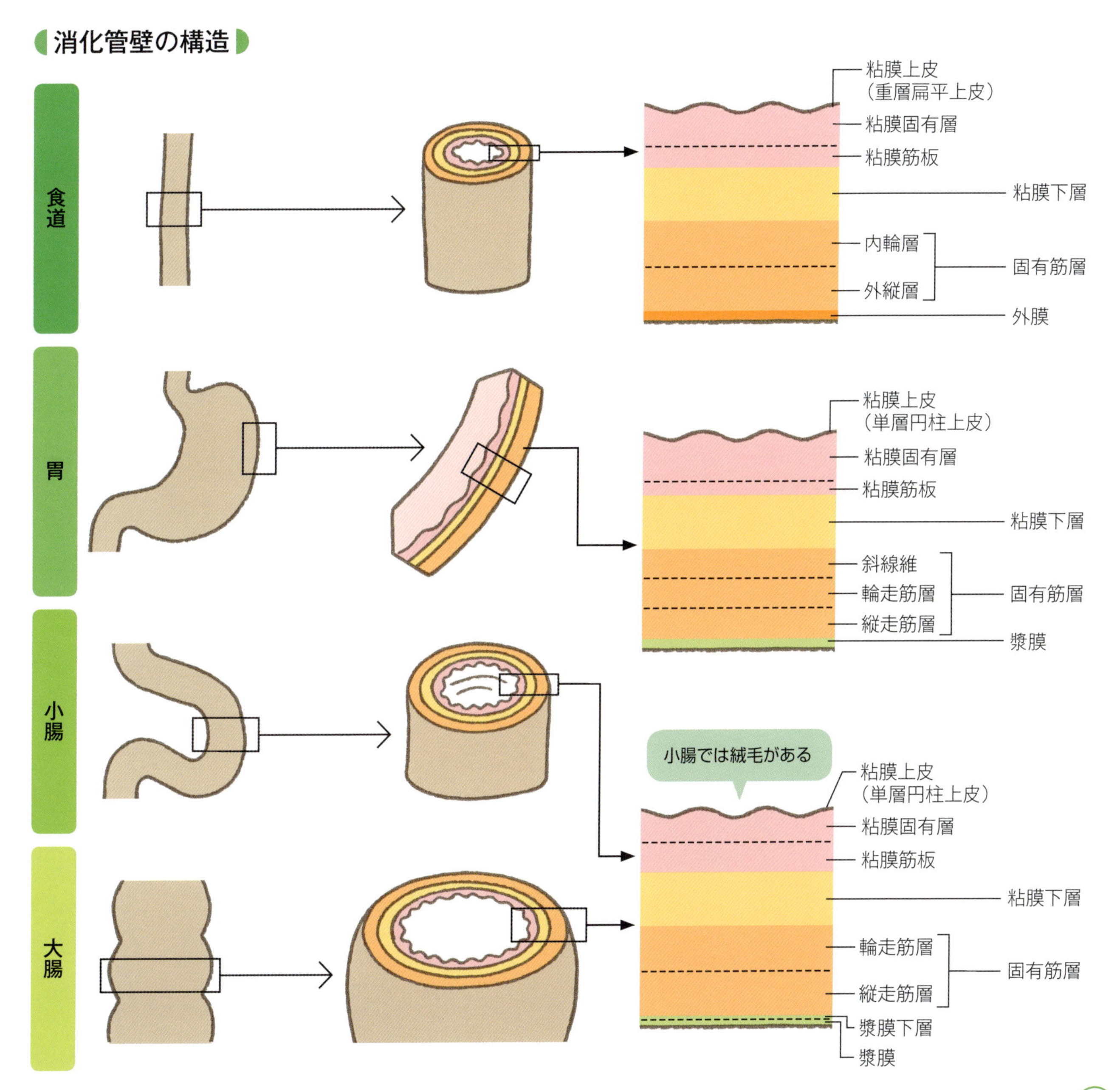

Point 3 消化管は、口腔から肛門までの1本の管である

食道は3つ（頸部食道、胸部食道、腹部食道）に分類される

食道は、長さ約25 cm、内径が2 cmほどの管状の臓器で、頸部食道、胸部食道（上部、中部、下部）、腹部食道に分類されます。吸収・分泌を行わない重層扁平上皮に覆われています。

食道の特徴は、漿膜（がんの臓器外への浸潤を防ぐ膜）がないことです。食道がんが、容易に周囲の臓器（左主気管支や下行大動脈など）に浸潤するのは、そのためです。

食道の構造

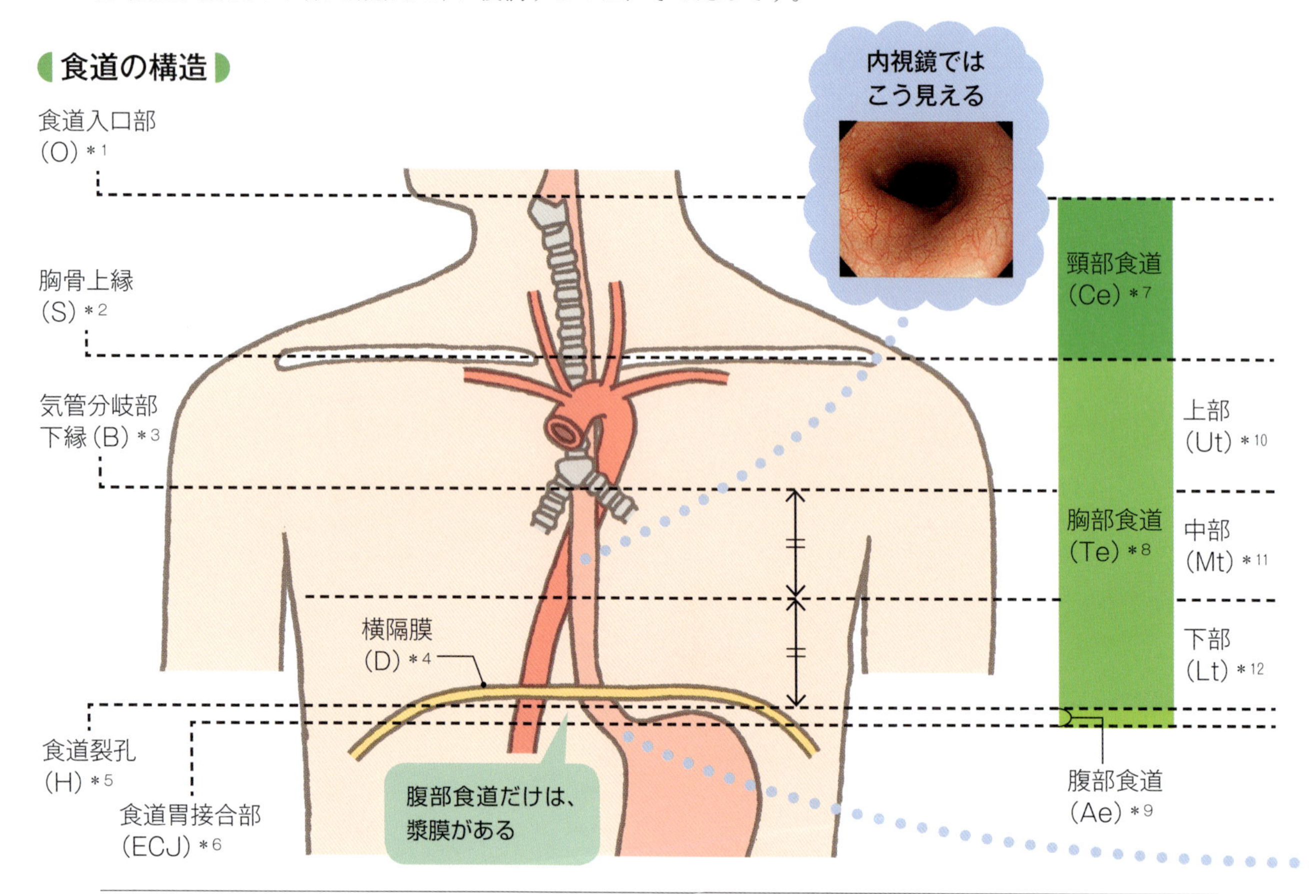

＊1 O (esophageal orifice)：食道入口部
＊2 S (upper margin of sternum)：胸骨上縁
＊3 B (tracheal bifurcation)：気管分岐部下縁
＊4 D (diaphragm)：横隔膜
＊5 H (hiatus)：食道裂孔
＊6 ECJ (esophagogastric junction)：食道胃接合部
＊7 Ce (cervical esophagus)：頸部食道
＊8 Te (thoracic esophagus)：胸部食道
＊9 Ae (abdominal esophagus)：腹部食道
＊10 Ut (upper thoracic esophagus)：胸部上部食道
＊11 Mt (middle thoracic esophagus)：胸部中部食道
＊12 Lt (lower thoracic esophagus)：胸部下部食道

胃には2つの門（噴門、幽門）がある

食道からつながる胃の入口を噴門、十二指腸につながる胃の出口を幽門といいます。

胃のはたらきは、食物を一時蓄え、胃液と混ぜてタンパク質を分解・消化して粥状にし、蠕動によって少しずつ十二指腸に送ることです。吸収・分泌を行う単層円柱上皮で覆われています。

胃の構造

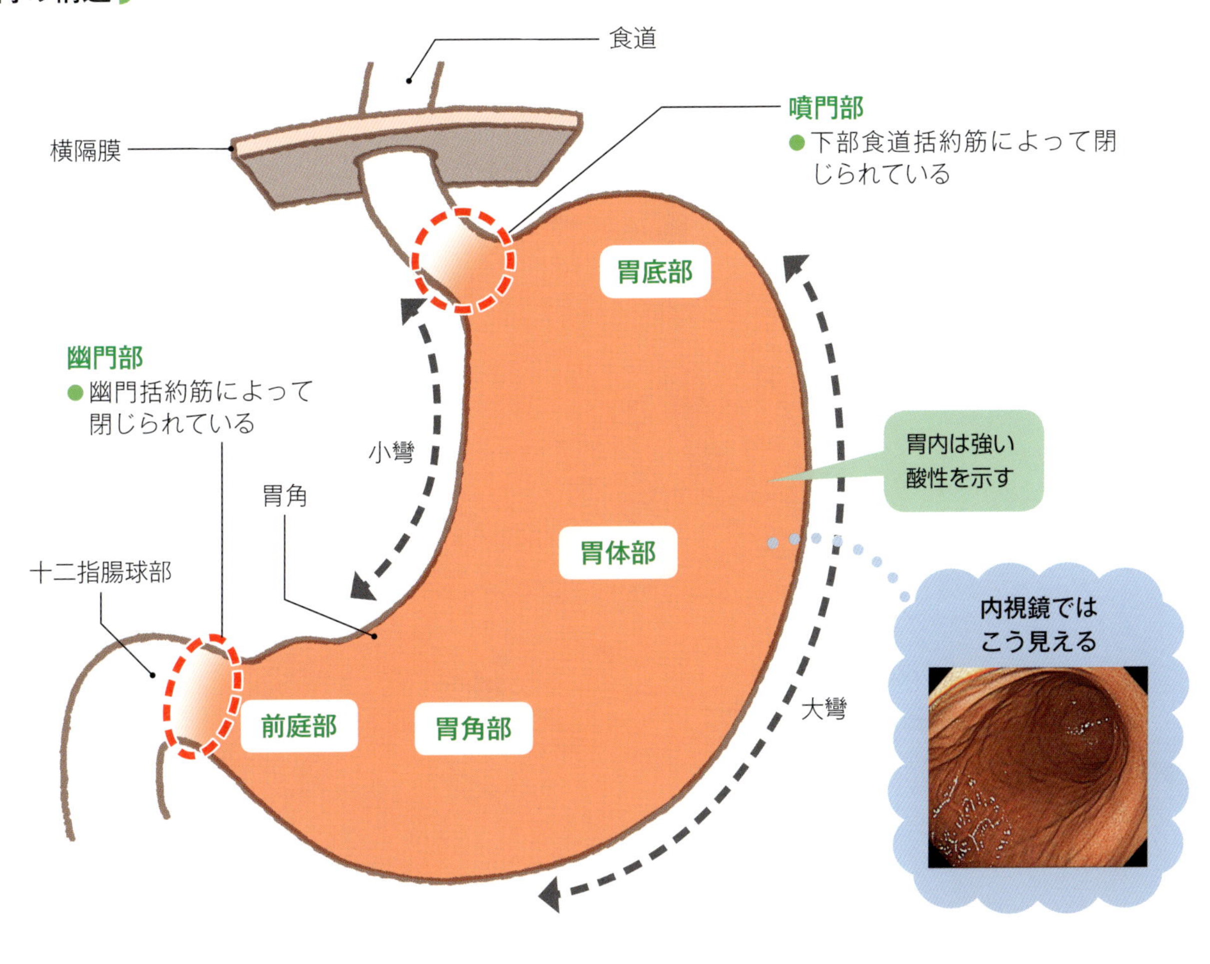

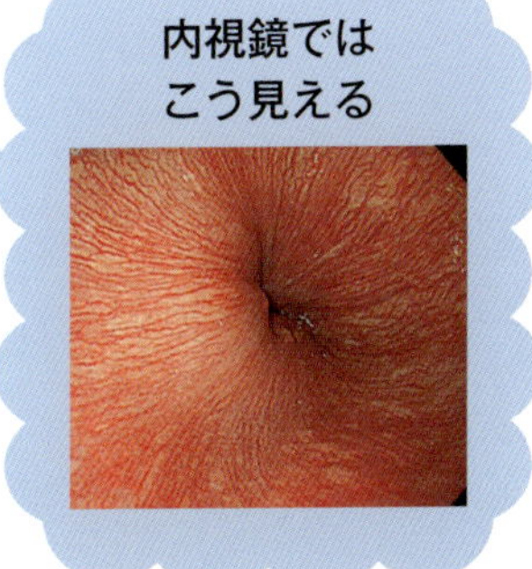

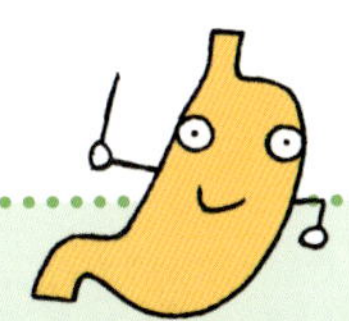

胃液には塩酸が含まれているため、胃内は強い酸性になっています。

胃がんを引き起こす要因となるピロリ菌（ヘリコバクター・ピロリ）は、胃酸を中和できるので、胃の中でも生きられます。

胆膵領域と接する十二指腸は、小腸の一部である

十二指腸は、小腸のうち、幽門からトライツ靱帯までの25～30cmを指します。膵臓から分泌された膵液と、胆嚢で濃縮された胆汁が流入し、消化・吸収を行う臓器であるため、単層円柱上皮で覆われています。ファーター乳頭（十二指腸主乳頭）には胆汁と膵液が、十二指腸副乳頭には膵液のみが流入します。

十二指腸の構造

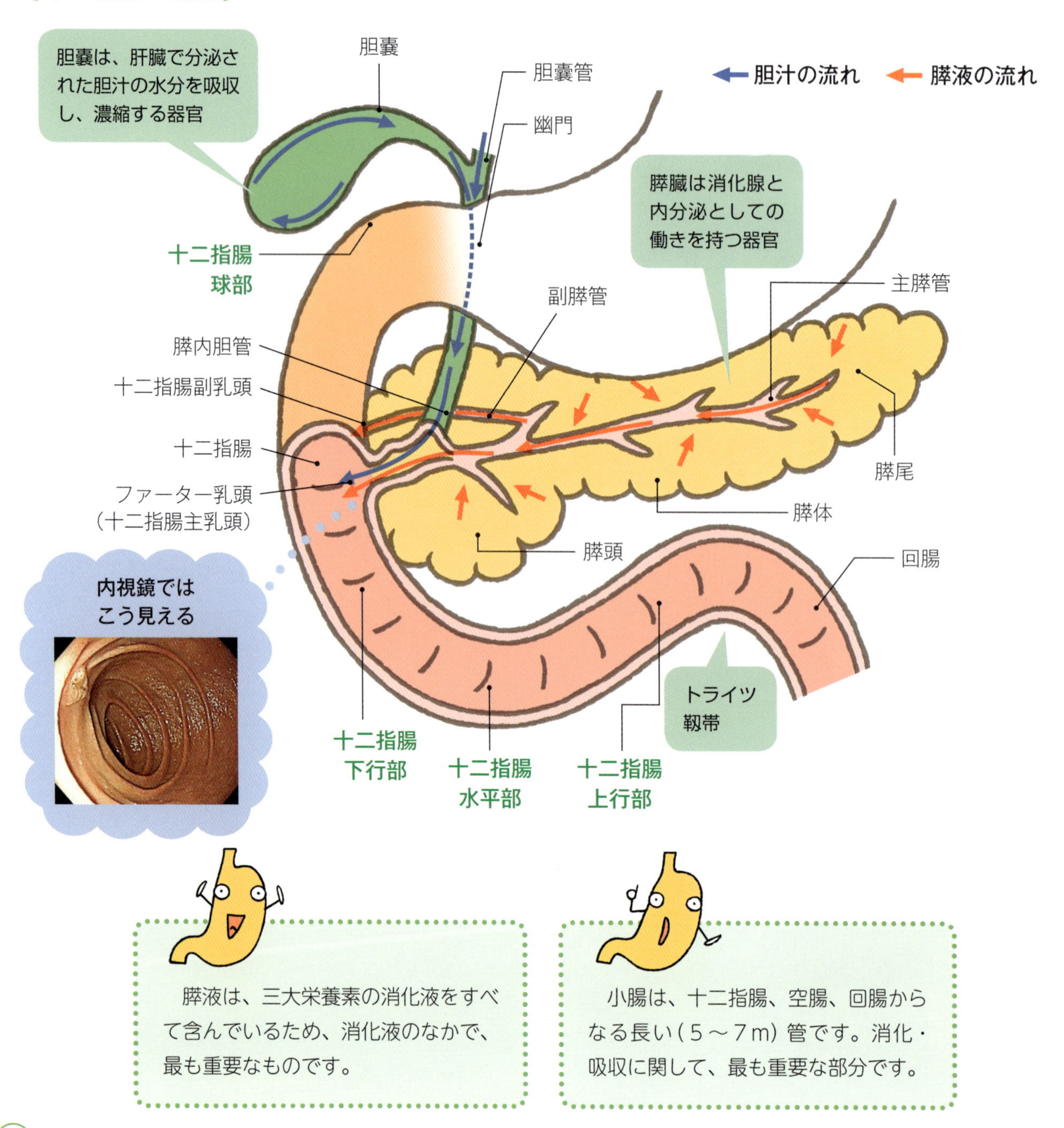

膵液は、三大栄養素の消化液をすべて含んでいるため、消化液のなかで、最も重要なものです。

小腸は、十二指腸、空腸、回腸からなる長い（5～7m）管です。消化・吸収に関して、最も重要な部分です。

大腸は、盲腸から肛門までを指す

大腸は、成人で約1.5 mの長さをもち、盲腸、上行結腸、横行結腸、下行結腸、S状結腸、直腸、肛門に区別されます。

大腸は、小腸から送られてきた腸内容物から主に水分を吸収して、糞便を形成し、排泄するはたらきをもちます。消化作用はほとんどありませんが、吸収を行う臓器であり、単層円柱上皮で覆われています。

大腸の構造

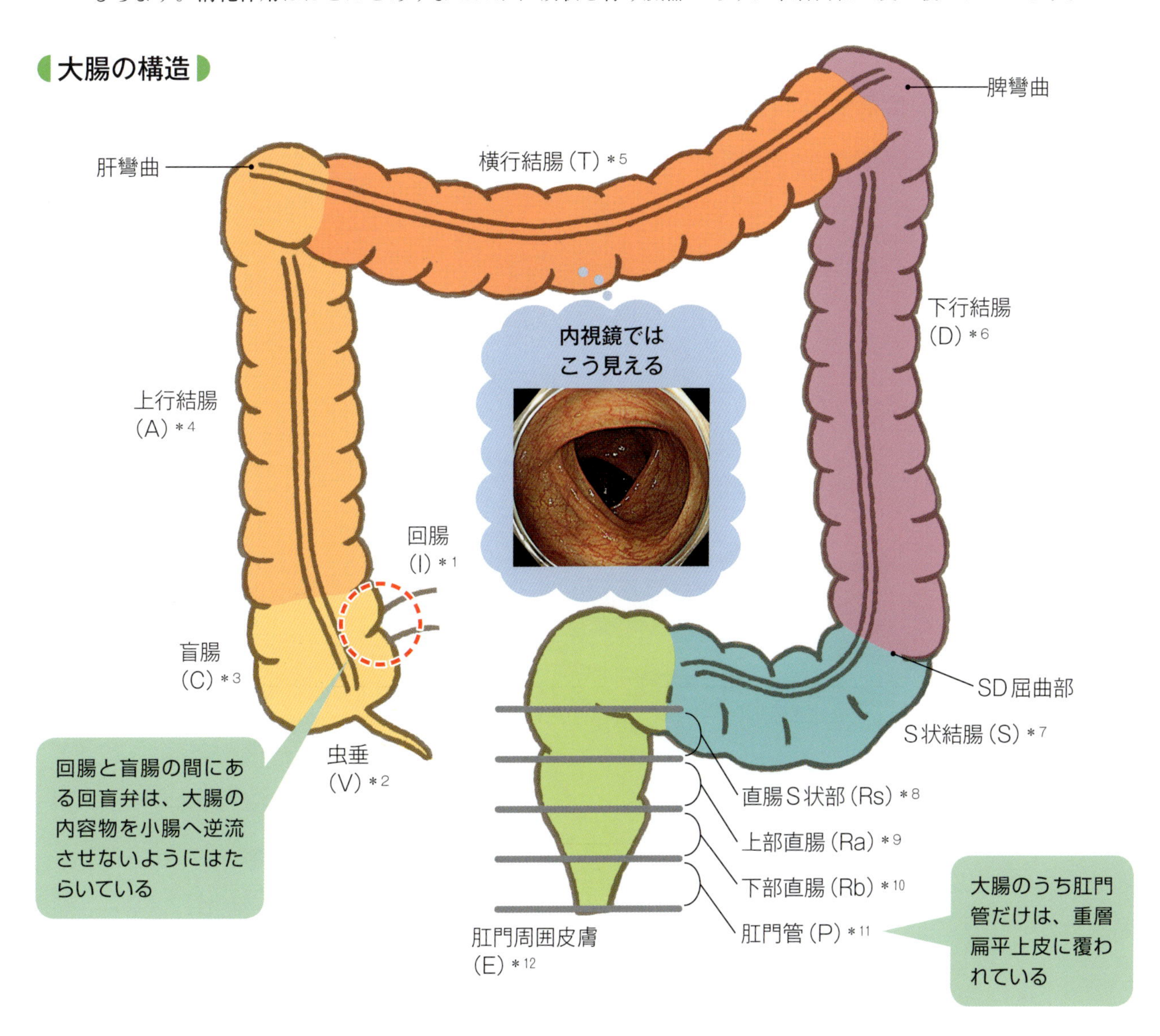

＊1　I（ileum）：回腸
＊2　V（appendix vermiformis）：虫垂
＊3　C（cecum）：盲腸
＊4　A（ascending colon）：上行結腸
＊5　T（transverse colon）：横行結腸
＊6　D（descending colon）：下行結腸
＊7　S（sigmoid colon）：S状結腸
＊8　Rs（rectosigmoid junction）：直腸S状部
＊9　Ra（rectum［above the peritoneal reflexion］）：上部直腸
＊10　Rb（rectum［below the peritoneal reflexion］）：下部直腸
＊11　P（proctos）：肛門管
＊12　E（external skin）：肛門周囲皮膚

Point 1 内視鏡システムはさまざまな機器から構成されている

内視鏡画像は、体内に挿入したスコープから送られた電気信号を、画像化したものです。

内視鏡システムの全景

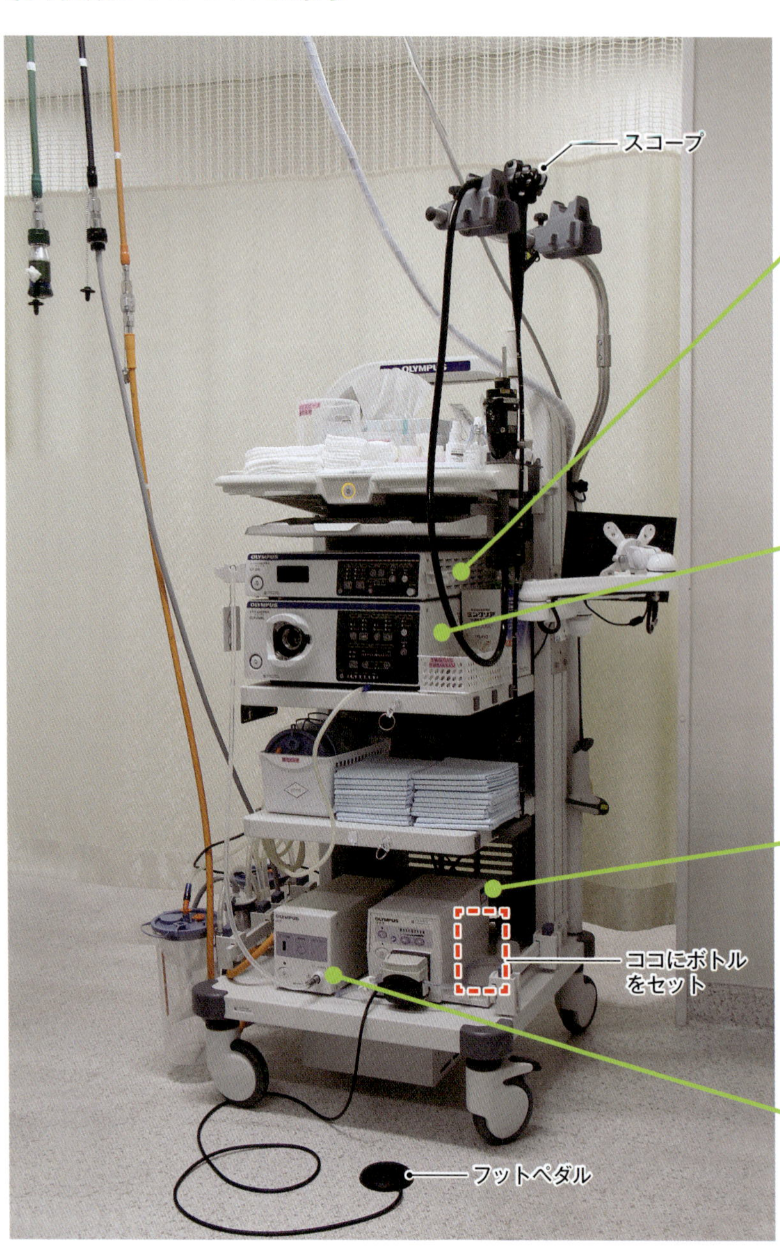

プロセッサ
- 内視鏡システムの中枢
- スコープから受信した電気信号を映像情報に変換する（画像の色彩・強調の調整、各種システムの制御も行う）
- 場合によっては､取り込んだ画像を記憶し、内視鏡のファイリングシステムに画像を送信する

光源装置
- 内蔵されたランプで光を発生させる機能と、送気・送水機能をもつ（スコープに接続して使う）
- 送気量や光量を調整したり、通常白色光から特殊光（NBIなど）に切り替えたりする

送水装置
- フットペダルを踏むとボトル内の水が送水できる（副送水機能のついたスコープに接続）
- 処置具をスコープ内に通した状態でも送水できるため、内視鏡治療では必需品

送気装置
- ボンベや中央配管と接続し、スコープへ二酸化炭素を供給する（スコープに接続して送気）
- 二酸化炭素は、空気より体内での吸収・排泄が早いため、患者の苦痛を軽減できる

スコープの構造

操作部

- アングルノブ（湾曲部を動かす）、送気・送水ボタン、吸引ボタンをここに接続する
- フリーズやレリーズ（シャッターを切る）、特殊光への切り替えなどを行うスイッチがついている

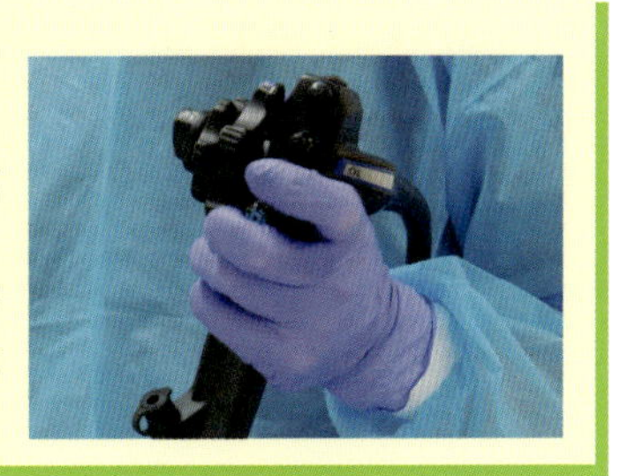

接続部

- 光源装置、吸引チューブや送水タンクなどに接続する
- 機種によってはプロセッサもここに接続する

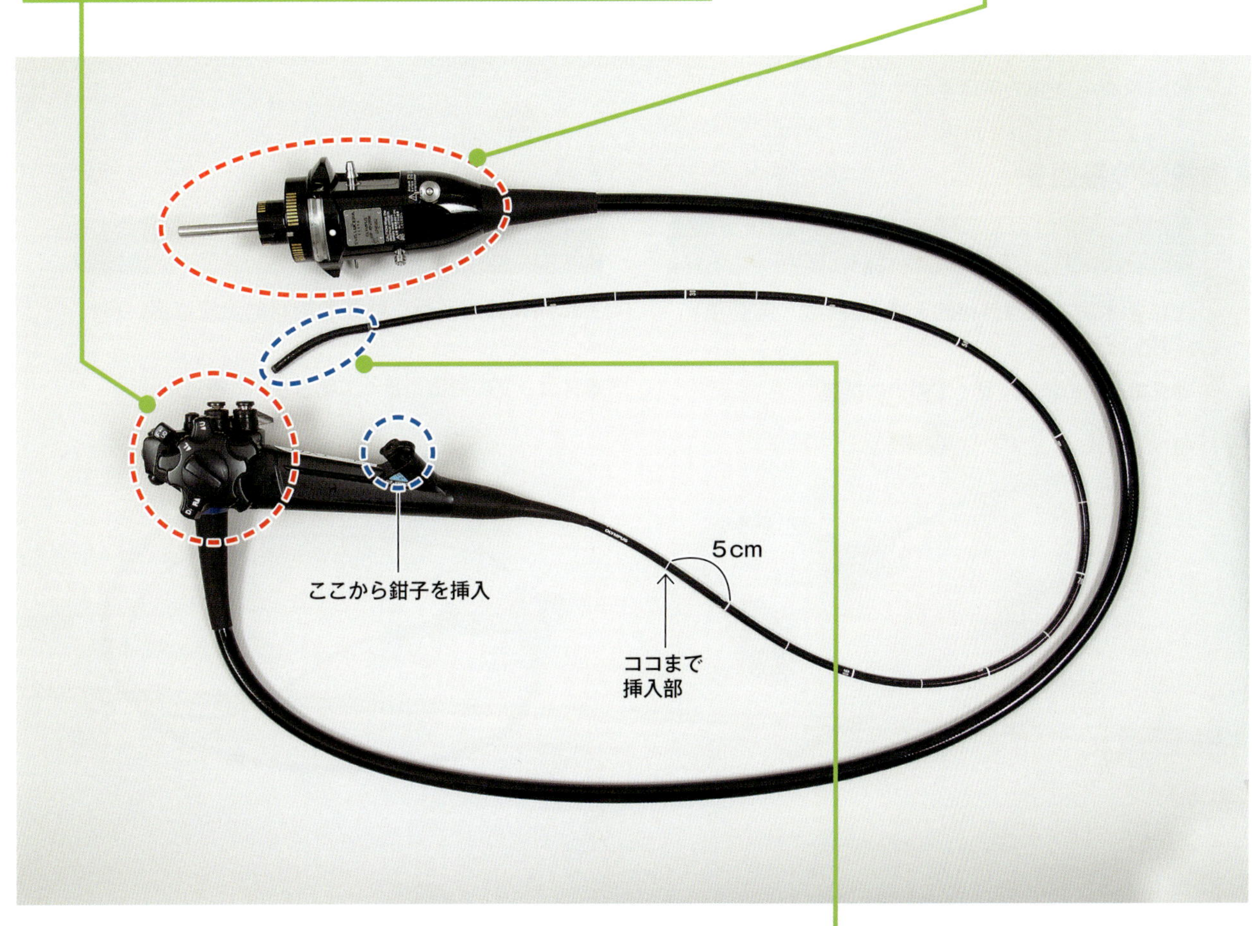

湾曲部

- イメージセンサが観察対象をとらえるために、アングルノブと同調して上下・左右に湾曲する

さまざまな方向に曲がる

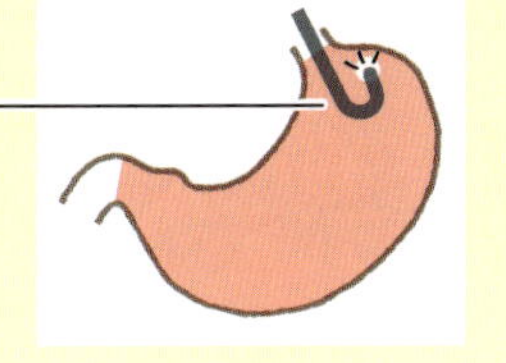

先端部

- カメラとイメージセンサ（CCDまたはC-MOS）が埋め込まれている
- 送気・送水ノズル、光を照射するライトガイドレンズ、吸引・処置具の出し入れを行う鉗子口がついている

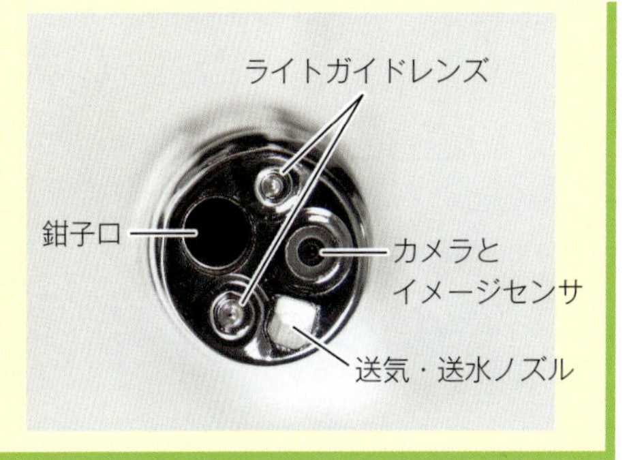

Point 2 スコープには、軟性鏡と硬性鏡がある

内視鏡室で用いるのは、軟性鏡です。主に、口や肛門から消化管内視鏡や気管支鏡を挿入して、消化器や呼吸器の内腔の診断・治療を行います。

手術室で用いるのは、外科用（硬性鏡）です。主に、皮膚に切開を入れ、そこから硬性内視鏡を挿入して、腹腔鏡や胸腔鏡の手術を行います。

内視鏡の種類

硬性鏡

主に手術室で行う外科的治療（腹腔鏡・胸腔鏡）に用いられる

●スコープの特徴：硬くて短い内視鏡

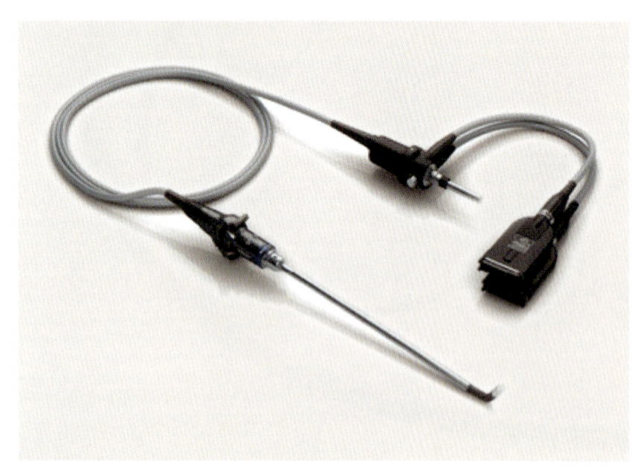

（腹腔鏡：オリンパス）

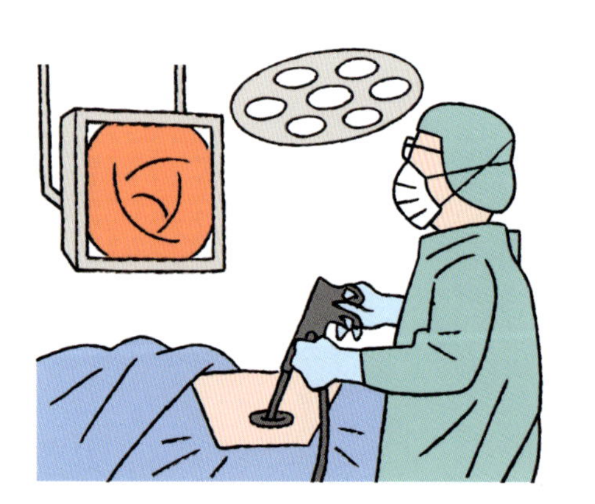

軟性鏡

主に内視鏡室で行う診断と内科的治療に用いられる

●スコープの特徴：長くて柔らかい内視鏡

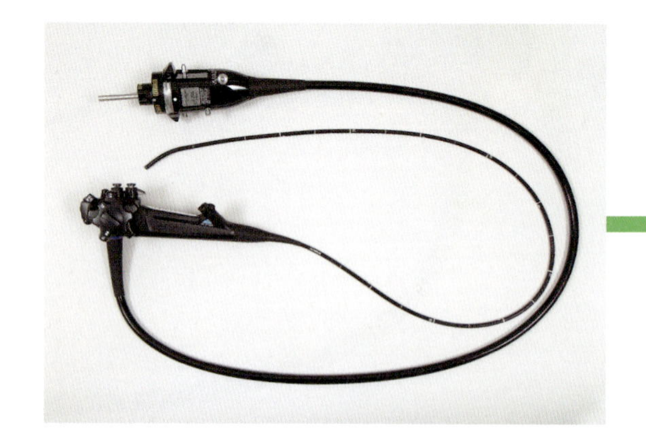

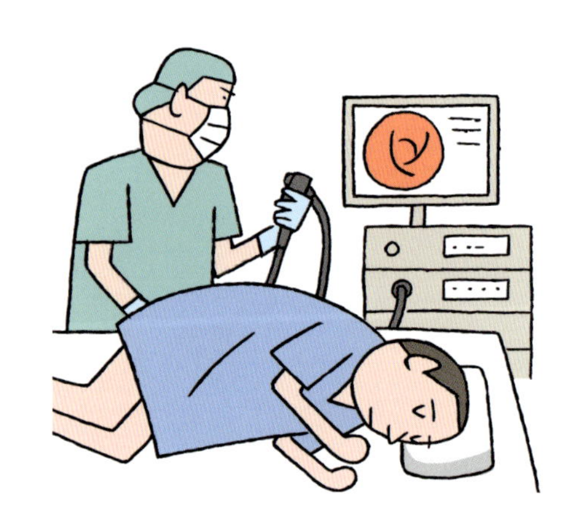

軟性鏡の種類（上部消化管に用いるもの）

経口用

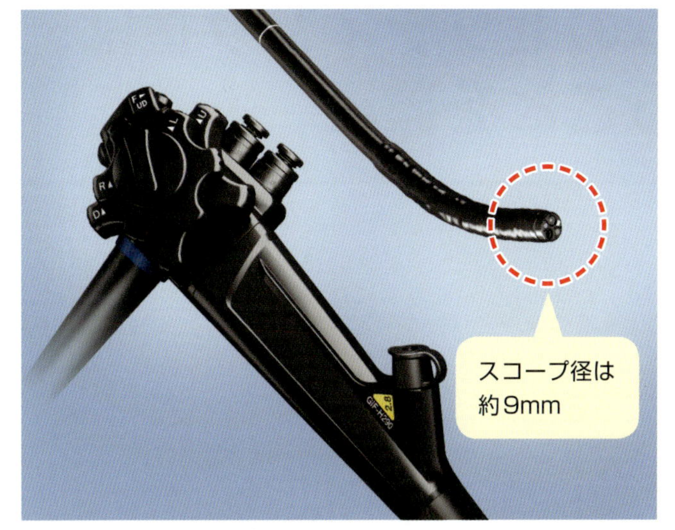

（GIF-H290：オリンパス）

- 「口から」挿入する内視鏡
- 一般的に用いられるのはこのタイプ
- メリット：鉗子口や送気・送水ノズルが太いため、観察・処置がしやすい
- デメリット：嘔吐反射が起こりやすい

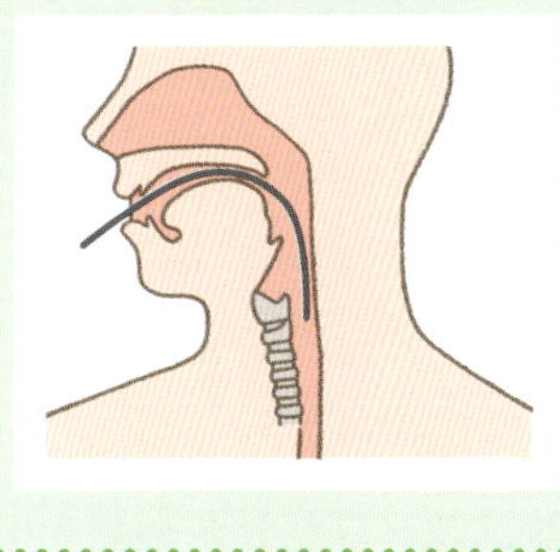

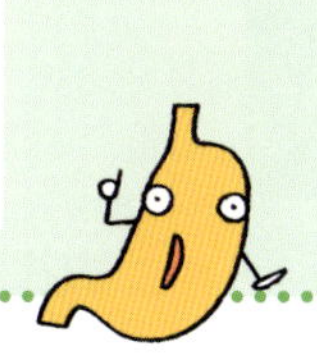

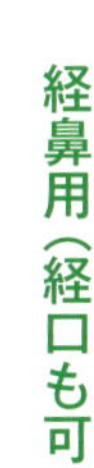

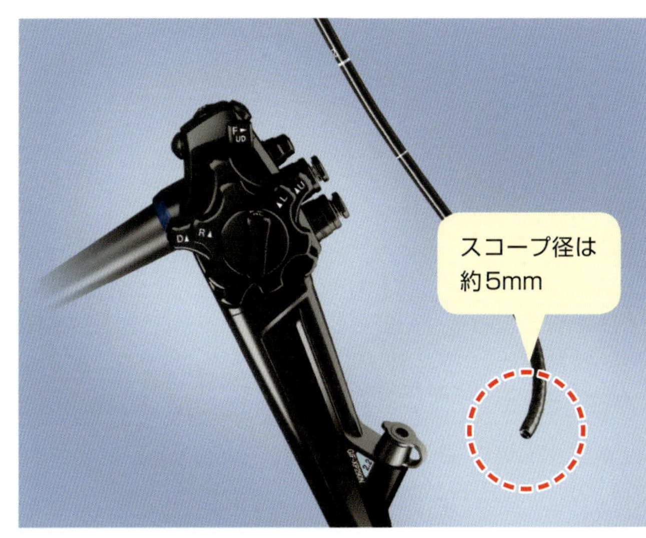

（GIF-XP290N：オリンパス）

- 「鼻や口から」挿入する内視鏡
- メリット：嘔吐反射が起こりにくい
- デメリット：鉗子口や送気・送水ノズルが細いため、時間がかかる。また、カメラが細いぶん画質が劣り、精密な観察がしにくい

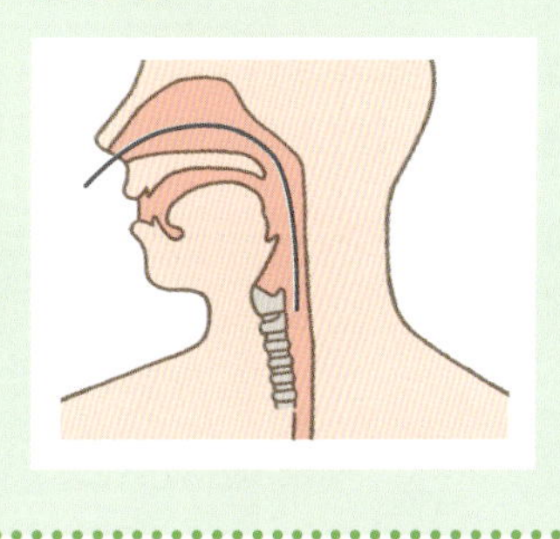

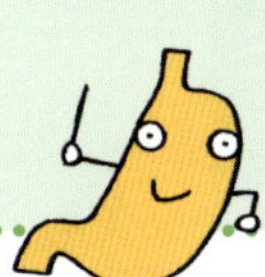

あわせて知りたい！ 硬性鏡による腹腔鏡手術

硬性鏡による治療は、腹腔鏡手術（laparoscopic surgery）です。臨床では「ラパロ」とも呼ばれています。

腹腔鏡手術のメリットは、傷が小さくて済むことや、術後の痛みが少ないことです。また、病変部以外の臓器に与える影響が少ないため、術後の消化管の回復が早いともいわれています。

しかし、広範囲な廓清が必要な場合、術中に出血が予想される場合、摘出臓器が大きい場合や、開腹手術の前歴がある場合には、開腹手術が選択されることが多いとされています。

Point 2 内視鏡システムのセッティング後は、正常に作動することを確認

セッティングの手順

立ち上げ

❶ 内視鏡システムの主電源をon

- 画像ファイリング装置や映像モニタ、炭酸ガス送気装置などを起動する

CHECK!

- プロセッサと光源装置の電源は、まだonにしない

接続

❷ 内視鏡スコープと光源装置を接続

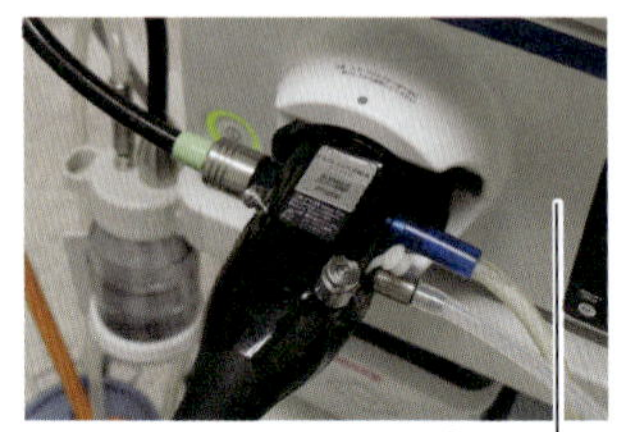

- スコープの接続部を、光源装置の差し込み部に接続

CHECK!

- 260シリーズのスコープでは、防水キャップを外し、プロセッサから伸びたスコープケーブルと接続する
- スコープケーブル側とスコープ側の白いマークを目印に、時計回りにカチッと鳴るまで回し入れる

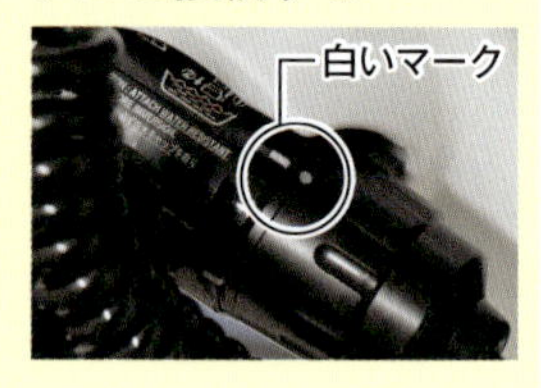

❸ スコープと吸引チューブを接続

- 吸引器から伸びた吸引チューブを、スコープの接続部に接続する

❹ スコープと送水タンクを接続

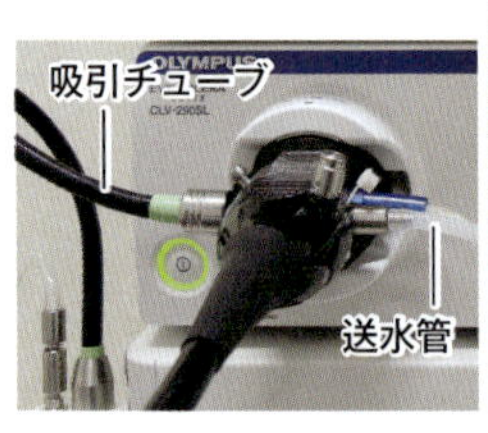

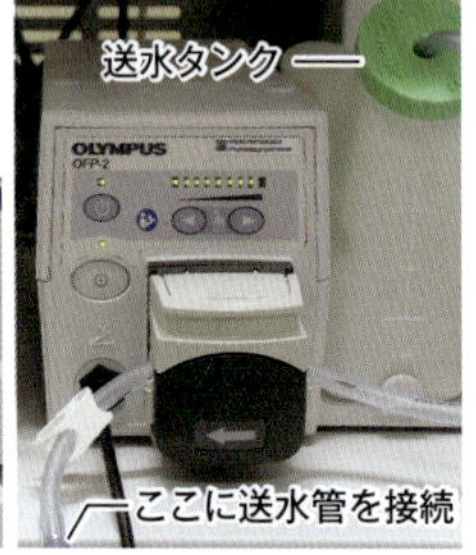

- 送水タンクに水が入っていることを確認する
- 送水タンク接続口の、金具の穴は送水管、ゴムパッキンの穴は加圧管と接続する

CHECK!

- 先に送水管の口と送水タンク接続口を縦に合わせ、ねじ込むように反時計回りに回転させ、最後までしっかり押し込むのがコツ

設定

❺ プロセッサと光源装置の電源をonにして、設定を確認する

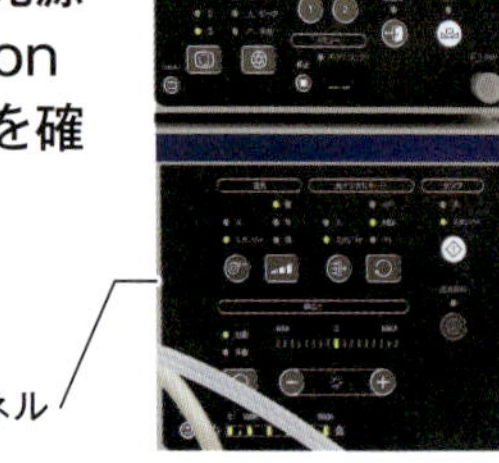

- プロセッサと光源装置の電源をonにする
- 装置のフロントパネルでランプを点灯させ、送気やホワイトバランスなどの設定を確認する

CHECK!

- 光源ランプの使用時間を目視し、交換時期でないことを確認する

セッティング後の確認のポイント

スコープ操作部の確認

- 各種スイッチを押したとき、設定した機能（フリーズ、特殊光への変更など）が正常に作動するか
- アングルノブを上下左右に動かしたとき、アングルの緩みなどがなく、正常に動作するか

映像モニタの確認

- 色調の異常、ノイズの有無など

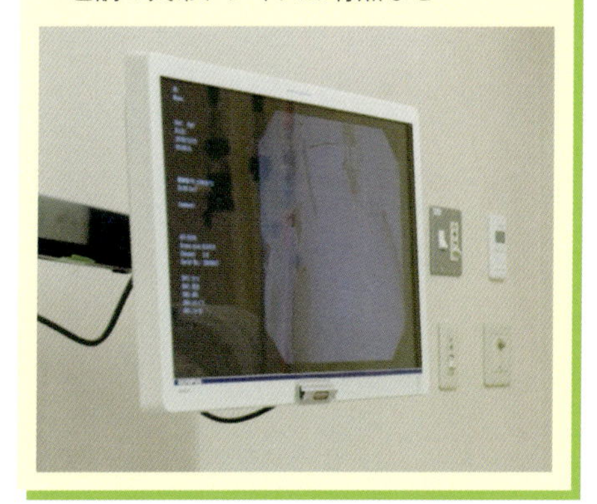

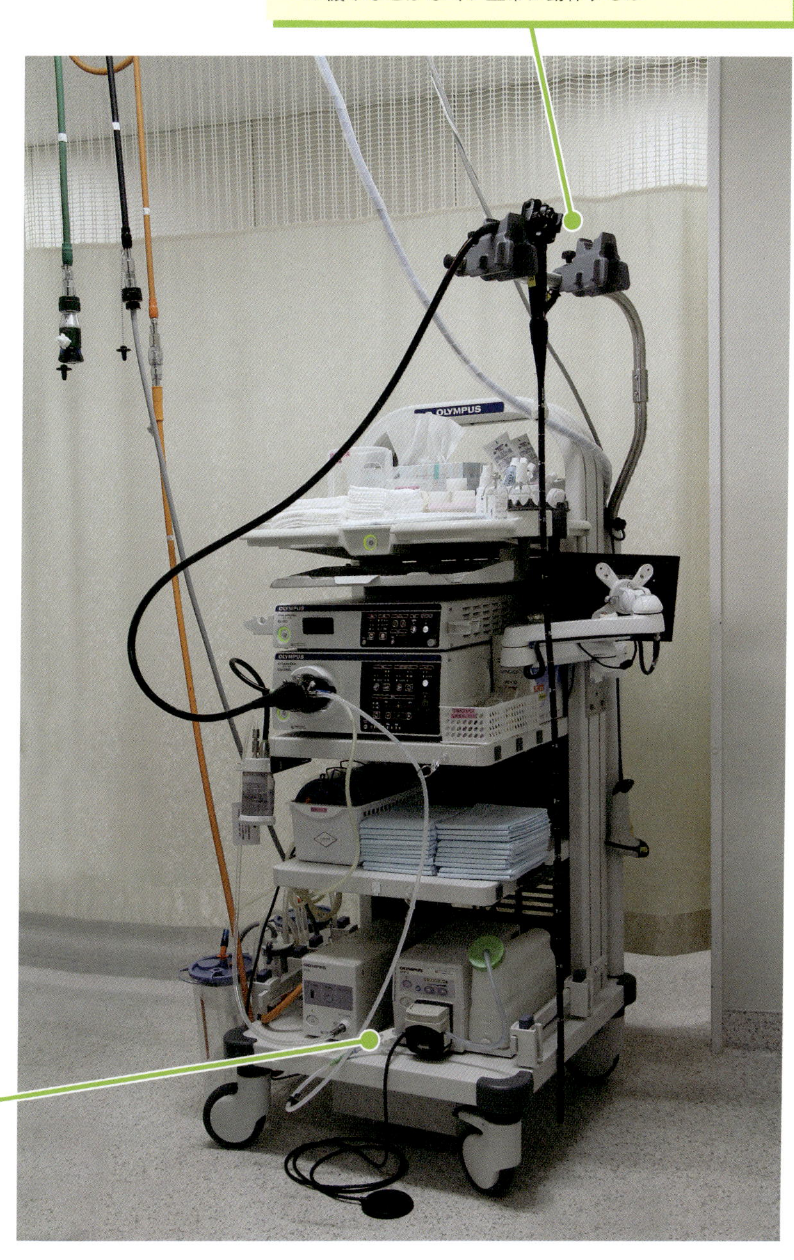

送気・送水、吸引の確認

- 管路の異常（詰まりなど）の有無

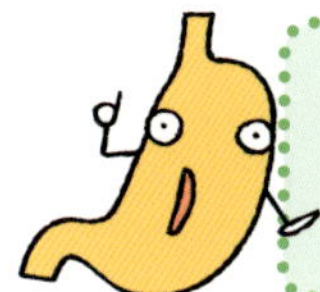

セッティングが完了したら、外観も含めて、異常の有無を確認し、問題がなければ内視鏡検査を開始します。

4 どのような診断方法がある？

Point 1 内視鏡診断は、白色光による観察が基本

内視鏡診断の基本は、白色光による観察です。白色光で臓器の内部を照らし、異常の有無を肉眼で確認する方法です。

ほぼ「肉眼で見たまま」の画像が得られるため、病変を肉眼的に確認できますが、早期の病変（わずかな隆起など）の特定は困難です。

通常観察の場合

正常な胃

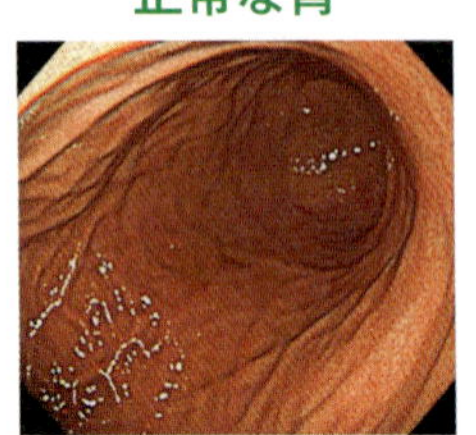

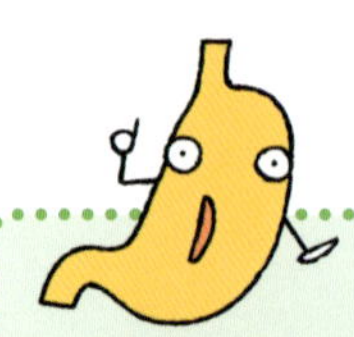

白色光による観察の場合、発赤や血管透見の消失（正常だと血管が透けて見える）があると、異常と判断されます。

異常があると…

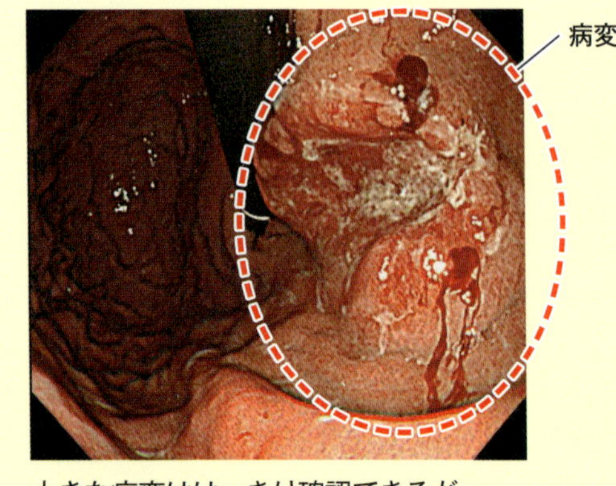

大きな病変ははっきり確認できるが…
（胃・進行がん）

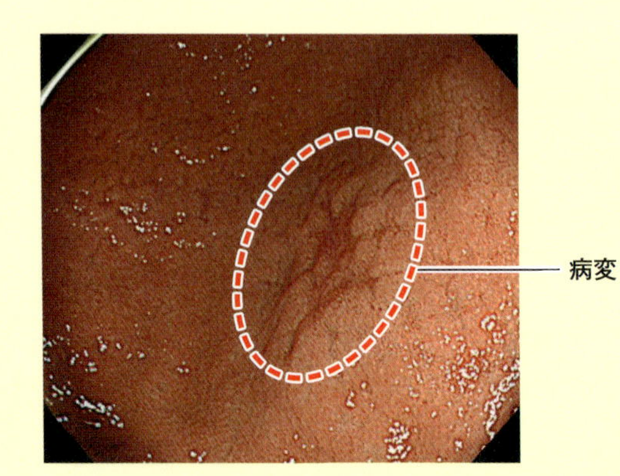

小さな病変を確認するのは難しい
（胃・早期がん）

Point 2 精密な観察なら、画像強調や拡大内視鏡を用いる

白色光の通常観察だけでは診断しにくい場合、より詳しく精密に観察するために行われるのが、画像強調と拡大内視鏡観察です。

画像強調と拡大内視鏡

白色光による通常観察

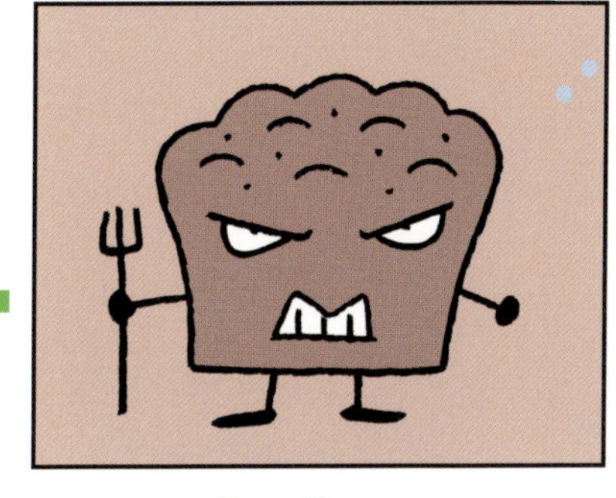

食道がんの例

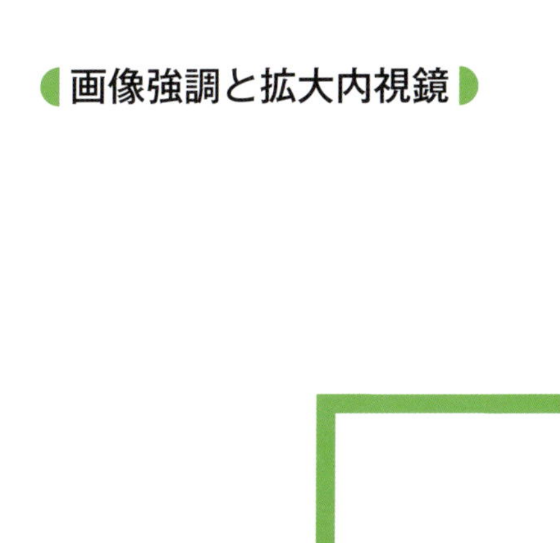

画像強調

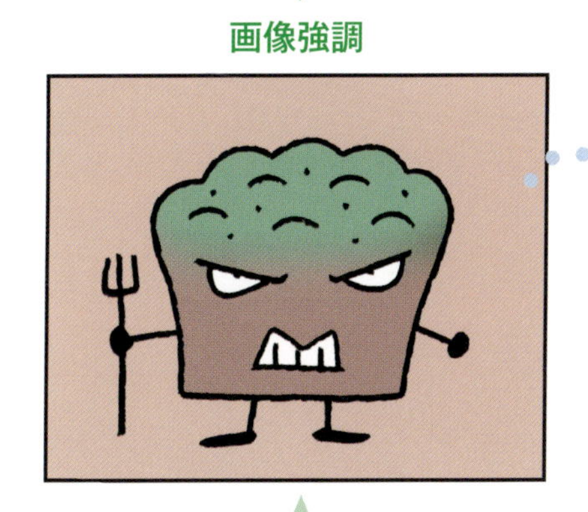

食道がんの例

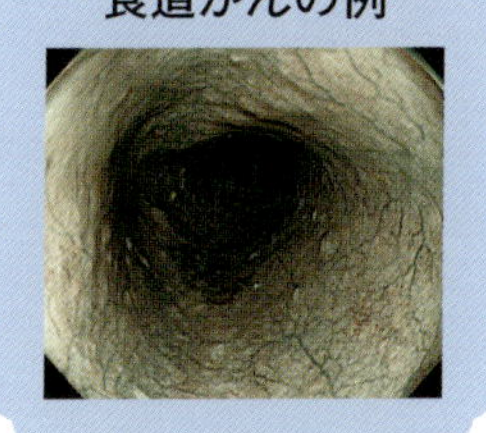

粘膜のわずかな形態や性質の違いを強調する方法

拡大内視鏡

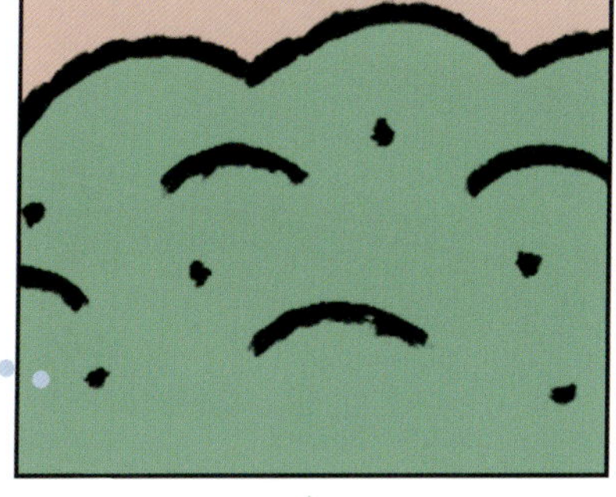

食道がんの例

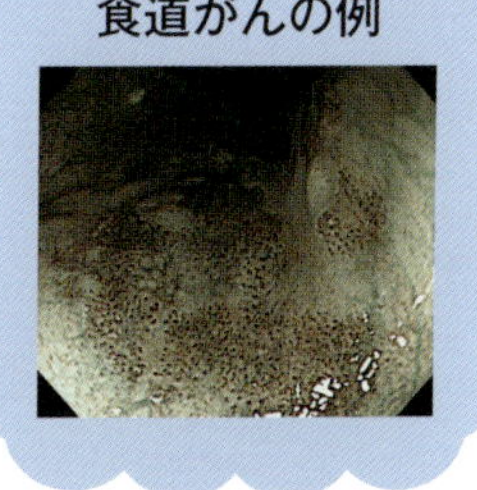

粘膜を拡大することで、内部の微細血管や構造を詳しく観察する方法

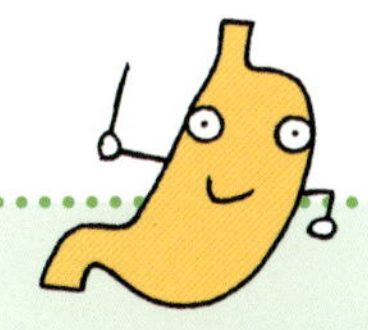

スコープの進化により、通常検査でも、これら２種類の観察法を併用できるようになりました。

Point 3 画像強調には、さまざまな種類がある

画像強調は、デジタル法、光デジタル法、色素法に大きく分けられます。本書では、臨床でよく行われる光デジタル法と色素法、拡大内視鏡について解説します。

画像強調の種類

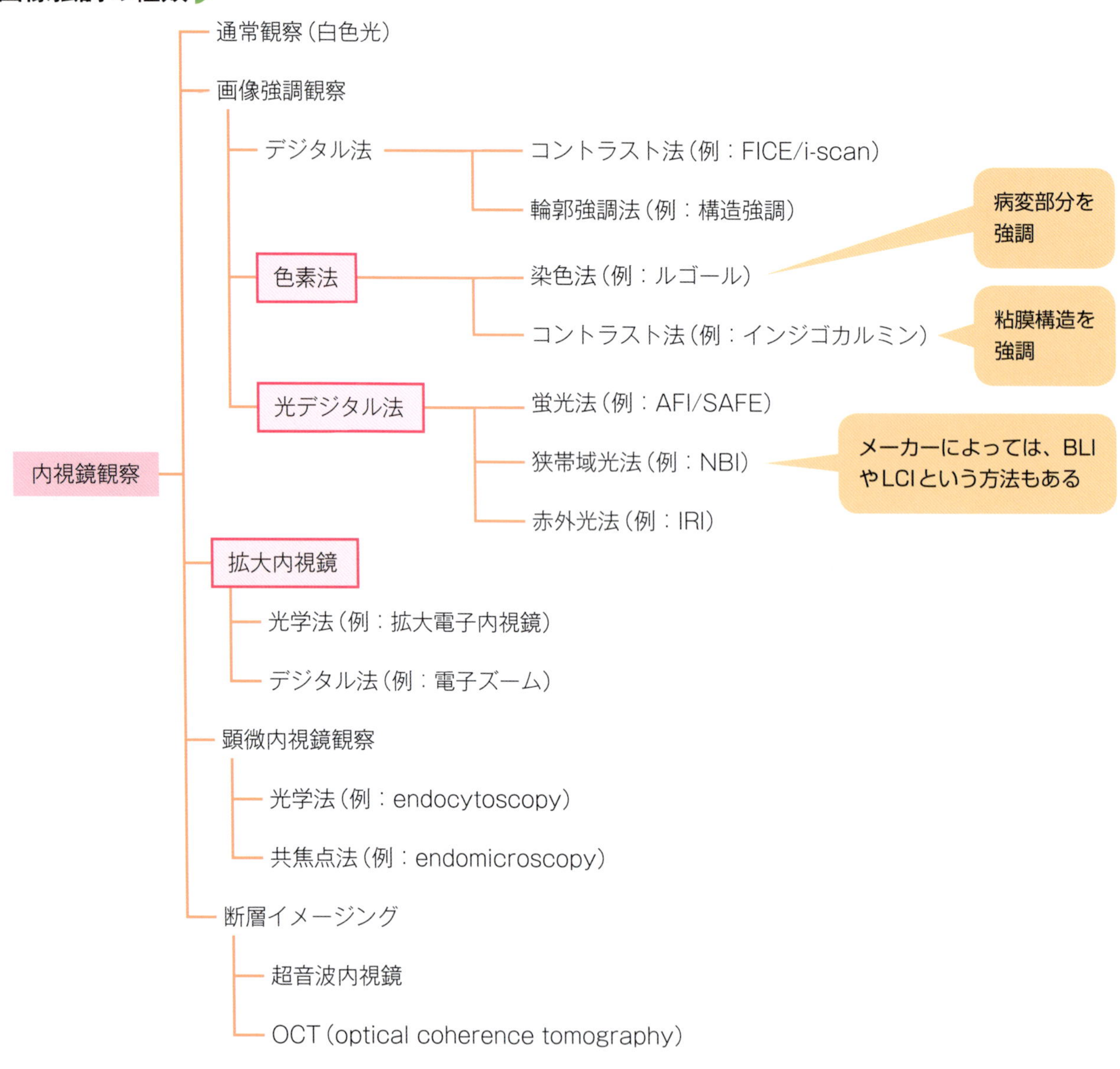

田尻久雄，丹羽寛文：内視鏡観察法の分類と定義．日本消化器内視鏡学会雑誌 2009；51（8）：1678．より引用

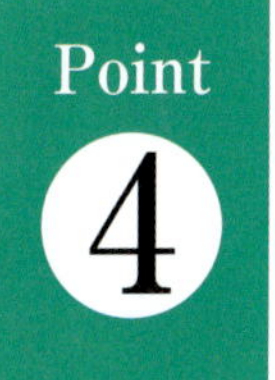

画像強調①：色素法 粘膜の凹凸(おうとつ)や色の変化を観察する

色素法は、内視鏡の鉗子チャンネルから、シリンジまたは散布チューブを用いて色素を散布し、観察を行う方法です。

粘膜の「何を、どのように見たいのか」によって、コントラスト法・染色法・反応法を使い分けます。

色素法の種類

コントラスト法 ➡p.20 よく使う！	粘膜表面の凹凸を鮮明化して、病変の形態や性状を観察する方法 **用いる色素** ●インジゴカルミン（青）…どの臓器にも散布可	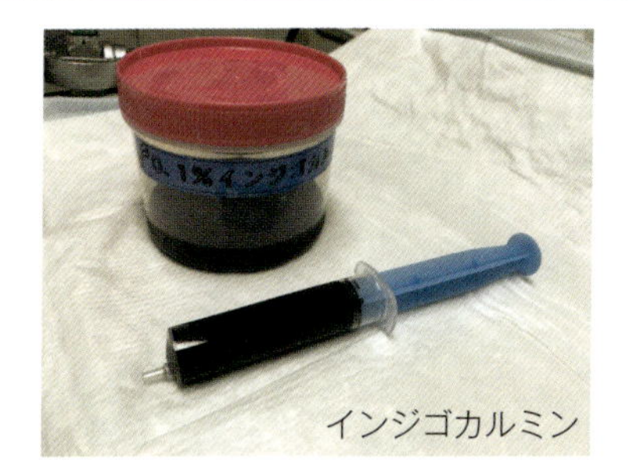 インジゴカルミン
反応法 ➡p.21	粘膜内の特定の物質が、色素液と反応して変色した様子を観察する方法 **用いる色素** ●ルゴール（赤褐色）…食道に使用 ●コンゴーレッド（pHで変化） ●フェノールレッド（pHで変化）	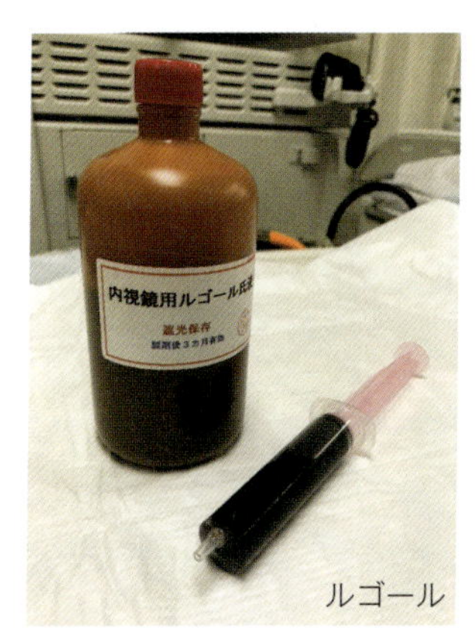 ルゴール
染色法 ➡p.23 よく使う！	色素液の浸潤や吸収によって染色された粘膜の状態を観察する方法 **用いる色素** ●メチレンブルー（青） ●トルイジンブルー（青紫） ●クリスタルバイオレット（pHで変化）	

コントラスト法は「粘膜構造を強調」する

❶ インジゴカルミン

インジゴカルミンは、粘膜に吸収されません。そのため、陥凹部に色素がたまり、粘膜構造が強調されます。どの臓器にも散布できるので、内視鏡検査の精査において必須アイテムとされています。

❷ 酢酸＋インジゴカルミン

正常な胃粘膜に酢酸を散布すると、細胞質のタンパクに可逆的な変性が生じ、白色に変化します。その際、正常な粘膜より、病変部のほうが、早く赤みが戻るため、赤白のコントラストが生じます。そこにインジゴカルミンを併用すると、病変部のインジゴカルミンは消失するため、病変部の存在・範囲が明瞭になります。

コントラスト法で得られる画像（胃の場合）

白色光による通常観察

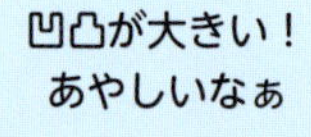

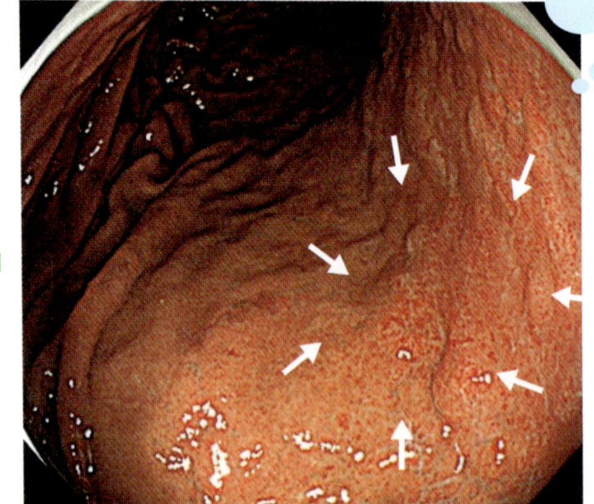

はっきりしない…
この辺りかなぁ

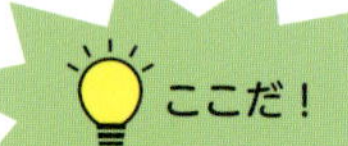

インジゴカルミンを使うと…

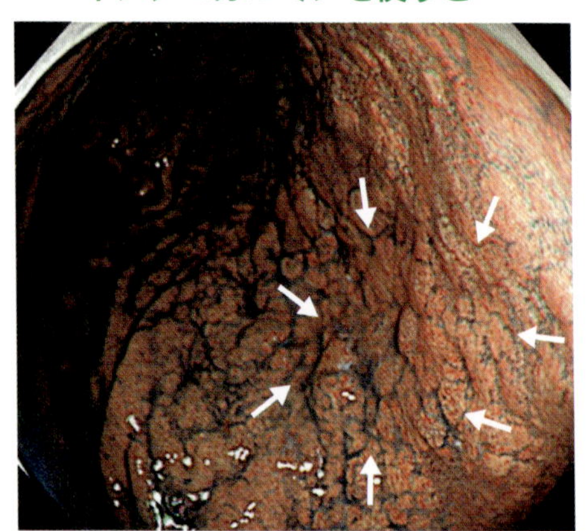

酢酸＋インジゴカルミンを使うと…

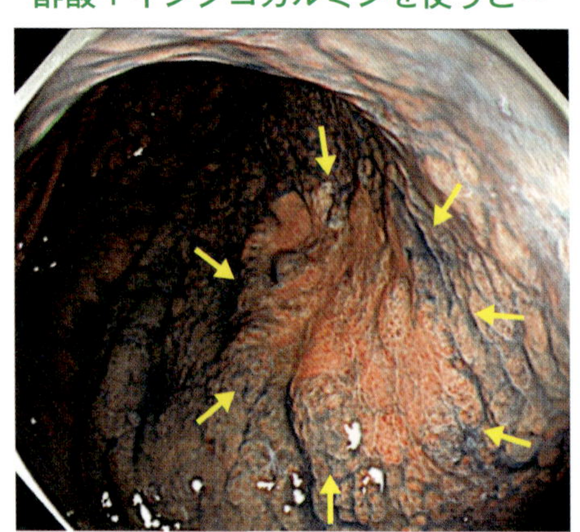

反応法は「病変の範囲を強調」する

反応法は、病変の存在・範囲の診断に有用です。臨床では、ルゴール（ヨード）がよく使われます。

●ヨード（ルゴール）

ルゴールは、グリコーゲンに反応し、赤褐色から黒褐色に変色します。

正常な食道粘膜では、扁平上皮の顆粒細胞層内に、グリコーゲンが多く含まれているため、ルゴールを散布すると変色します。しかし、食道病変部では、グリコーゲンが著しく少なくなっているため、不染域（ルゴールを散布しても変色しない）となります。

反応法で得られる画像

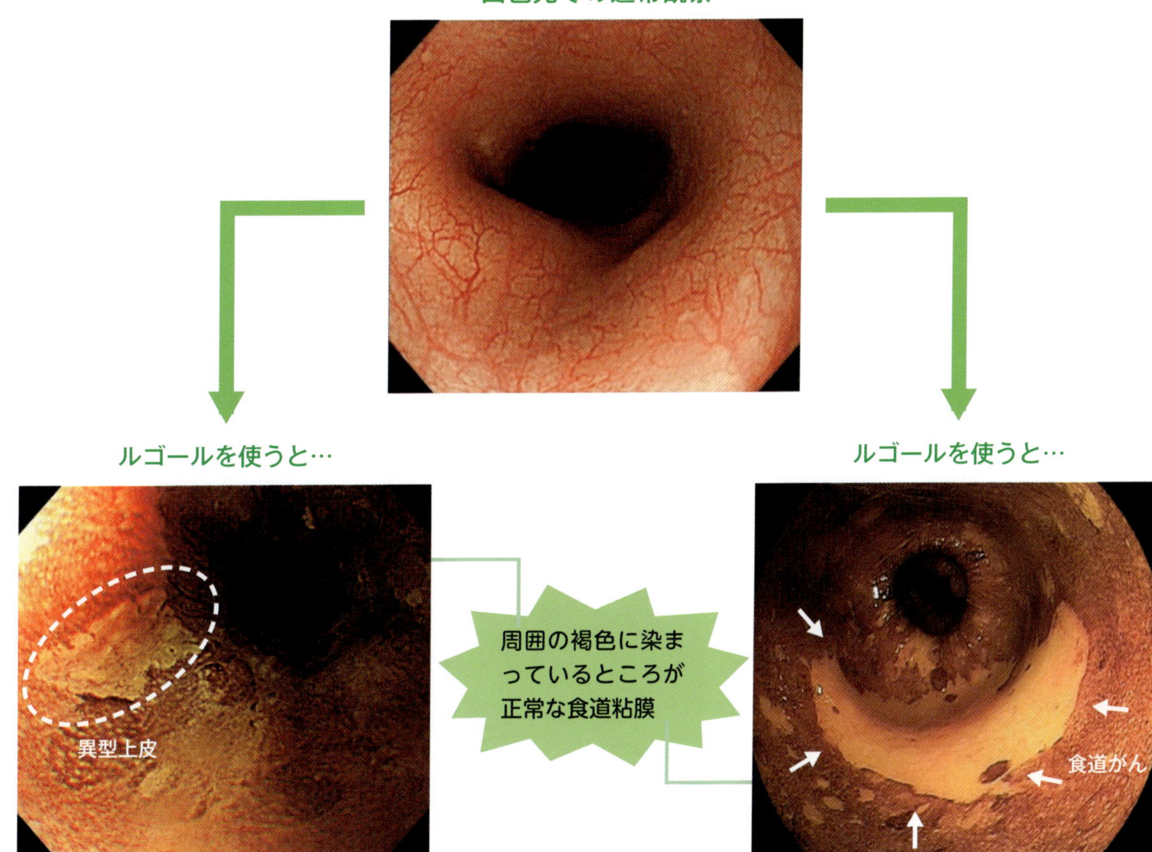

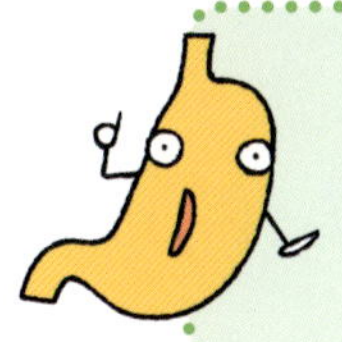

ルゴールは、粘膜に刺激を与え、胸焼けや嘔気を生じさせる場合があります。そのため、観察後に、中和剤であるチオ硫酸ナトリウム（デトキソール）を予防的に散布することがあります。

ルゴールそのものが禁忌の患者もいるため、事前に問診で確認することが大切です。

Point 5 画像強調②：光デジタル法 特殊光で観察する

光デジタル法には、蛍光法、狭帯域光法などがあります。いずれも特殊な光を照射し、画像を強調する方法です。

狭帯域光法には、NBI＊1、BLI＊2、LCI＊3、などがあります。なお、臨床で主に使用されるのは、NBIやBLIです。

NBIは、スコープ先端から出る照射光の波長を、特定の帯域に制限することで、粘膜表層の表面構造と血管像を、青色と緑色の光で強調して示すものです。

光デジタル法（NBI）で得られる画像

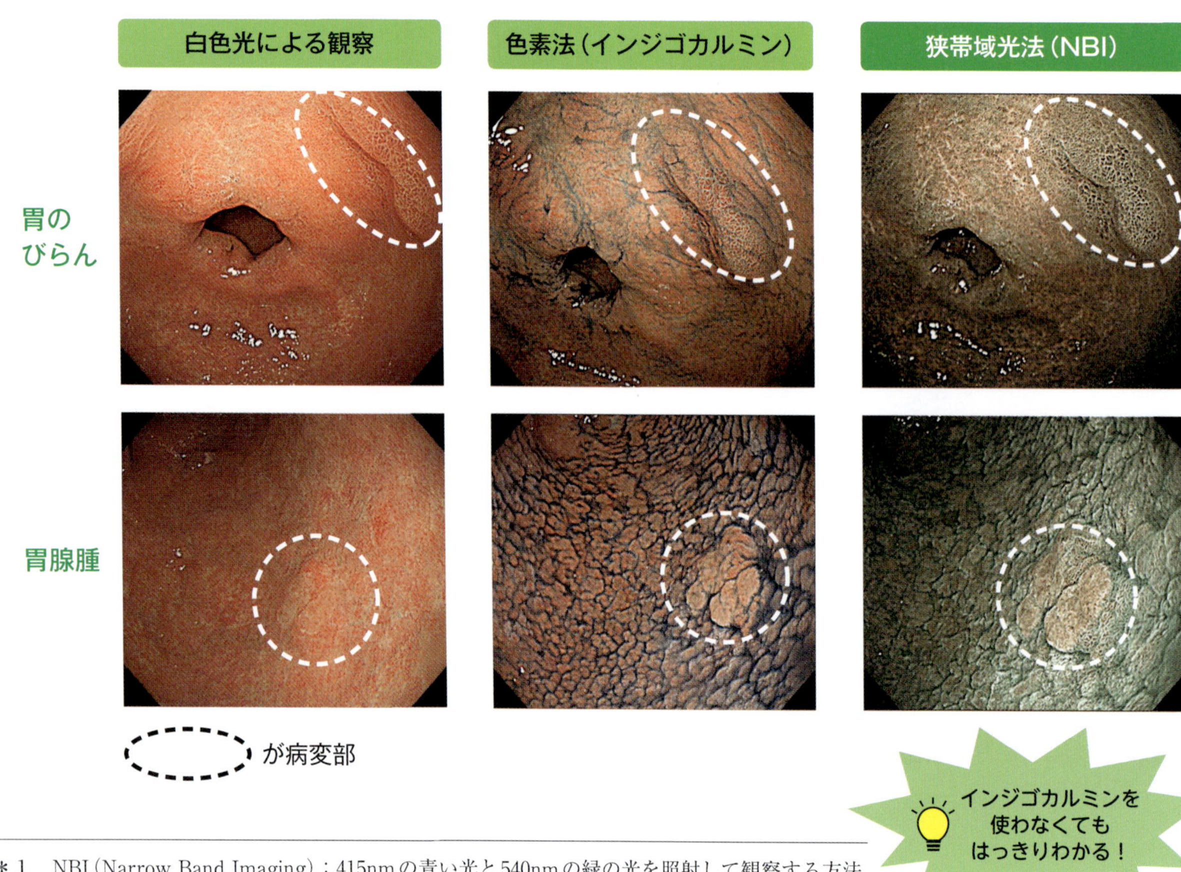

＊1　NBI（Narrow Band Imaging）：415nmの青い光と540nmの緑の光を照射して観察する方法

＊2　BLI（Blue LASER Imaging）：短波長レーザー光を照射し、画像処理によって観察に適した状態として観察する方法

＊3　LCI（Linked Color Imaging）：赤っぽい色はより赤く、白っぽい色はより白くなるように、処理された画像を観察する方法

Point 6 画像強調③：拡大内視鏡 腫瘍の診断に有用

現在、スコープの進化により、通常検査でも、画像強調と拡大内視鏡を併用できるようになりました。その結果、より精密な観察が可能となっています。

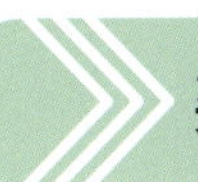

染色法との併用は、大腸病変の精査に役立つ

特に大腸病変の拡大観察では、クリスタルバイオレット（ピオクタニン）を、よく使用します。

クリスタルバイオレットは、病変そのものを染色する色素です。染色後、拡大内視鏡を用いて腺管開口部（pit）の形状や配列を観察すると、病変の鑑別や深達度診断が可能です。

「クリスタルバイオレット＋拡大内視鏡」で得られる画像

大腸腫瘍

通常光

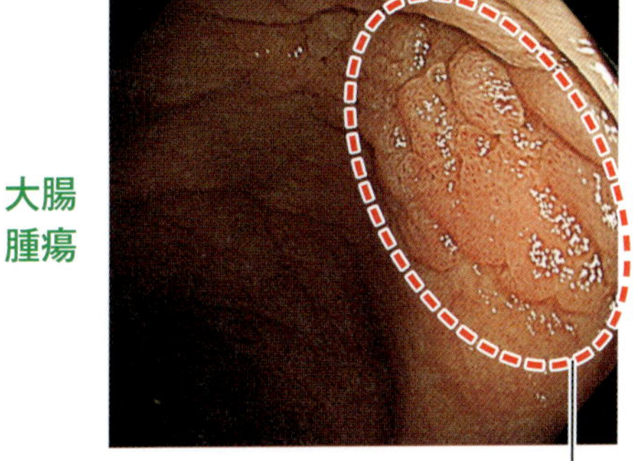

病変部

インジゴカルミン

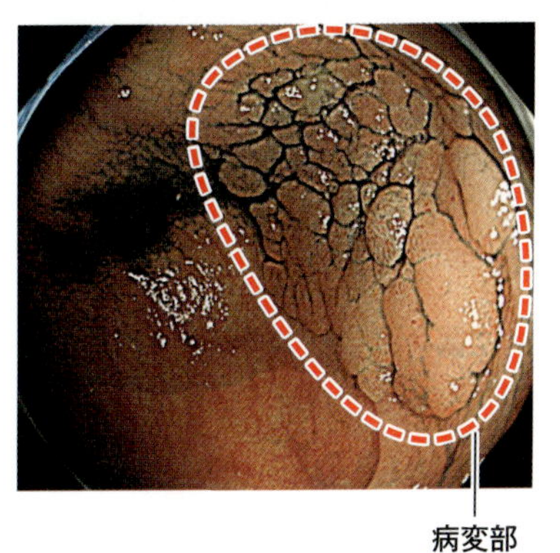

病変部

クリスタルバイオレット＋拡大

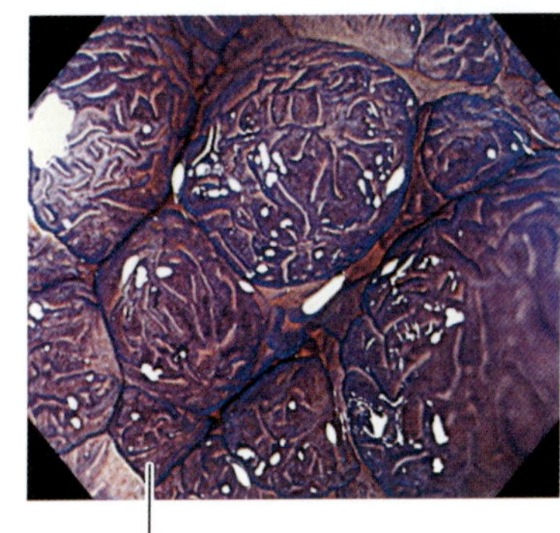

拡大した病変部

拡大内視鏡のほかに、エンドサイト（超拡大内視鏡）が登場し、内視鏡で顕微鏡のように細胞レベルまで観察できるようになりました。

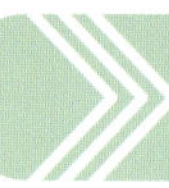

NBIの併用で、より簡便に精査ができる

食道・胃・大腸の病変観察に使用されます。

「NBI＋拡大内視鏡」で得られる画像

食道がん

通常光

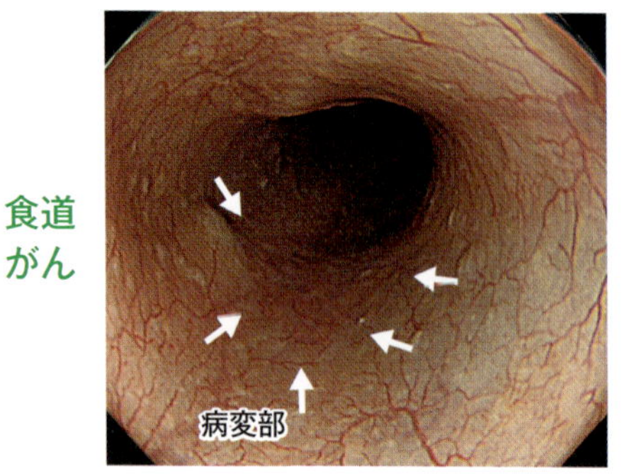

NBI

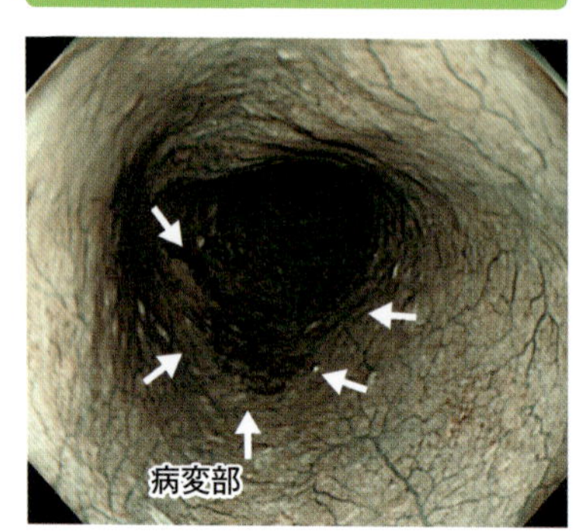

NBIを拡大

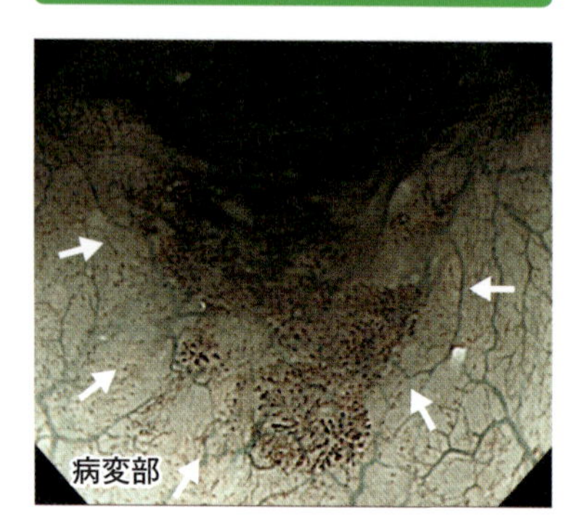

さらに拡大すると…

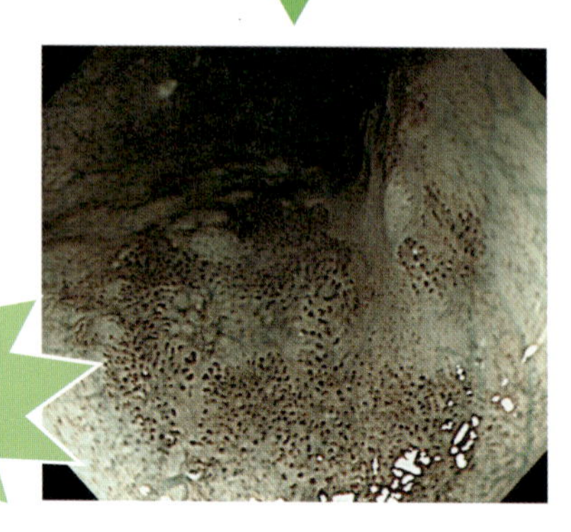

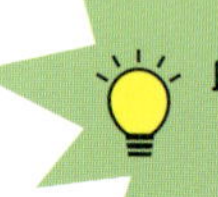

血管のツブツブがよくみえる！

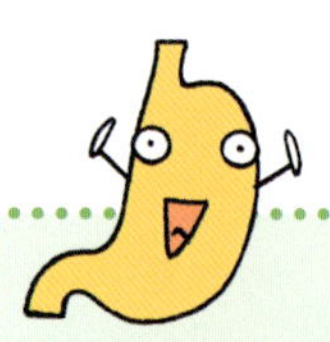

がんがあると、毛細血管が増え、粘膜表面の模様が変化します。

これは、がんの血管新生（血管を増やして栄養分を取り込み、大きくなろうとする）という性質によって起こります。

Point 7 生検によって、病変を確定診断できる

生検法とは、内視鏡下で詳しく観察した後に、病変部や疑わしい組織の一部を専用の鉗子を用いて採取し、顕微鏡で調べるための手技です。

生検法の手順

準備

準備する物品

- 生検鉗子
- 検体標本回収ビン（10%中性緩衝ホルマリン液）
- 採取した順番がわかるもの（番号を書いたろ紙など）
- ピンセット

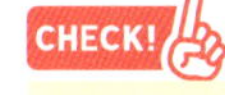
CHECK!

- 生検鉗子は、スコープの鉗子口径や上部・下部の長さに応じて、数種類を用意

生検の実施

1 検体の採取

臓器や粘膜の状態によって硬さが異なる。鉗子が滑りやすく、採取が困難なときもある

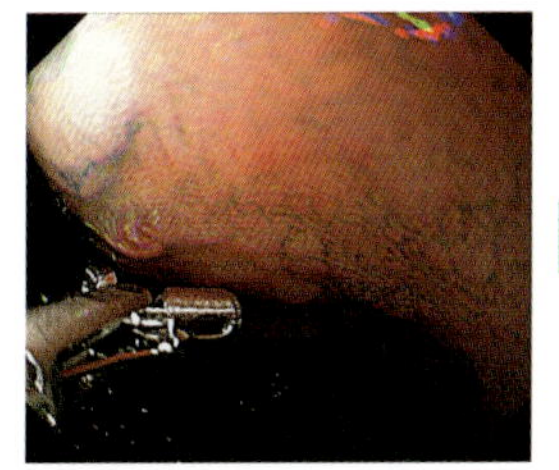
生検鉗子のカップを開く

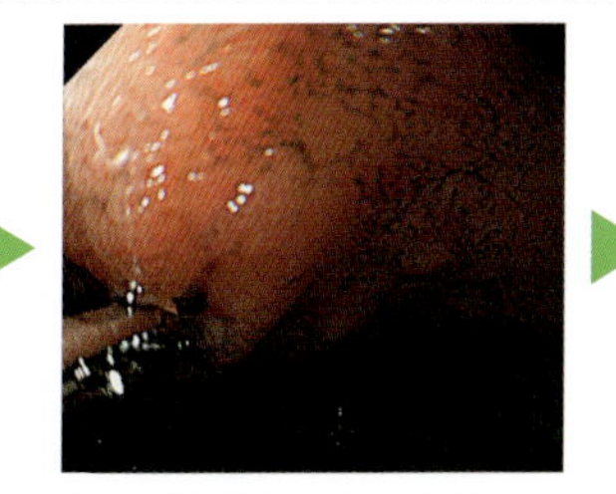
カップを閉じ、しっかりつまむ

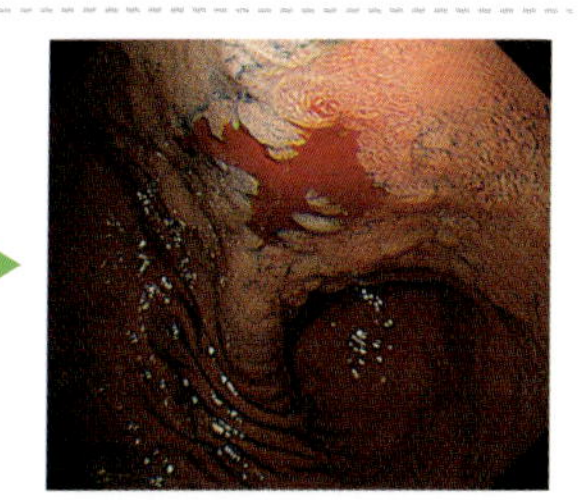
生検後の出血部位

CHECK!

- 介助者も、ある程度病変を認識できるのが望ましい（術者が採取したい部位を把握するため）
- ゆっくり鉗子を閉じたり、術者に少し吸引してもらったりすると、検体量は変わる

実施後

2 検体量・止血の確認

- 介助者は、検体量を確認する
- 術者は、止血の確認をする

3 検体の固定

すみやかに！

- 内視鏡から鉗子を抜いたらカップを開き、検体をピンセットでつまみ、採取番号を書いたろ紙とともにホルマリン瓶に入れる
- しっかり液体に浸かっていることを確認する

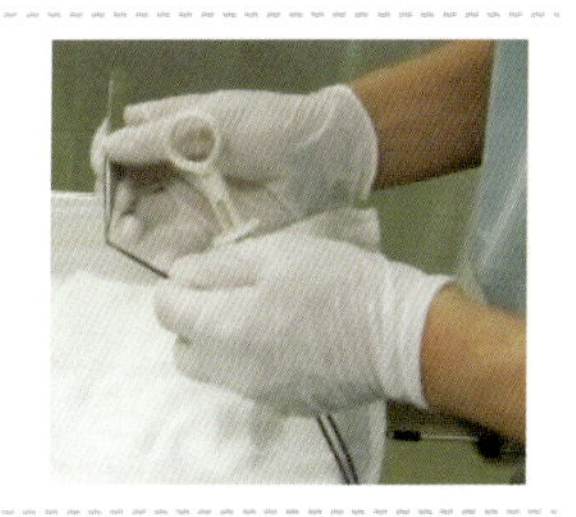

4 検体管理と保存

- 患者氏名・検体採取番号などを間違えないよう、ラベルと依頼箋をしっかり照合し、病理検査へ提出する

Point 1 合併症の予防には、確実な問診が重要となる

内視鏡検査・治療の合併症を防ぐためには、既往歴、内服薬、アレルギー、鎮静薬に関する情報収集が欠かせません。

問診で確認すること

既往歴の有無	●不整脈などの心臓病、緑内障や高眼圧、前立腺肥大、出血性大腸炎の有無を確認 CHECK! これらの疾患がある患者に対するブチルスコポラミンの使用は禁忌 ●糖尿病や褐色細胞腫の有無を確認 CHECK! これらの疾患がある患者に対するグルカゴンの使用は禁忌
内服薬の有無	●抗血小板薬や抗凝固薬を服用しているか確認 ●お薬手帳の持参を依頼 CHECK! これらの薬剤を服用しながら検査・治療を行うと出血しやすくなるが、服用を中止すると血栓・塞栓症（脳梗塞など）を引き起こしやすくなる。内服したまま検査・治療を行うか、一時的に内服を中止するか、医師に指示をもらう
アレルギーの有無	●リドカイン（キシロカイン®）、ヨード（ルゴール）について、アレルギーの有無を確認 CHECK! アレルギー反応がひどい場合、ショック状態に陥る危険がある
鎮静薬の有無	●事前に確認し、苦痛が少なく検査が受けられるようにする ●高齢者に鎮静薬を使用する場合は、特に注意が必要
歯の状態	●検査の前後には、必ず歯の紛失がないか確認 ●歯がグラグラする場合は医師や技師に伝えておく

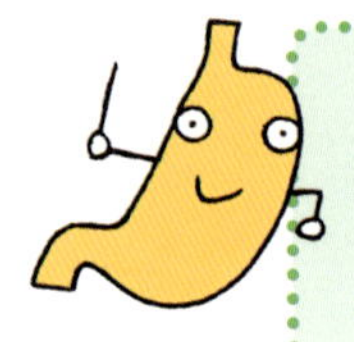

薬の名前を覚えていない患者も少なくありません。抗凝固薬や抗血小板薬の服用の有無は「血液がサラサラになる薬を飲んでいないか」、リドカインアレルギーの有無は「歯医者の麻酔で気分が悪くなったことはないか」と確認してみます。

Point 2 抗凝固薬・抗血小板薬の服用の有無を忘れずに確認する

内視鏡「検査だけだから…」と、確認を怠ってはいけません。出血を伴う生検を行う場合もあるため、注意が必要です。

出血リスクを高める主な薬剤

	一般名	商品名の例（ジェネリック名含む）
抗凝固薬	ワルファリンカリウム	ワーファリン、ワルファリンK
	ダビガトラン	プラザキサ®
	エドキサバン	リクシアナ®
	アピキサバン	エリキュース®
	リバーロキサバン	イグザレルト®
抗血小板薬	アスピリン	バイアスピリン®、アスピリン
	チクロピジン（チエノピリジン誘導体）	パナルジン®
	クロピドグレル（チエノピリジン誘導体）	プラビックス®
	シロスタゾール	プレタール®、シロスタゾール
	イコサペント酸	エパデールS、イコサペント酸エチル
	サルポグレラート	アンプラーグ®
	ベラプロストナトリウム	ドルナー®、プロサイリン®、ケアロード®LA
	リマプロストアルファデクス	オパルモン®、プロレナール®
	トラピジル	ロコルナール
	ジラゼプ	コメリアン®コーワ
	ジピリダモール	ペルサンチン®
	オザグレルナトリウム	注射用カタクロット®、キサンボン®

新しい薬剤の登場や名称変更もあるので、お薬手帳や処方履歴を確認します。

Point 3 生検を行う際には、出血のリスクを念頭に置く

出血予防の生活指導が重要

生検は、病変部の組織を顕微鏡で詳細に調べるため、内視鏡下で専用の鉗子を用いて組織を採取することです。組織を採取する検査なので、検査後３日間は「出血を防ぐ」ことを念頭において生活してもらう必要があります。抗凝固薬を内服している患者の場合は、内服について医師に指示を確認します。

腹痛や、黒色便や血液付着が継続する場合は、病院へ連絡するよう伝えておきます。

出血を防ぐ生活の工夫の例

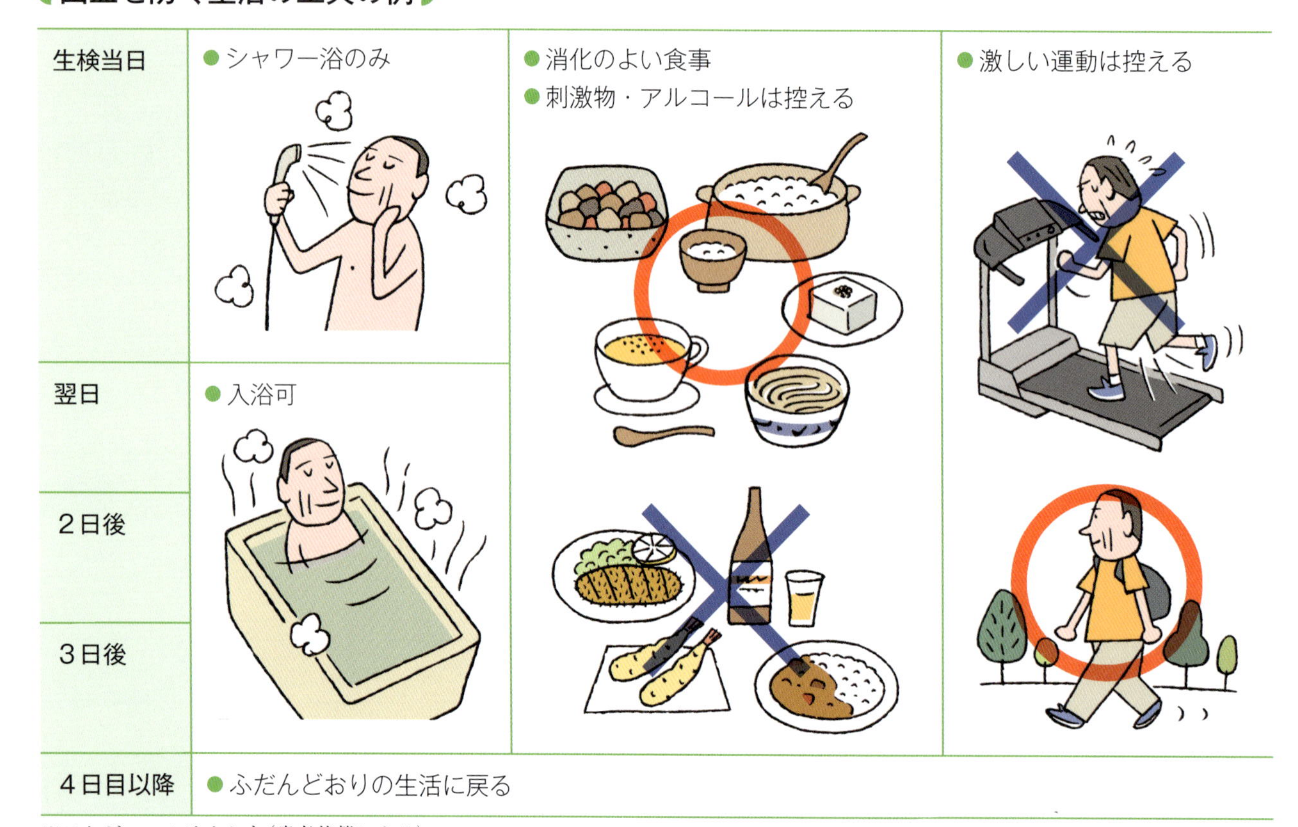

生検当日	●シャワー浴のみ	●消化のよい食事 ●刺激物・アルコールは控える	●激しい運動は控える
翌日	●入浴可		
2日後			
3日後			
4日目以降	●ふだんどおりの生活に戻る		

※スケジュールはめやす（患者状態による）

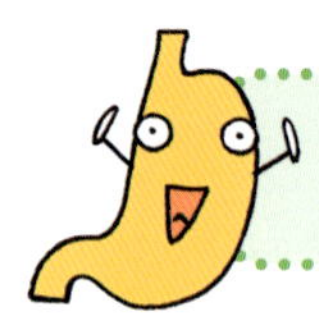

ポリープを切除した場合は、Part 3 ➡p.76 を参照してください。

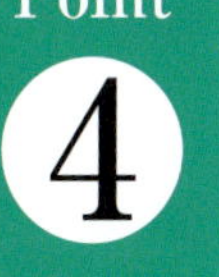

鎮静薬を使う場合は、急変対応の準備をしておく

技術の進歩とともに、内視鏡の性能は向上しています。しかし、咽頭反射や疼痛などをゼロにしながら検査を行うことは、相当の技術が必要です。そのため、患者が安全・安楽な状態のもとで、確実に消化管の観察を行うために、鎮静薬を投与することがあります。

鎮静薬を使用すると、酔ったような状態になり、眠気が強くなります。そのため、検査後１時間ほど安静にしてから帰宅してもらいます。また、検査をした日は自動車の運転は控え、帰宅まで転倒のリスクがあることに留意する必要があります。

眠気がなくなっても、多くの場合、判断力は通常より低下します。そのため、大事な決断や大きな仕事は避けるように伝えます。

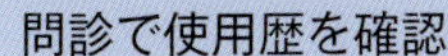

鎮静薬使用時の準備

問診で使用歴を確認

➡前回の使用量と鎮静が十分であったかどうかを確認する

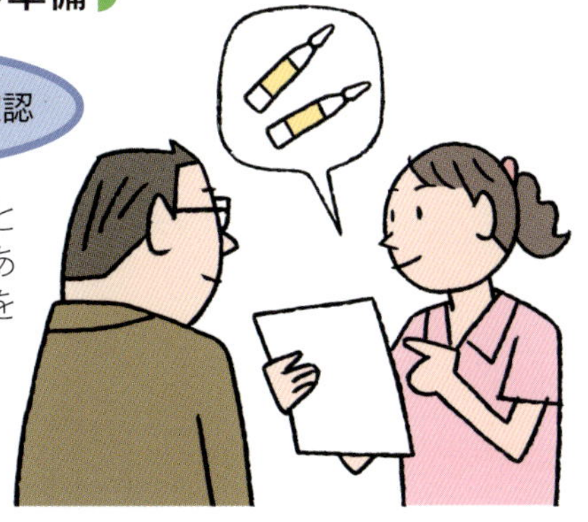

患者の年齢、ADL、付き添い・家族の有無、帰宅する交通機関の確認

➡鎮静薬を使用した後の転倒リスクをアセスメントする

副作用が出現した場合に迅速に対応できるように準備しておく

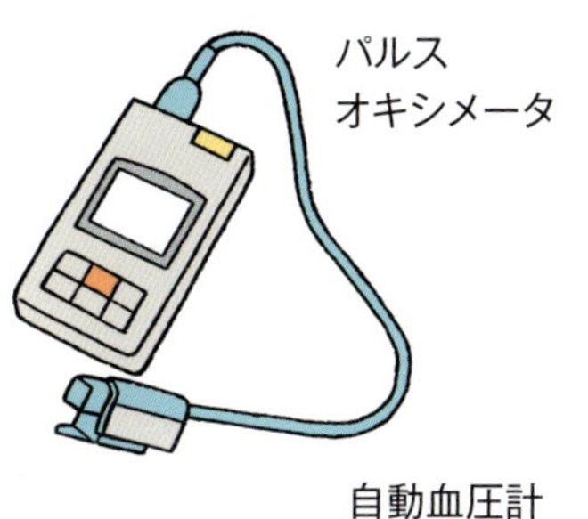

パルスオキシメータ

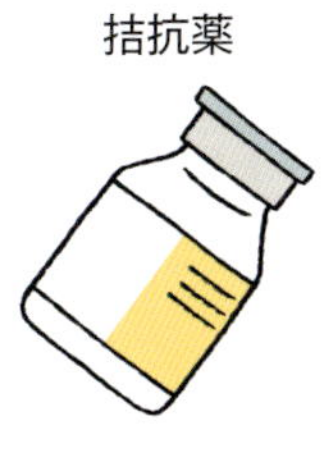

拮抗薬

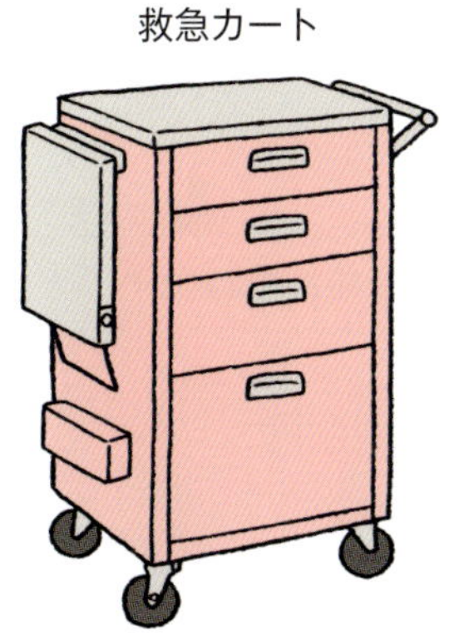

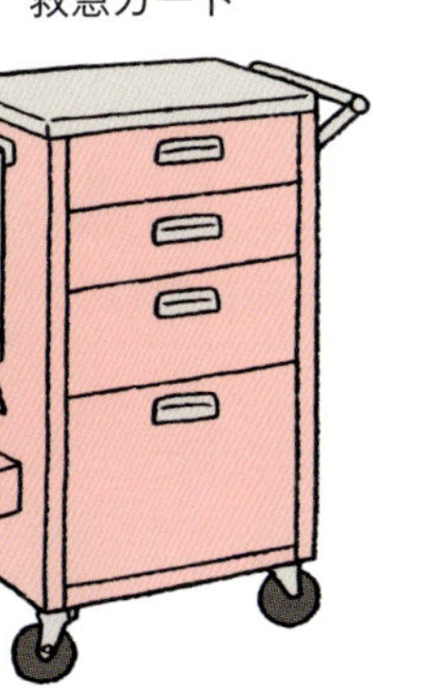

救急カート

自動血圧計

検査後は十分に安静にし、転倒・転落のリスクを評価して帰宅可能と判断してから帰宅してもらう

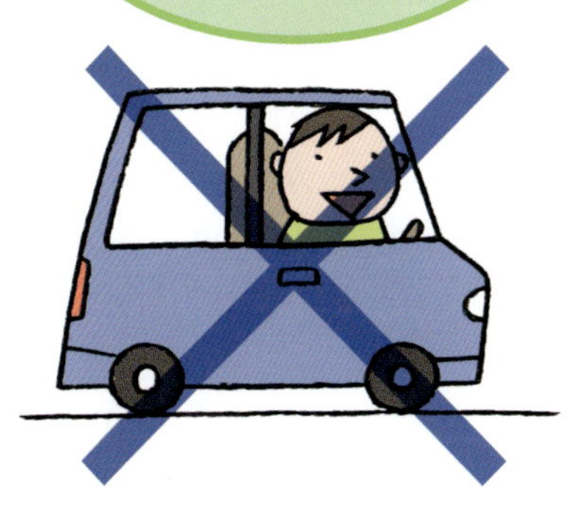

Point 5 鎮痙薬を使用する場合は、自動車の運転は避けるよう伝えておく

ブチルスコポラミン臭化物を使用した場合

ブチルスコポラミンは、臓器にかかわる筋肉を弛緩させるため、内視鏡検査中の消化管の運動や胃液分泌を抑制するために使用されます。

副作用として、口渇、排尿障害、目の調節障害（目がチカチカする）、動悸などが出る可能性があることを、患者に説明します。目の症状が出た場合は、自動車の運転はやめるように伝えます。

グルカゴンを使用した場合

グルカゴンには、消化管の筋肉を弛緩させるはたらきがあります。そのため、内視鏡検査中の消化管運動および胃液・膵液の分泌を抑制するために使用されます。

副作用は、二次的な低血糖です。低血糖症状について説明し、早めに糖分を摂るなどの予防策を指導します。また、自動車の運転は避けるように伝えます。

低血糖症状

血糖値：約70mg/dL以下

交感神経症状
- 汗をかく
- 不安な気持ち
- 脈が速くなる
- 手や指が震える
- 顔色が青白くなる

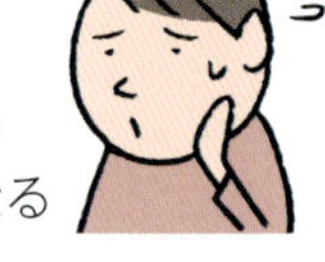

→ アドレナリンやグルカゴン、コルチゾールなどの分泌増加（体が血糖値を上げようとしている）

血糖値：約50mg/dL程度

中枢神経症状
- 頭痛
- 目のかすみ
- 集中力の低下
- 生あくび

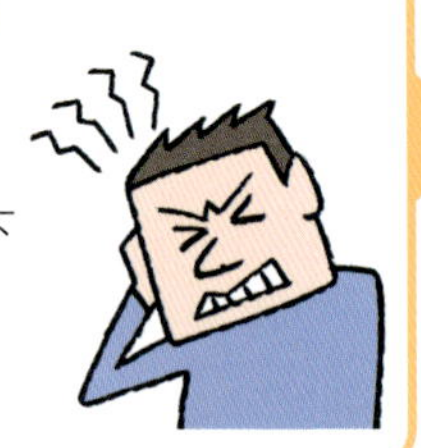

→ 判断能力や意識レベルが低下

血糖値：50mg/dL以下

- 異常な行動
- けいれん
- 昏睡（意識のない状態）

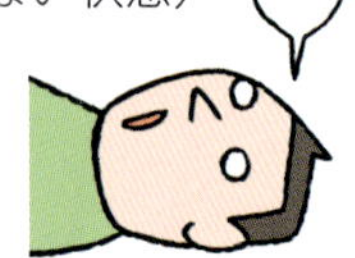

→ 重症低血糖

Point 6 高齢者は、合併症のリスクが高いことを常に念頭を置く

高齢者は、加齢に伴って生理機能が低下しているため、内視鏡検査・治療に伴う合併症が起こるリスクが高くなっています。そのため、よりいっそう注意深く対応する必要があります。

高齢者への対応のポイント

問診時	● 家族の同席や、お薬手帳の持参を依頼 CHECK! 自分の内服している薬がわからない高齢者も多いため注意する。耳が遠い患者もいるので、はっきりと大きな声で説明する
実施後	**【ふらつきに注意】** ● ふらつきは、鎮静薬を使用していなくても起こりやすい。杖を使用している高齢者や、脚の悪い高齢者の場合は、特に注意が必要 **【誤嚥に注意】** ● 咽頭麻酔後や、検査・治療後はじめての飲水時には、誤嚥が起こりやすい。高齢者は嚥下機能が低下していることがあるため、むせたり苦しがったりしていないか注意が必要 **【落とし物・忘れ物に注意】** ● 上部消化管の検査・治療の場合は外した義歯、下部消化管の検査・治療の場合は更衣時の落とし物に注意が必要 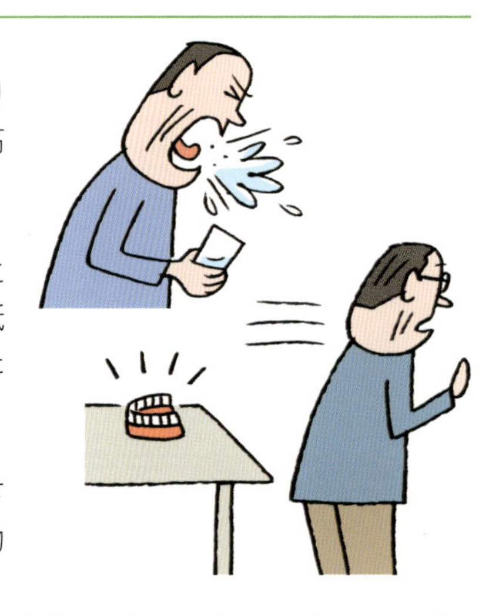
鎮静薬を使用した場合	● 転倒のリスクが高まるため、なるべく家族と一緒に来院するように伝えておく CHECK! 高齢者は、肝臓・腎臓の機能が低下しており、副作用の発現頻度が高まったり、薬物が体内に蓄積されやすかったりする。そのため、鎮静薬の投与は慎重に行う必要がある 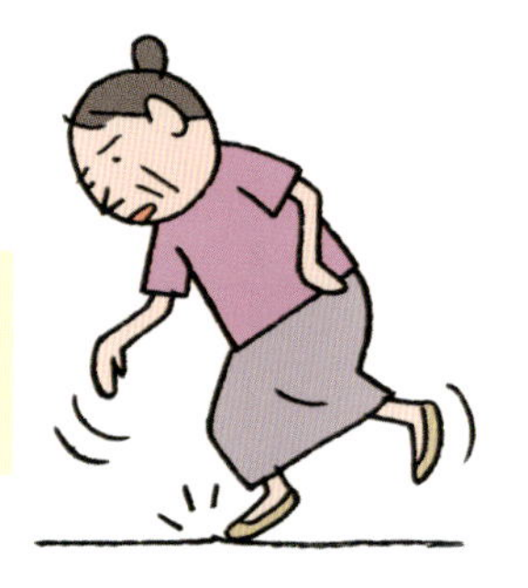

6 内視鏡室ってどんなところ？

Point 1 内視鏡室では、医師・看護師・臨床検査技師など多種職の密な連携が重要

内視鏡室には、外来から予定検査で来る患者、入院して検査・治療が行われる患者、また、外来・入院を問わず緊急に検査・治療が必要になった患者など、さまざまな患者が来ます。

内視鏡に携わる医師・看護師・臨床検査技師などの医療スタッフは、患者にとって安全な環境のなかで、より安楽に検査・治療が行われるように、連携を密にとることが大切になります。

内視鏡室での検査・治療の流れ

検査・治療予約時

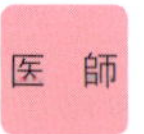

- 医師：患者・家族に検査について説明し、同意を得る
  同意書を作成する
- 看護師：検査の事前準備、注意事項の説明を行う。問診でアレルギー、抗凝固薬内服などの確認を行う
  医師の指示を確認する

検査・治療当日

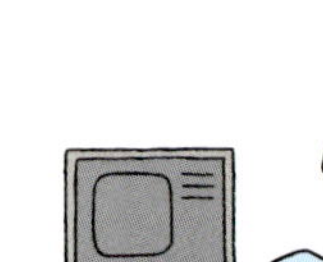

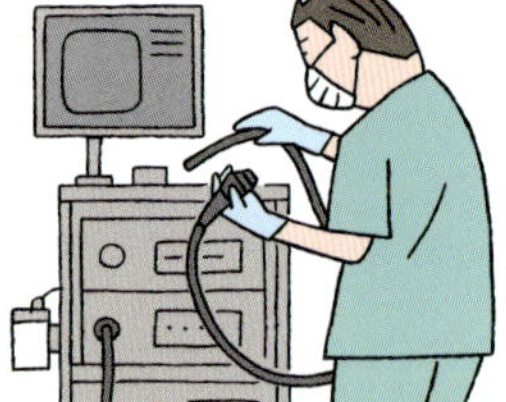

実施前

1. 受付：患者確認、受ける検査、絶食や服薬の確認を行う
2. 検査室：必要物品、スコープの準備・点検を行う
   処置室：患者に注意事項を伝え、前処置について説明し実施する
3. 処置室：前処置の効果を確認する（必要時には、前処置を追加する）

CHECK!

- 上部消化管内視鏡検査：十分な時間、咽頭に麻酔薬をとどめておけたか
- 下部消化管内視鏡検査：排便状況はどうか

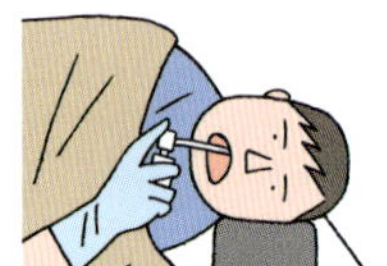

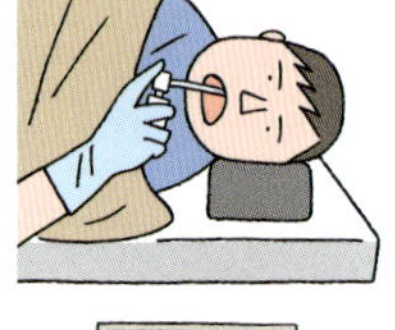

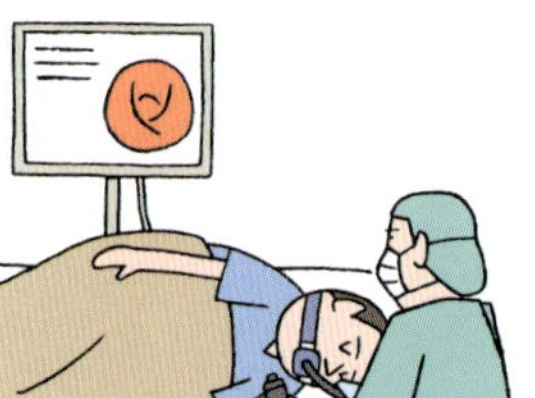

実施中

- できるだけ患者に声をかけ、少しでも緊張をやわらげるように努める
- 患者の状態を常に観察して異常の早期発見に努める
- 鎮静薬が投与されている場合は、呼吸状態に特に注意する

CHECK!

- 上部消化管内視鏡検査：曖気（げっぷ）が生じやすく咽頭反射が強い患者では、スコープの挿入が難しいため、身体に力を入れないように声をかける。医師に代わって検査の進行状況を伝える
- 下部消化管内視鏡検査：スコープの挿入時・観察時、送気された空気や二酸化炭素によって腹部が膨満し、不快感や苦痛が生じることが多い。苦痛を少しでもやわらげ、安心感を得られるように声をかける

実施後

- 検査後の飲食、前処置や検査・治療後の副作用について説明する
- 患者の状態観察とアセスメントを行う
- 鎮静薬を使用した患者は、安静臥床とする（通常は１～２時間）

Part 2

消化器内視鏡検査とケア

消化器疾患にはさまざまな種類があり、それに伴った症状があります。直接粘膜を観察する内視鏡検査は非常に有用ですが、事前の準備が不十分だと、トラブルに発展する危険が高くなります。患者自身が、検査内容や準備事項を理解したうえで検査に臨んでもらう必要があります。不安や苦痛を伴うので、医療者はより安全・安楽に検査ができるよう、緊張をほぐし、不安を和らげるようかかわらなければなりません。

また、高齢者では、安全・安楽な検査の実施が難しいこともあります。検査当日に困らないよう、事前に得た情報を活用して患者の行動を予想してかかわること、家族に協力を得ることも必要です。

ここでは、一般的な内視鏡検査と、ケアの概要について説明します。

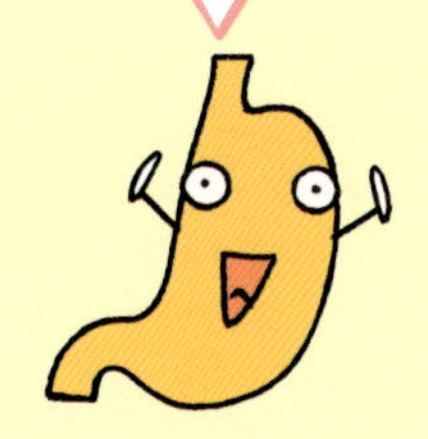

1 消化器内視鏡検査の流れ

Point 1 内視鏡検査には、原因調査と深達度・転移調査の２種類がある

内視鏡検査の流れ：上部消化管の例

- 嘔気・嘔吐
- 胃痛

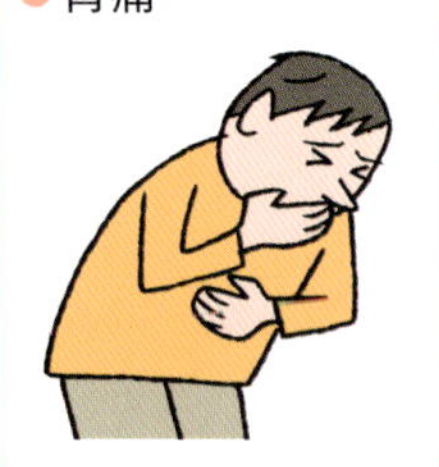

上部消化管内視鏡検査＋生検

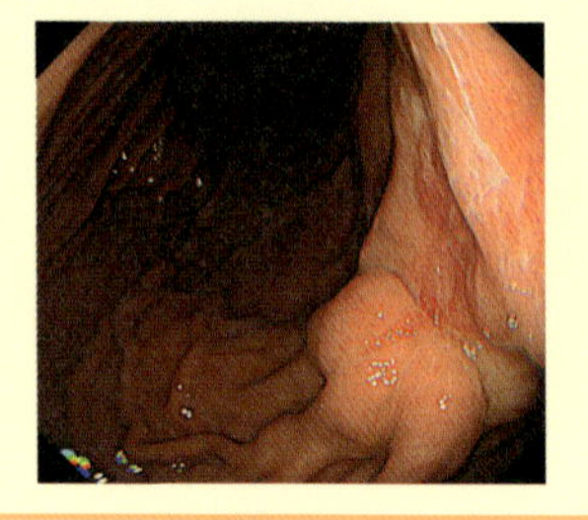

原因を調べる

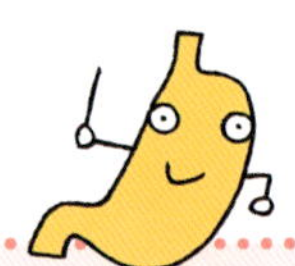

内視鏡治療となる可能性が高い病変の場合、生検によってその部分が瘢痕化し、治療の妨げとなることがあるため、最近では生検をせず、画像強調診断のみ行う場合もあります。

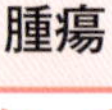

生検で採取した組織を調べて確定診断

腫瘍

EUS（超音波内視鏡検査）＊1

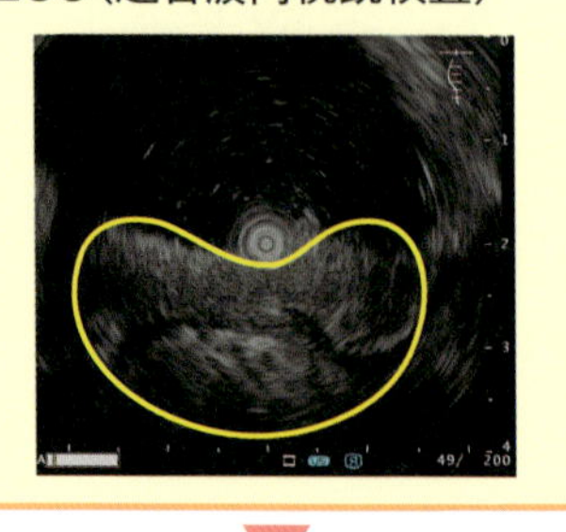

深達度を調べる
腫瘍の深達度によって治療方法が変わる

治療方法を検討するための検討

必要時はCT＊3なども行う

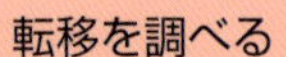

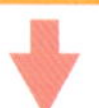

転移を調べる
肝転移、腹膜播種、リンパ節転移、その他の遠隔転移（肺転移、骨転移、脳転移など）が起こる

総合的に判断して方針を決定

内視鏡治療　　外科手術など

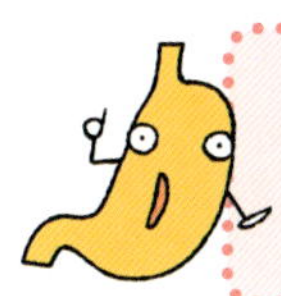

最近では、健康意識が高まってきたことから、予防的に人間ドックなどを受診して内視鏡検査を受ける患者もふえてきました。

内視鏡検査の流れ：下部消化管の例

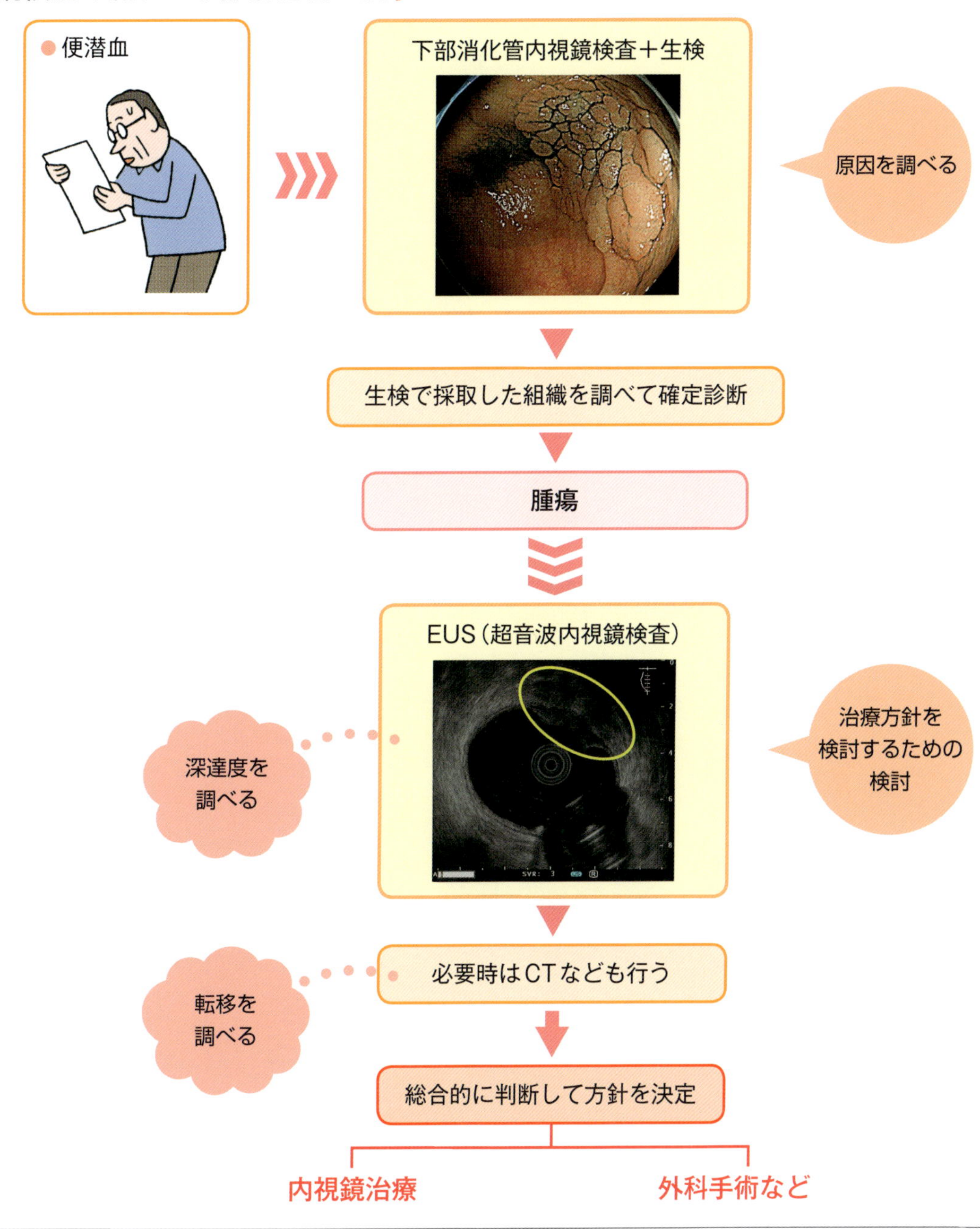

＊1 EUS（endoscopic ultrasonography）：超音波内視鏡検査
＊2 GIST（gastrointestinal stromal tumor）：消化管間質腫瘍
＊3 CT（computed tomography）：コンピュータ断層撮影
＊4 MRI（magnetic resonance imaging）：磁気共鳴撮影
＊5 PET（positron emission tomography）：ポジトロンエミッション断層撮影

2 上部消化管内視鏡検査

Point 1 上部消化管内視鏡検査で観察するのは、口腔から十二指腸まで

上部消化管内視鏡検査は、内視鏡スコープを、口腔または鼻腔から挿入し、口腔から十二指腸までの消化管粘膜を観察し、さまざまな消化管疾患の診断を行う検査です。

適応

❶ 上腹部の自覚症状がある場合

- 腹痛
- 胸焼け
- げっぷ
- 嘔気・嘔吐
- つかえ
- もたれ　など

❷ 上部消化管病変が疑われる場合

❸ 内視鏡処置が必要な場合

- 消化管出血　など

禁忌

- 患者の同意が得られない場合
- 意識障害、全身状態悪化時　など

観察部位

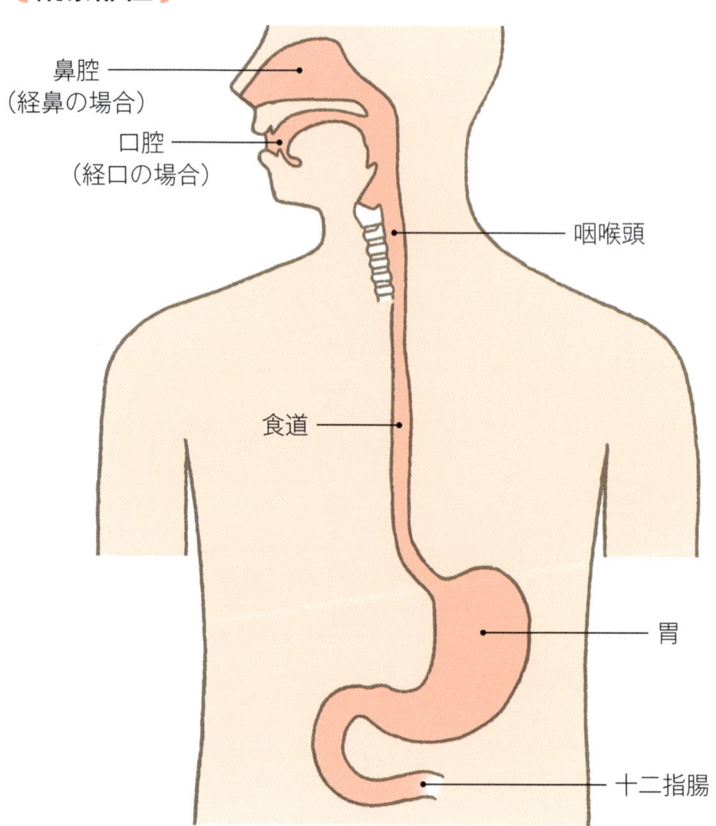

Point 2 午前中に検査を行う場合、前日は、午後8時以降は絶食してもらう

前日～来院までの注意点

前日		●夕食は午後8時までに済ませる ●午後8時以降は、水・茶以外は摂取しない ●薬剤は、いつもどおりに内服する
当日	飲食	●当日朝は絶食となる ●検査2時間前までは、少量の水分（牛乳・ジュース以外）は摂取してもよい CHECK! 脱水の危険を防ぐため、水分は制限しすぎないほうがよい
	常用薬	●循環器薬、喘息薬、ステロイド、抗てんかん薬、免疫抑制薬は検査2時間前に水で内服する ●糖尿病薬・注射薬は、使用せず持参してもらう CHECK! 抗凝固薬については、医師の指示にしたがう
	更衣	●義歯、メガネ、スカーフ、ネクタイ、腹部をしめつけるもの（コルセットなど）は外し、「リラックスした状態」となるようにする ●患者の着衣の様子によって、どこまで脱ぐかを判断する（上着は脱ぐ） CHECK! 高周波電源を使用する可能性がある場合（ポリープ切除に移行する可能性があるときなど）は、熱傷を起こさないように、装飾品も外す
	問診	●既往歴、アレルギー（特にリドカイン）、抗凝固薬の服用の有無を確認する ➡p.27 ●鎮静薬の希望の有無も確認する

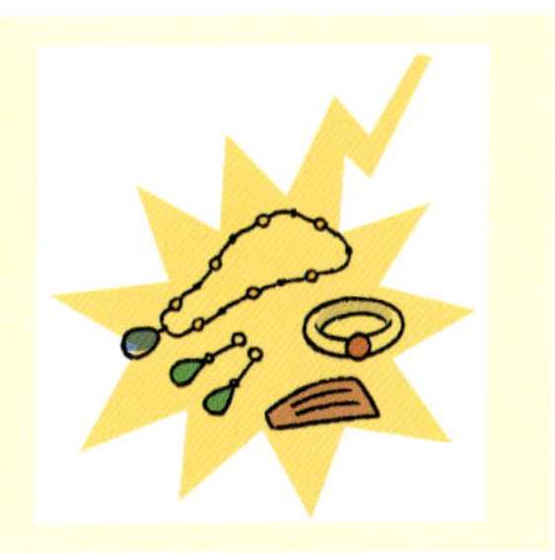

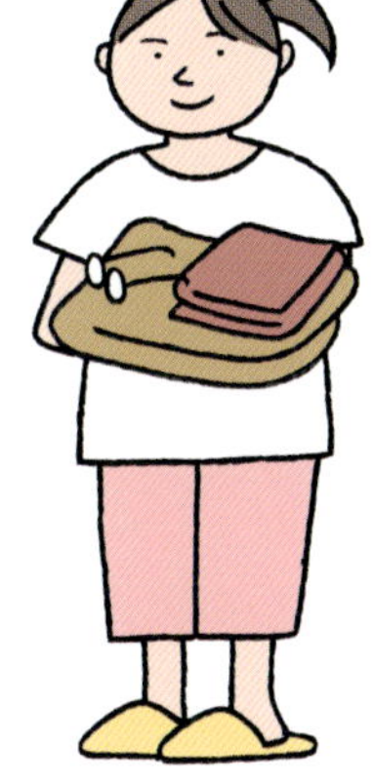

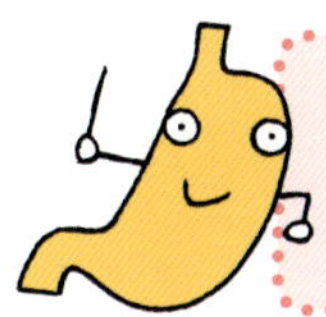

午後3～4時に検査を行う場合には、午前9時まで食事摂取可能とする研究[1]もあります。

文献

1．土岐真朗，山口康晴，高橋信一：午後施行する上部消化管内視鏡検査の可能性．日本消化器内視鏡学会雑誌2010；52(1)：21-27.

Point 3 確実な問診の実施は、危機回避に重要となる

患者誤認や前処置間違いを起こさないよう、処置前に正しく問診を行って、リスクを防ぐことが大切です➡p.26。

問診票の例

上部消化管内視鏡検査のための問診票

記入日　　年　　月　　日

検査を受ける方の個々の状況に応じて、より安全で効率的な内視鏡検査を行うための問診票です。
以下の質問で当てはまる項目に✔印、または○で囲んでください。

1. 薬のアレルギーがありますか？「あり」の方は薬剤名に○をつけてください。
   - □なし
   - □あり（アルコール、ブスコパン、グルカゴン、ヨード、キシロカイン、他（薬の名前　　）
2. 以下の病気を言われたことがありますか？
   - □なし
   - □あり（狭心症・不整脈等の心疾患、緑内障、前立腺肥大、糖尿病、高血圧）
3. 抗血栓薬（血液をさらさらにする薬、血が止まりにくくなる薬）を飲んでいますか？
   - □飲んでいる　（薬名：　　）→ 検査時にもう一度詳しくお聞きします。
   - □飲んでいない
4. おタバコは吸いますか、吸っていたことがありますか？
   - □吸っている（　歳から　　本/日）
   - □以前吸っていたがやめた（　歳から　　歳まで　　本/日）
   - □吸わない
5. お酒は飲みますか？　あるいは以前飲んでいたが止めましたか？
   - □週に３日以上、１日（日本酒）１合以上飲む　（　　歳から　　歳まで　　合/日）
   - □１日（日本酒）１合（純アルコール換算 22g）以上飲むのは週に２日以下
   - □宴会などの機会があるときだけ飲酒をする
   - □飲まない
6. 両親、兄弟・姉妹・実子にがんの方はいらっしゃいますか？
   - □いる(誰がどんながん:　　）
   - □いない
7. ご自身はがんを患ったことはありますか？
   - □ある(がんの種類:　　）
   - □ない
8. ヘリコバクターピロリ菌についてお尋ねします。
   - □いるといわれたが、除菌療法を受けていない
   - □いるといわれ、除菌療法を受け成功した
   - □いるといわれ、除菌療法を受けたが除菌に失敗した
   - □もともといないといわれている
   - □調べたことがない・不明・よくわからない（　　）

（虎の門病院の例）

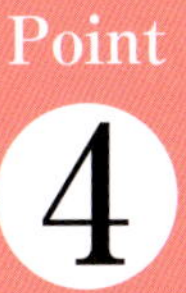

Point 4 前処置の確実な実施が、検査成功のカギ

胃内の洗浄

消泡・粘液除去のため、消化管内ガス駆除薬（ガスコン®ドロップ）、胃内粘液溶解除去薬（プロナーゼ®MS）、炭酸水素ナトリウム（重曹）を溶解した水を内服してもらいます。

なお、プロナーゼ®MSは出血を増長する可能性があるので、出血している患者には禁忌です。

咽頭麻酔

口腔の奥のほうに、リドカイン（キシロカイン®ビスカス）をシリンジで注入し、3分間ためておいた後、飲み込んでもらいます。

リドカインアレルギーがある患者の場合、注入後にショック状態となる恐れがあります。非常に危険なので、問診の際には注意深く確認します。

麻酔後は、唾液を飲み込むだけでも誤嚥する恐れがあるので、十分に注意します。

鎮痙薬投与

消化管の蠕動抑制のために鎮痙薬（ブチルスコポラミンまたはグルカゴン）を、皮下注射または筋肉注射で投与します。

胃内の清掃で服用する薬剤

重曹
1g
プロナーゼ®MS
1包
ガスコン®ドロップ
10mL
水
50～80mL

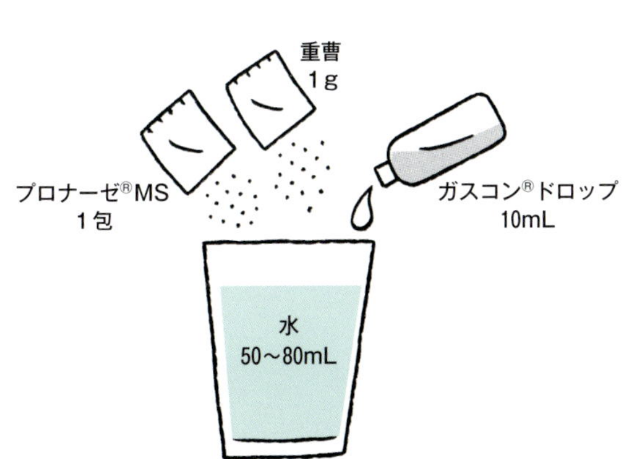

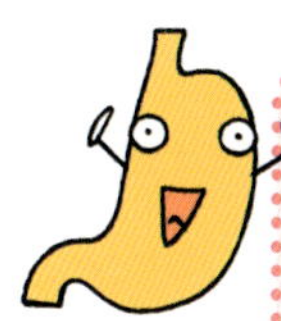

咽頭への局所麻酔を行うと、嚥下反射が鈍くなるため、誤嚥を生じるリスクが非常に高くなります。食道と気管は隣り合っており、ただでさえ誤嚥しやすいことを理解してかかわる必要があります。

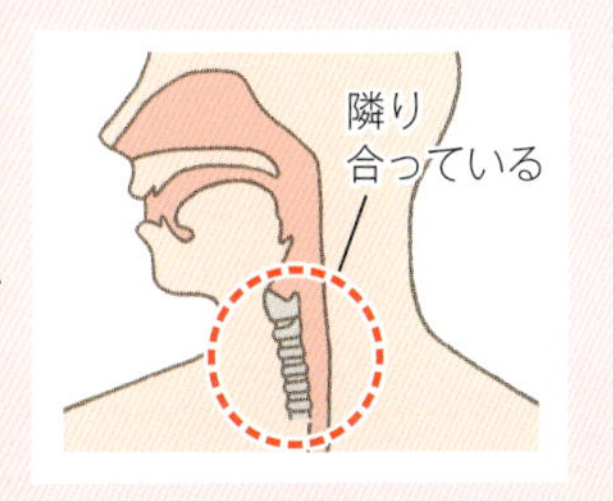

Point 5 スコープ挿入前に、体位固定・鎮静を行う

体位固定

上部消化管内視鏡検査は、左側臥位で実施します。

検査中は、胃を膨らませるため、着衣の腹部を緩めます。

緊張している患者も多いので、全身に力が入らないよう、声かけやタッチングなどを行って、リラックスしてもらいます。

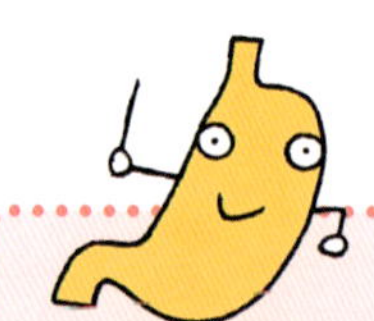

介助者は、患者に検査中の注意事項を事前に伝え、なるべく安心した状態で検査できるよう声をかけます。

上部消化管内視鏡検査実施の体位：左側臥位

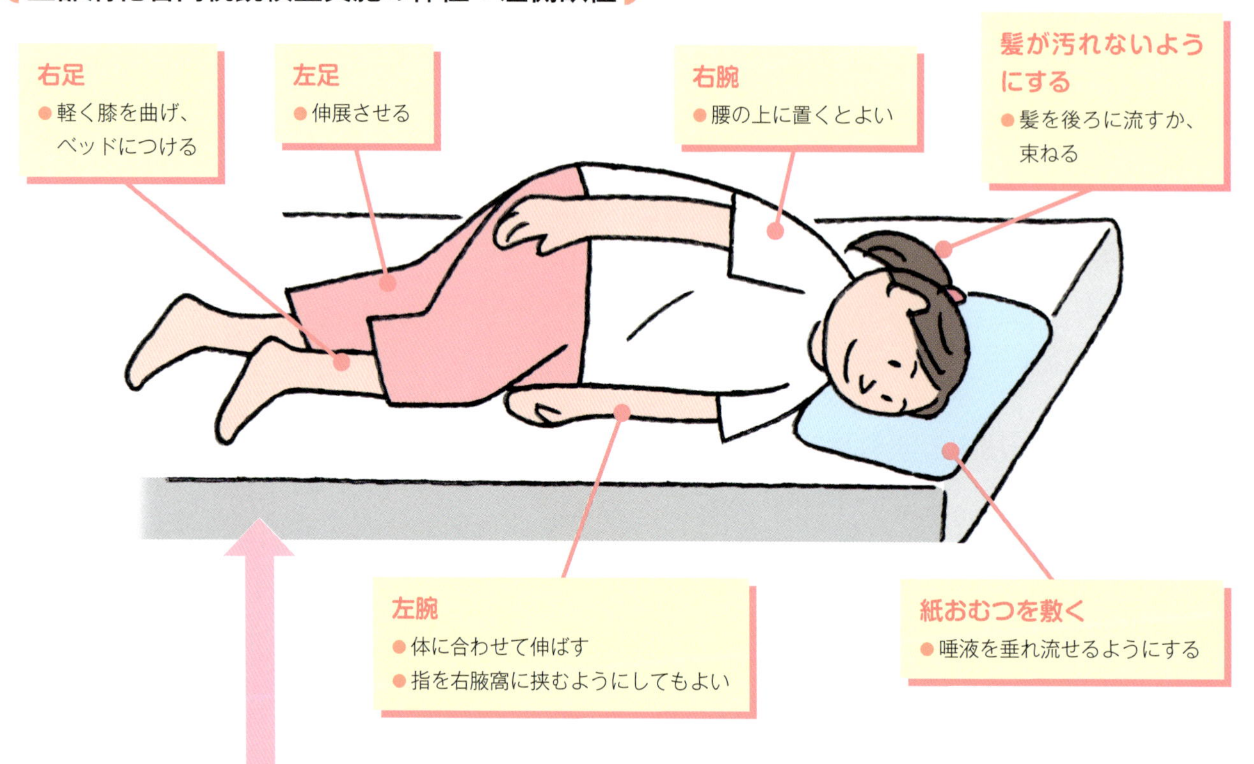

必要時は鎮静薬投与

鎮静薬は、患者が検査台の上で体位をとってから投与します。よく用いられるのは、ジアゼパム、ミダゾラム、フルニトラゼパムなどです。

鎮静薬を投与する場合は、バイタルサイン（血圧、脈拍、SpO_2）を必ずモニタリングします。検査中も常に数値に目を配り、開始時より低下したら医師に報告します➡p.29。

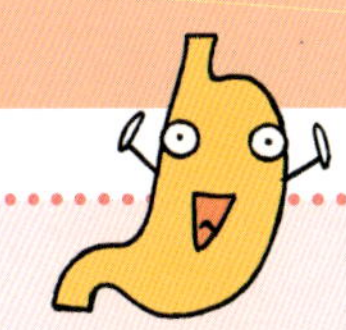

咽頭麻酔が不十分だと、咽頭反射で「オエッ」となりやすくなってしまいます。効果が不十分なら、リドカイン（キシロカイン®）スプレー1～5噴霧を追加することがあります。

マウスピースの装着

マウスピースをしっかりくわえてもらいます。マウスピースが外れ、患者がスコープを噛んでしまうと、スコープが破損する危険があるためです。

唾液は、検査中、なるべく外に垂れ流してもらいます。咽頭麻酔が効いた状態で唾液を飲み込むと、唾液が気管に入ってむせてしまうため、危険です。

マウスピースの固定

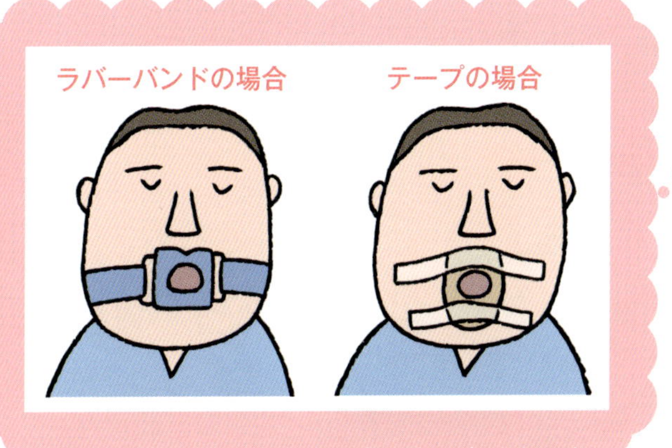

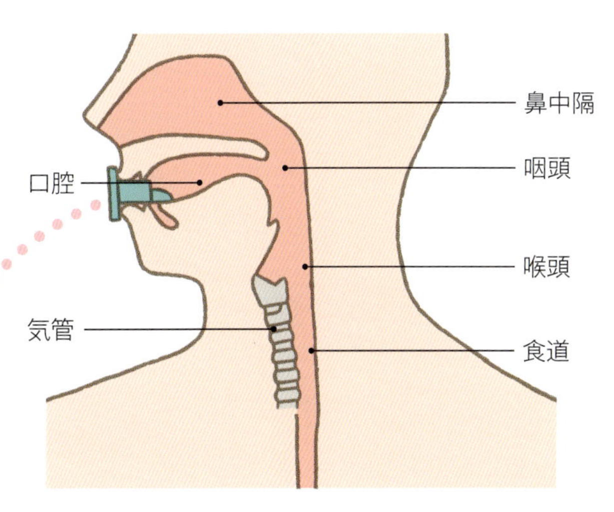

しっかりくわえるのが難しい場合（歯がない、嘔吐反射が強いなど）は、マウスピースに柔らかいラバーバンドをつけて固定する、テープで固定をするなど、工夫が必要

Point 6 検査中、介助者は、注意深く患者の様子を観察する

スコープを挿入したら、各部位を観察し、撮影します。

上部消化管内視鏡検査の実際

介助者

- ➡モニタリング、患者状態の観察、適度な声かけを行う
- ➡必要に応じて、背中をさすったり、深呼吸を促したりする
- ➡処置具の介助を行う

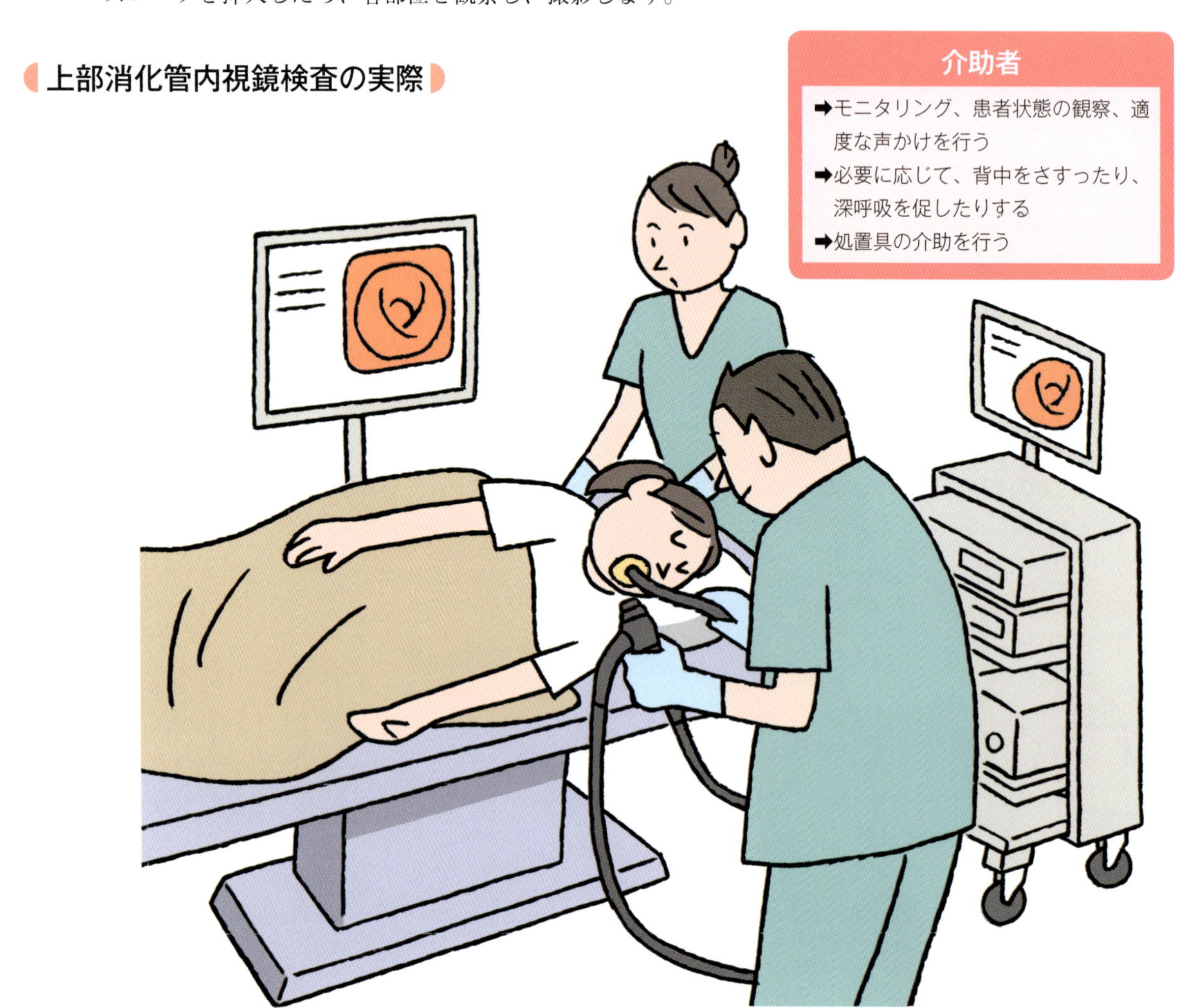

患者状態のココを観察

- 表情
- 体動・力み
- 呼吸

安全かつスムーズに検査を進めるためには、内視鏡検査の流れを予測して対応することが必要となる。介助者は、処置や治療へ移行する可能性を常に念頭におき、いざというとき迅速に対応できるようにすることが大切

術者（医師）

- ➡実際に内視鏡を挿入し、観察・処置する

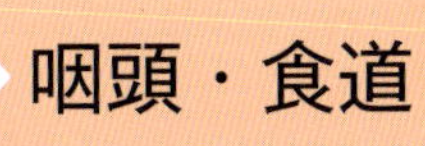

咽頭・食道

食道入口部は、下咽頭のいちばん奥にある、嘔吐反射が起こりやすい部位です。ここをスコープが通過するとき、患者は非常に苦しい状態におかれます。

苦しさのあまり、患者がスコープを抜こうとしたり、暴れたりすると、大変危険です。そのため、患者を注意深く観察し、声をかけ、すぐに対応できるようにすることが大切です。

正常な咽頭・食道

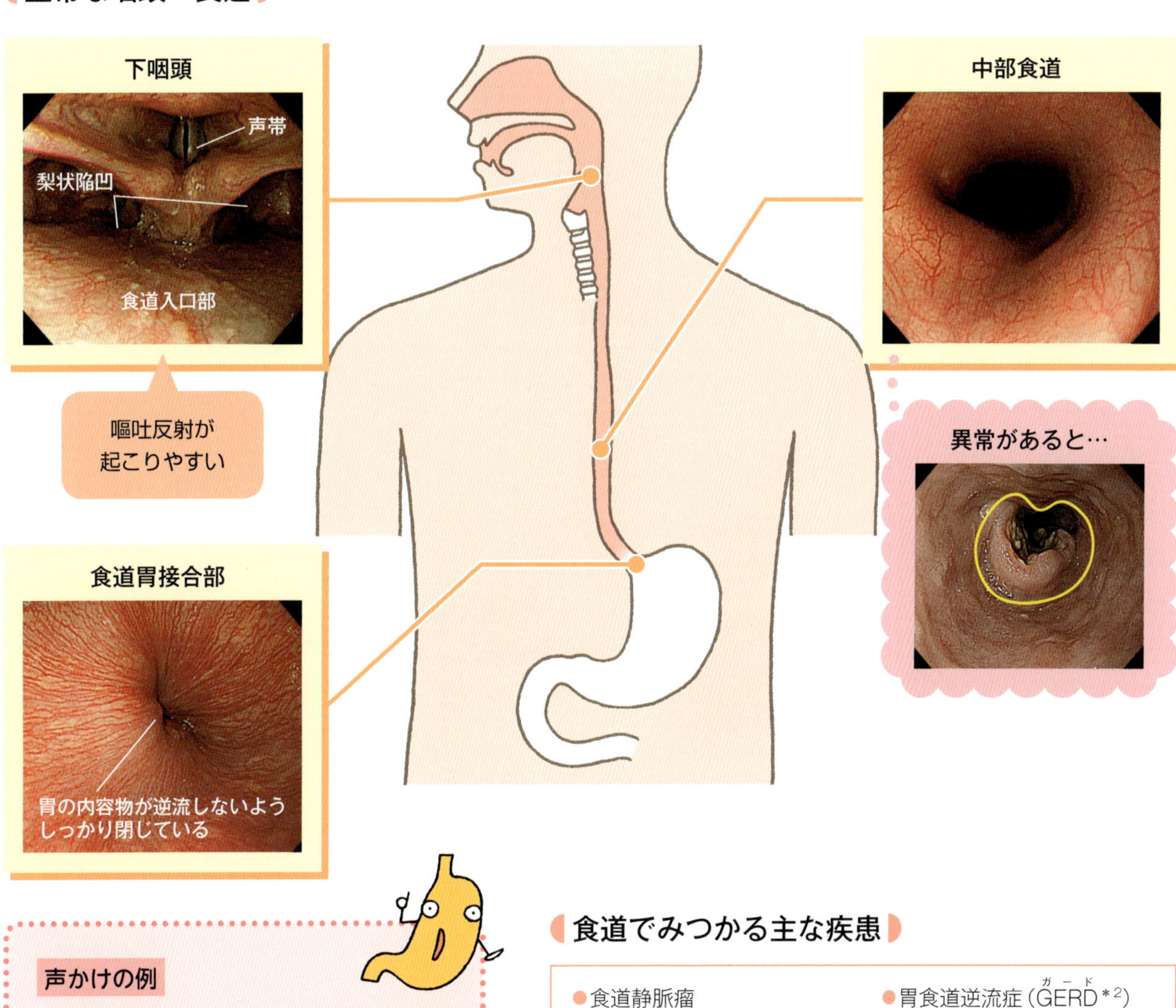

声かけの例

「喉はポカ～ンと開いて、肩の力を抜き、目を開けて、遠くをボーっと見ます。ゆっくり腹式呼吸を続けます」

食道でみつかる主な疾患

- 食道静脈瘤
- マロリー・ワイス症候群
- 食道アカラシア
- 食道がん
- 胃食道逆流症（GERD（ガード）＊2）
- バレット食道
- 食道裂孔ヘルニア

＊2　GERD（gastro esophageal reflux disease）：胃食道逆流症

送気が必要

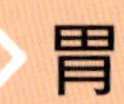

胃

通常、食物がなければ、胃はぺちゃんこにつぶれています。そのため、スコープから炭酸ガスを送気して胃を膨らませ、胃粘膜のしわを伸ばしてよく観察します。

大彎のしわが伸びにくいときは、顔を横向きにしたまま、おなかをねじって右足を立て、仰向けになってもらうと胃がよく膨らみ、観察しやすくなります。

正常な胃

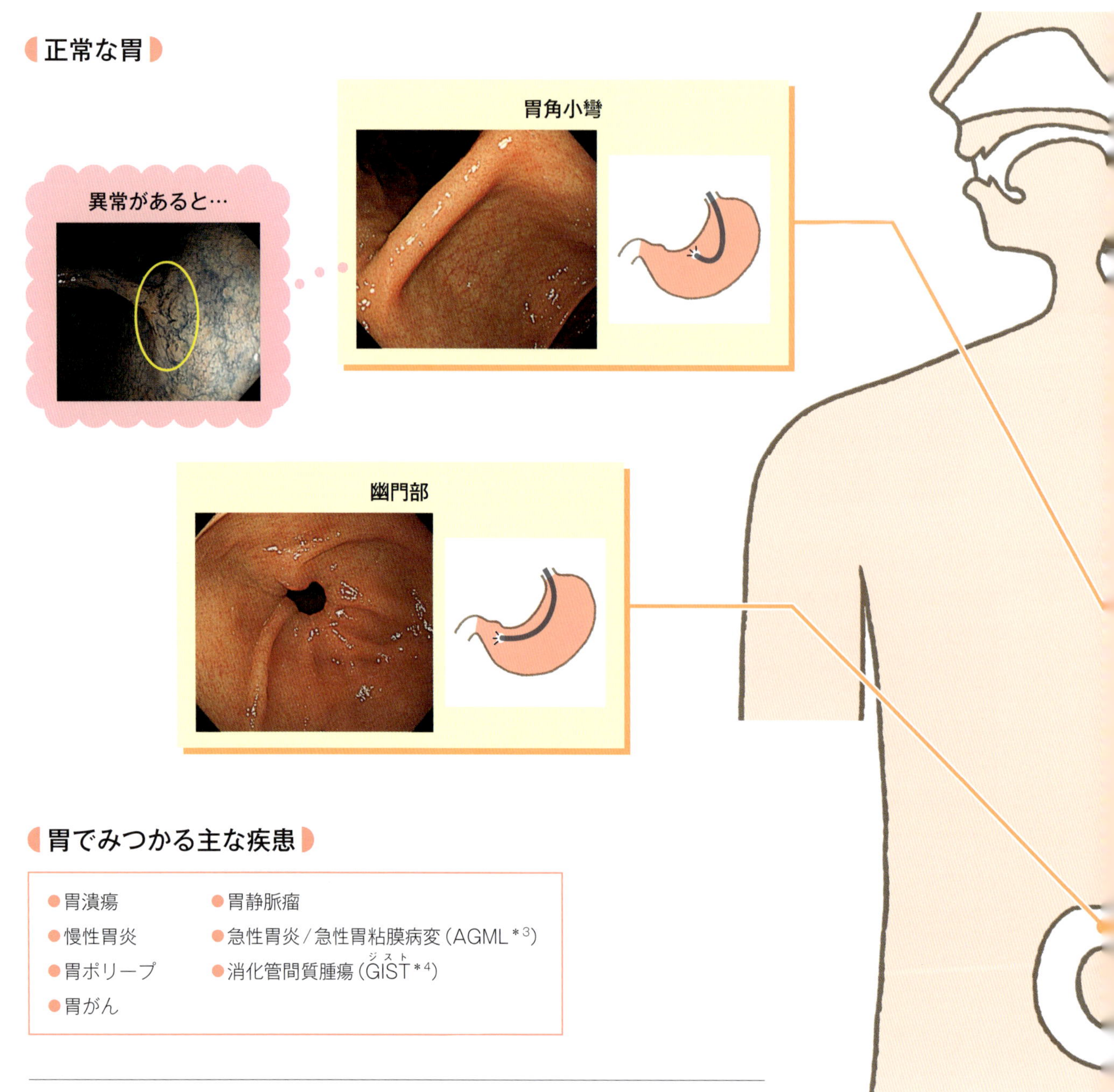

胃でみつかる主な疾患

- 胃潰瘍
- 慢性胃炎
- 胃ポリープ
- 胃がん
- 胃静脈瘤
- 急性胃炎/急性胃粘膜病変(AGML *3)
- 消化管間質腫瘍(GIST(ジスト) *4)

---

*3 AGML (acute gastric mucosal lesion):急性胃炎/急性胃粘膜病変

*4 GIST (gastrointestinal stromal tumor):消化管間質腫瘍

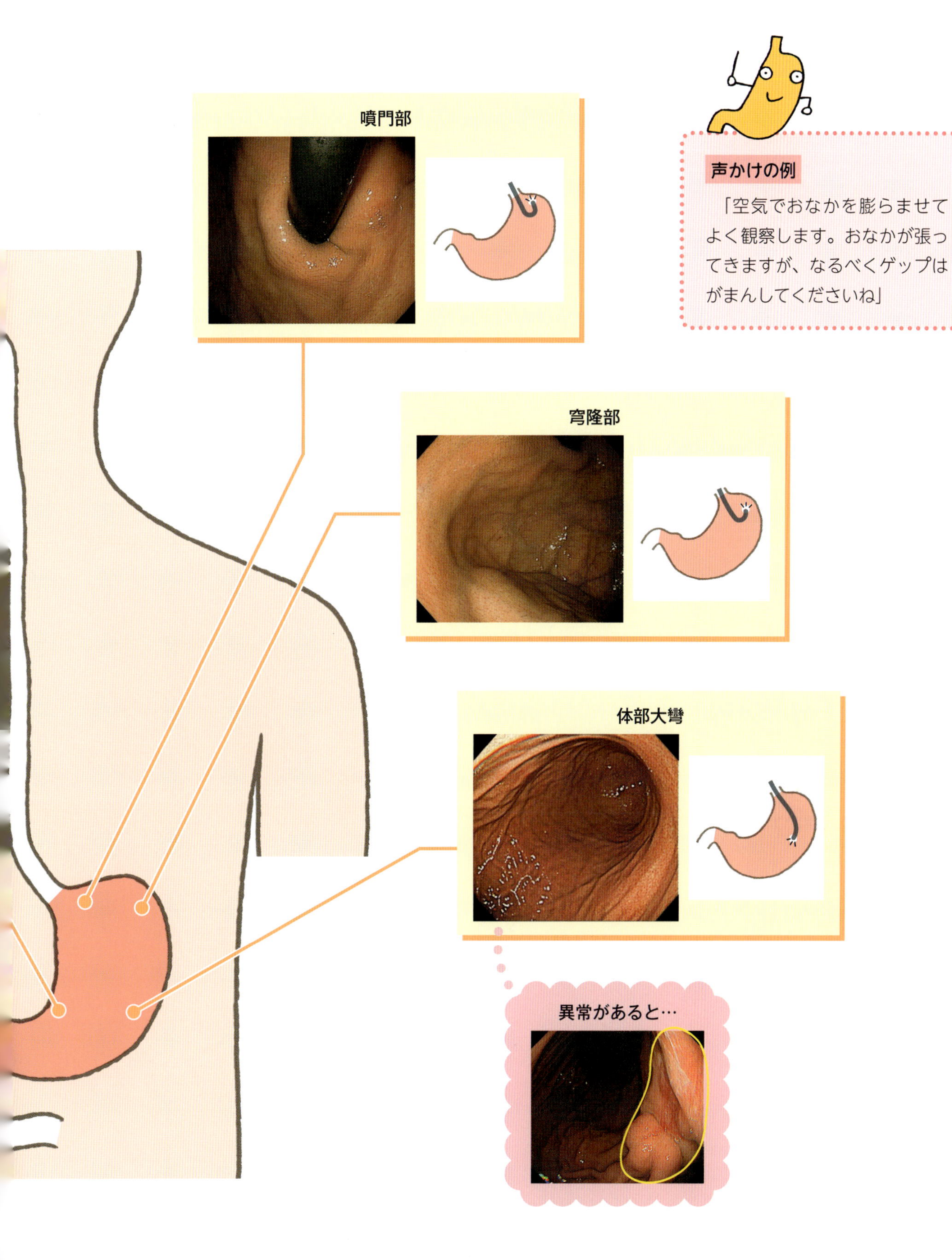

声かけの例

「空気でおなかを膨らませてよく観察します。おなかが張ってきますが、なるべくゲップはがまんしてくださいね」

十二指腸

上部消化管内視鏡検査の観察範囲は、十二指腸までです。

観察が終わり、異常所見が疑われる場合は、状況に応じて色素散布や生検を行い、より精密な検査を行っていきます➡p.19。

正常な十二指腸

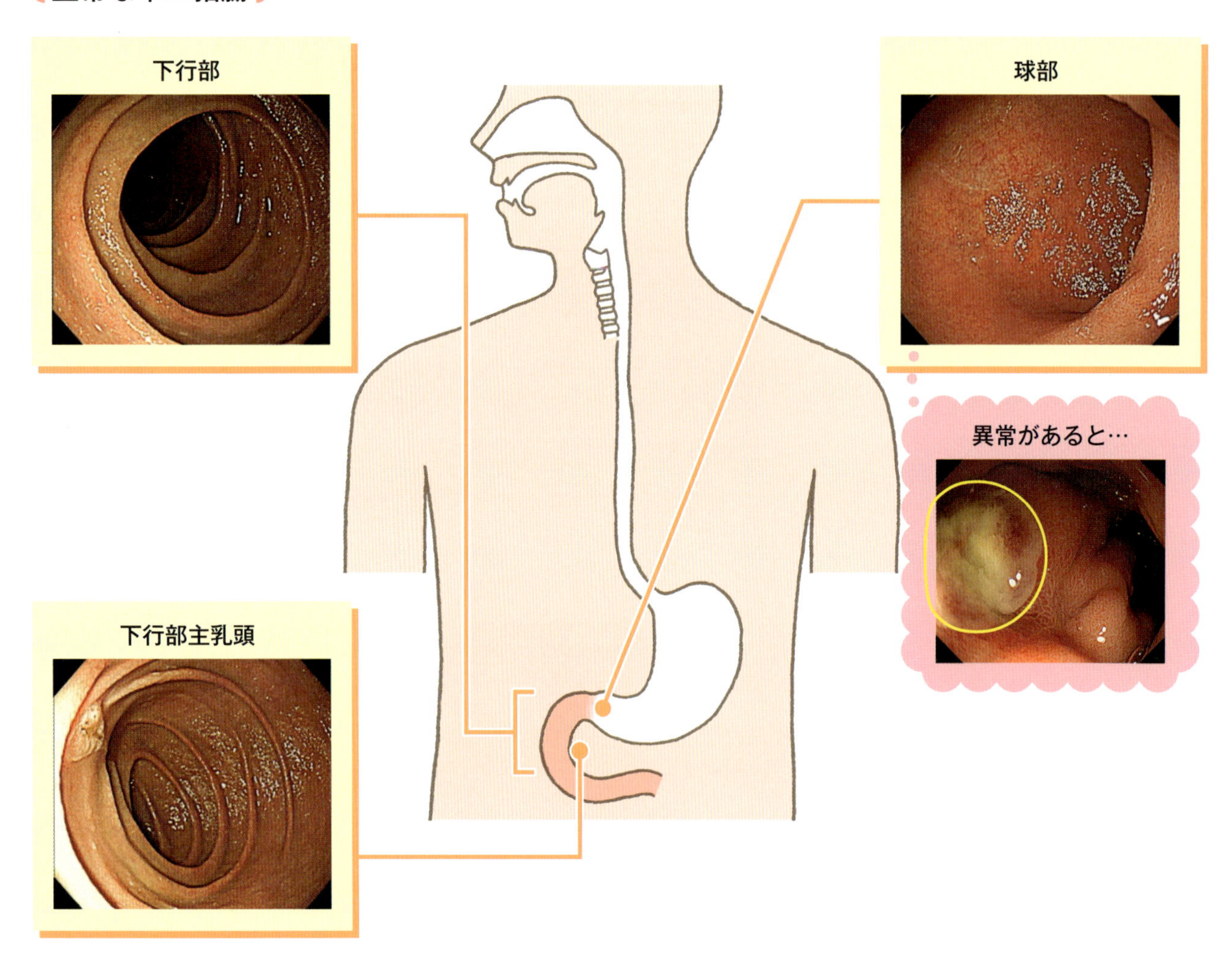

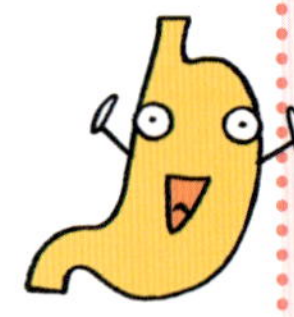

声かけの例

いちばん奥に進むので、少し突っ張った感じがします。力を抜いて、唾液は飲まずに外に出してください。

十二指腸でみつかる主な疾患

- 十二指腸潰瘍
- 憩室
- 隆起性病変（良性も悪性もある）

Point 7 上部消化管内視鏡検査後は、誤嚥と転倒に注意する

検査後の注意点

誤嚥の予防	●スコープを抜き、マウスピースを外したら、ティッシュペーパーを渡して唾液をすべて吐き出し、口をゆすいでもらう ●検査後1時間は飲食禁止で、唾液も飲み込まない CHECK! 咽頭麻酔の効果は検査後1時間ほどまで続くため、その間は誤嚥が生じやすいことに注意する 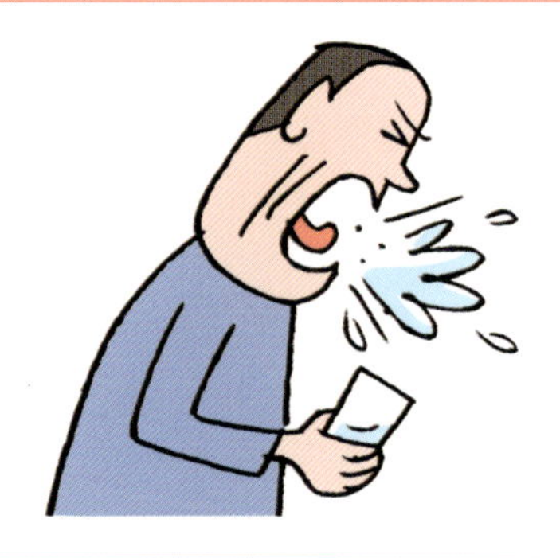
転倒の予防	●鎮静薬を使用した場合は、1時間ほど安静にする ●安静後、帰宅する際は転倒のリスクがあることに注意し、車の運転は翌日まで控えてもらう CHECK! うがいや身支度のための移動は、車椅子で行う（鎮静薬を使用していなければ車椅子は不要） 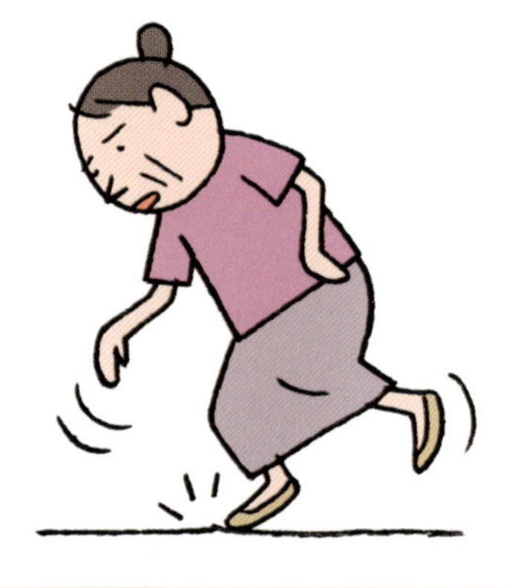

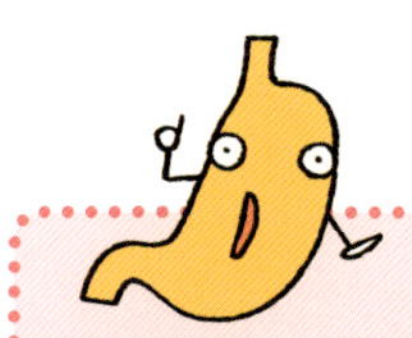

生検を行った場合は、出血に注意が必要です ➡p.28。ポリープ切除を行った場合は、Part 3 ➡p.72 を参照してください。

3 下部消化管内視鏡検査

Point 1 下部消化管内視鏡検査で観察するのは、回腸末端から肛門まで

下部消化管内視鏡検査は、スコープを肛門から回腸末端まで挿入後、奥から肛門へ戻りながら消化管粘膜を観察し、さまざまな消化管疾患の診断を行う検査です。

適応

❶ 自覚症状がある場合

- 便通異常
- 体重減少
- 下腹部痛・黒色便　など

❷ 他覚所見がある場合

- 貧血
- 便潜血反応陽性
- 腫瘍マーカーの上昇
- その他の腹部検査異常　など

❸ 内視鏡処置が必要な場合

- 消化管出血　など

禁忌

- 患者の同意が得られない場合
- 意識障害や全身状態の悪化がある場合
- 腹膜刺激症状、消化管穿孔、イレウス、中毒性巨大結腸症（疑い含む）

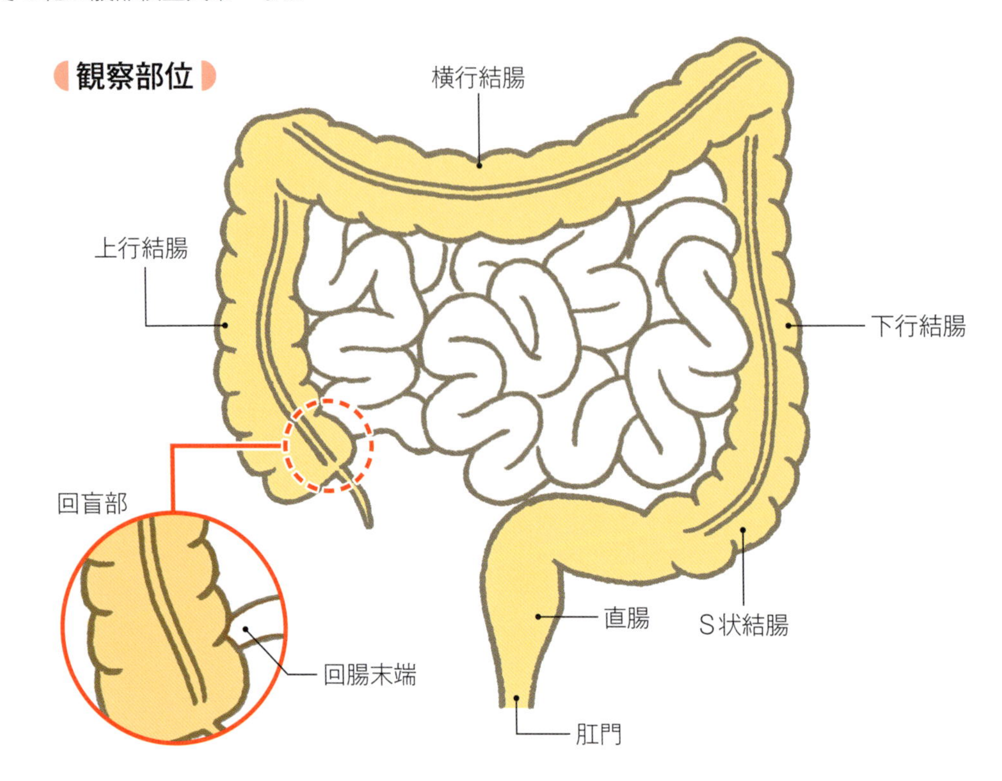

Point 2 午後に検査を行う場合 前日は、就寝前に下剤を服用する

前日～来院までの注意点

前日

- 夕食は午後8時までに済ませる（入院患者は検査食、外来患者は消化のよい食事とする）
- 就寝前に、下剤（ピコスルファートナトリウムなど）を服用する
- 常用薬は、いつもどおりに内服する

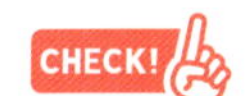

CHECK!
医師から「酸化マグネシウムなどを数日間服用し、便通を整える」よう指示される場合もある

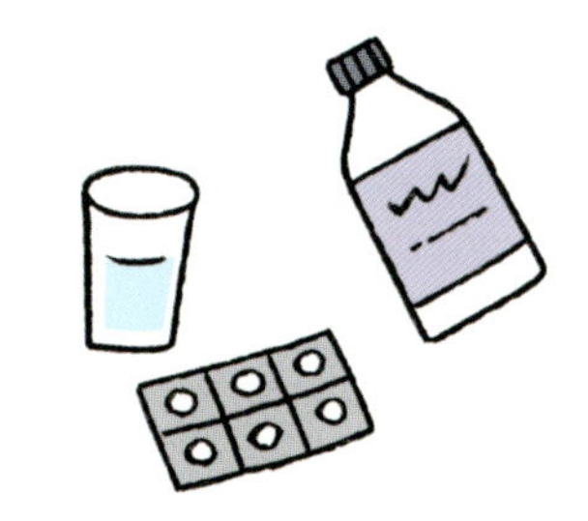

当日 前処置

飲食

- 当日朝は絶食となる
- 下剤服用後に排便があったら、指定された時間をかけて、腸管洗浄液（ニフレック®など）を服用する

CHECK!
腸管洗浄液を服用する前に、必ず「前日、下剤服用後に排便があったこと」を確認する。排便がないまま腸管洗浄液を服用し続けると、腸管穿孔が生じる危険がある

常用薬

- 循環器薬、喘息薬、ステロイド、抗てんかん薬、免疫抑制薬は、朝、水で内服する
- 糖尿病薬・注射薬は、使用せず持参してもらう

CHECK!
抗凝固薬については、医師の指示に従う

便の確認・更衣

- 検査可能な便性状（固形物がなく、透明な液体）か、看護師が確認し、問題なければ、検査着に着替える
- 上部消化管内視鏡検査と同様に、正しく問診を行う ➡p.26

CHECK!
まだ「検査可能ではない」便性状の場合には、腸管洗浄液の追加服用や、浣腸を行う場合がある

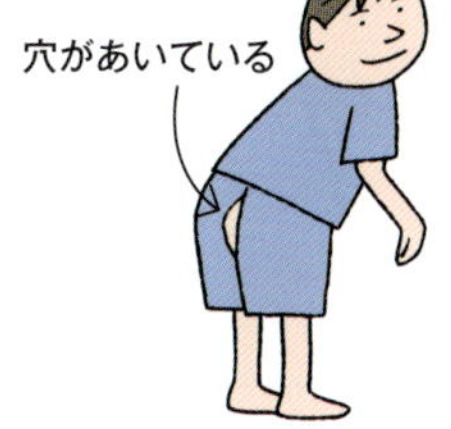

鎮痙薬投与

- 鎮痙薬を投与する

Point 3 スコープ挿入前に、体位固定を行う

体位固定

検査開始時は左側臥位で、両膝を曲げてもらいます。

スコープの挿入を進めていく際、部位に応じて、仰臥位、右側臥位などへ体位変換をする場合があります。介助者は、体位変換を適宜サポートします。

必要時は鎮静薬投与

鎮静薬使用時は、バイタルサイン（血圧、脈拍、SpO_2）を測定できるよう装置をセットし、必ずモニタリングします。検査中も、常に数値に目を配ります。

スコープ挿入中に、疼痛が激しくなり、検査の途中で鎮静薬を投与する場合もあります。患者の様子をよく観察し、時には状態を確認し、医師に相談することも大切です。

下部消化管内視鏡検査実施の体位：左側臥位

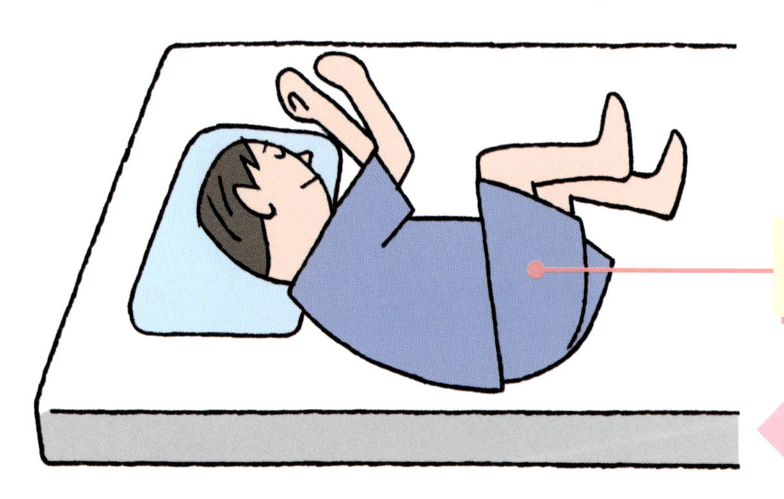

両膝を曲げる
- 両足を抱えこむような体勢をとる

モニタリングは、鎮静薬使用時、出血のある場合、循環・呼吸の状態が悪い場合は必須

Point 4 体位変換や用手圧迫法を行って、挿入を介助する

内視鏡スコープを挿入する

リドカインゼリー（キシロカインゼリー®）などの潤滑剤を用いて、肛門からスコープを挿入します。

観察のポイントは、上部消化管内視鏡検査と同様です➡p.42。苦痛軽減のため、声かけを行ったり、背中をさすったりします。

下部消化管内視鏡検査の実際

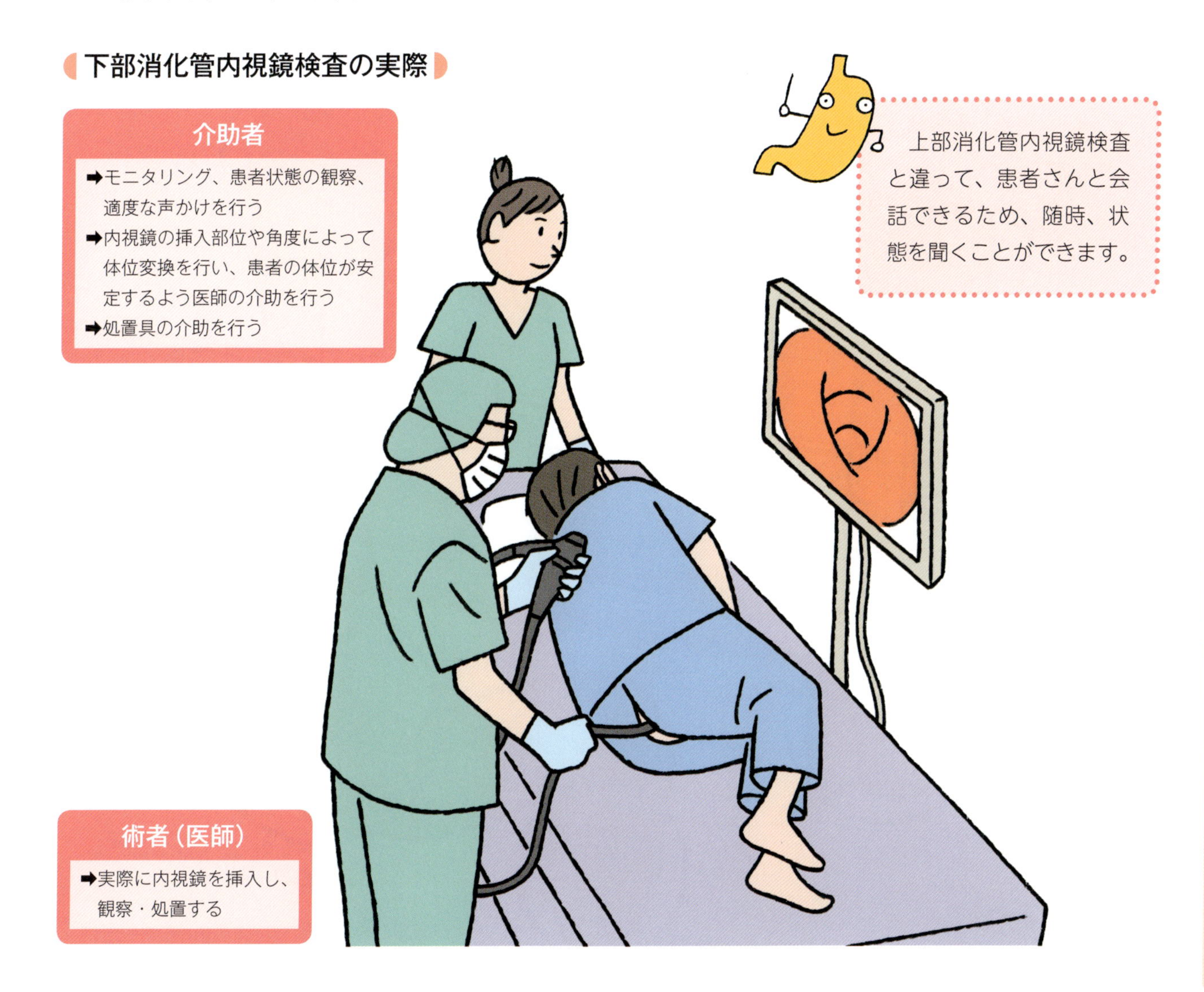

内視鏡スコープを回盲部まで進める

挿入の介助を行うために、大腸の解剖や基本走行について、正しく理解しておく必要があります。ポイントは「自由腸管を過伸展させないこと」「腸管をたたみながら短縮して挿入すること」の2つです。

スコープをスムーズに挿入できるよう、医師と連携しながら、必要に応じて体位変換や用手圧迫法を行います。

5か所（○のところ）を直線で結んだ最短経路（7の字）でスコープを進めると、患者の苦痛が最小となります。

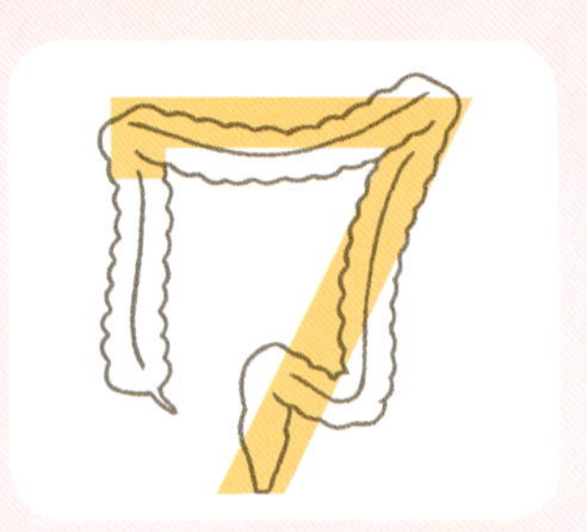

大腸の基本走行

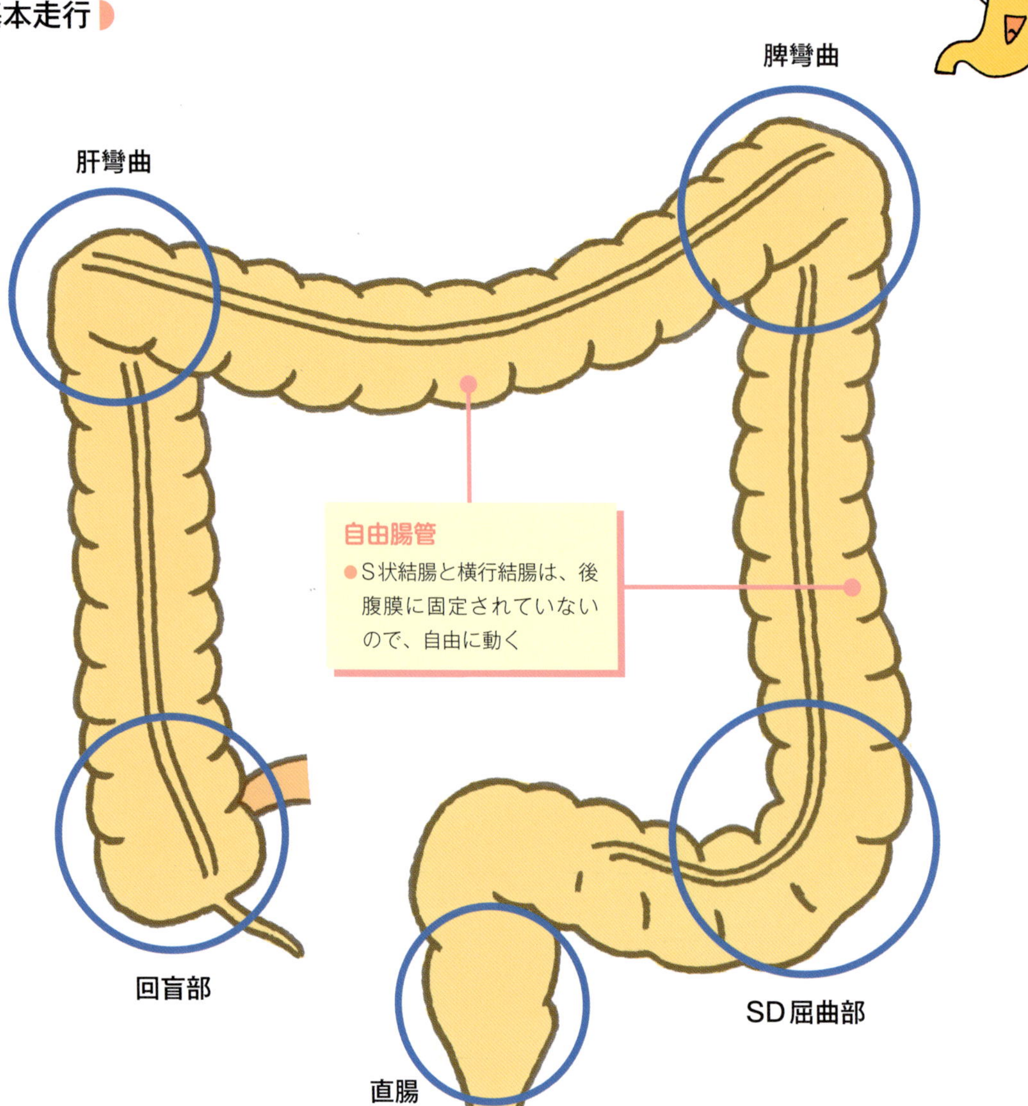

体位変換を行ってスムーズな挿入を助ける

重力を利用して、腸管の走行を変化させたり、空気や便汁の位置を変えたり、腸の屈曲を和らげたりすると、スコープを挿入しやすくなります。

仰臥位への体位変換

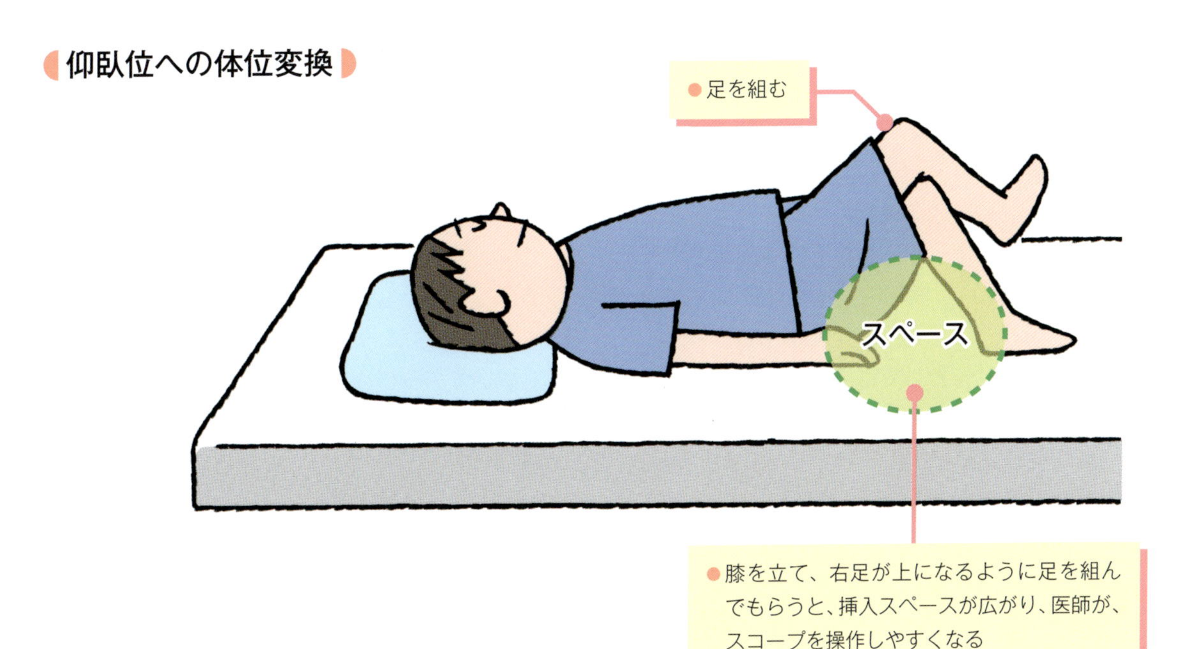

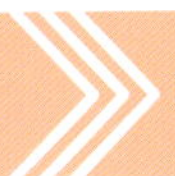

患者の体型や手術歴などによって、大腸の形は異なるため、方法は1つではありません。経験を多く積み、効果的な方法を医師と一緒に見つけていきます。

例

- 太って（腹部が膨らんで）いる患者の場合は…
  ➡用手圧迫では十分な効果が得られない場合、腹臥位として自重による圧迫をかけることがある
- やせた患者の場合は…
  ➡腸管のカーブがきついため、検査中に痛みを訴えることが多い。声かけなどを十分に行う
- スコープが、脾彎曲を超えにくい患者の場合は…
  ➡右側臥位とすると、カーブが緩くなってスコープを進めやすくなることがある

挿入困難な場合は用手圧迫を行う

スコープの挿入が困難なときには、腸のたわむ部分（自由腸管）を、介助者や患者自身の手を使って、おなかの外から押さえると、スコープが進めやすくなります。

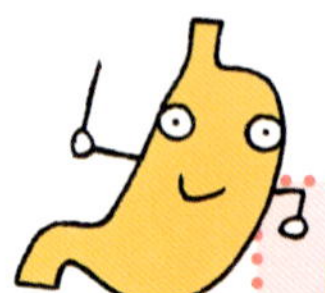

用手圧迫で、心得ておきたい５か条

1. 画面の管腔を見て、スコープの挿入箇所を予測すべし
2. 大腸の走行や、伸びている腸を３次元でイメージし、押す場所を決めるべし
3. 押さえているのに画面の管腔が遠ざかる（＝圧迫が効いていない）ようなら、すみやかに押さえる場所を変えるべし
4. 力任せに押してはいけない。患者におなかの力を抜いてもらい、圧迫が効果的にはたらくように工夫すべし
5. 医師とのコミュニケーション（効果の有無、継続して押さえるのか）、患者とのコミュニケーション（痛みの程度）をとりながら、腹部を圧迫すべし

あわせて知りたい！　大腸カプセル内視鏡検査

下部消化管内視鏡検査が必要であっても、大腸にスコープを挿入するのが難しい患者もいます。手術や放射線照射によって腸管癒着が生じている場合などです。このような患者に対しては、大腸カプセル内視鏡検査が実施されます。

下部消化管内視鏡検査と同様に、前日に下剤を服用して排便し、当日、腸管洗浄液を内服しながらカプセル内視鏡を飲み込み、排泄されるまで待ちます。すると、装着したセンサーを通じて画像が送られてくるしくみとなっています。

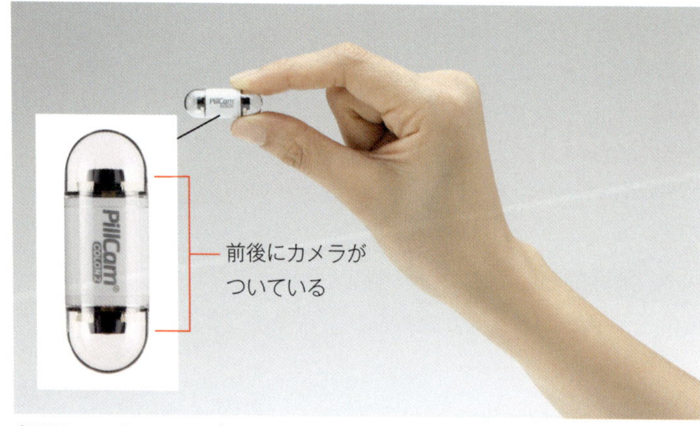

（PillCam™Colonカプセル：コヴィディエンジャパン）

用手圧迫の基本

先端がＳ状結腸やSD屈曲部あたりのとき

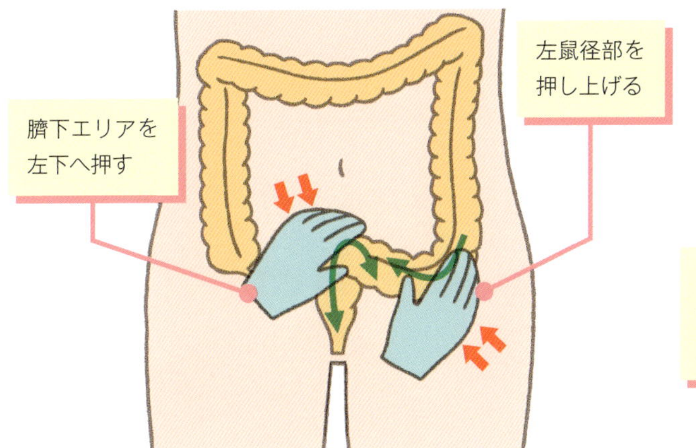

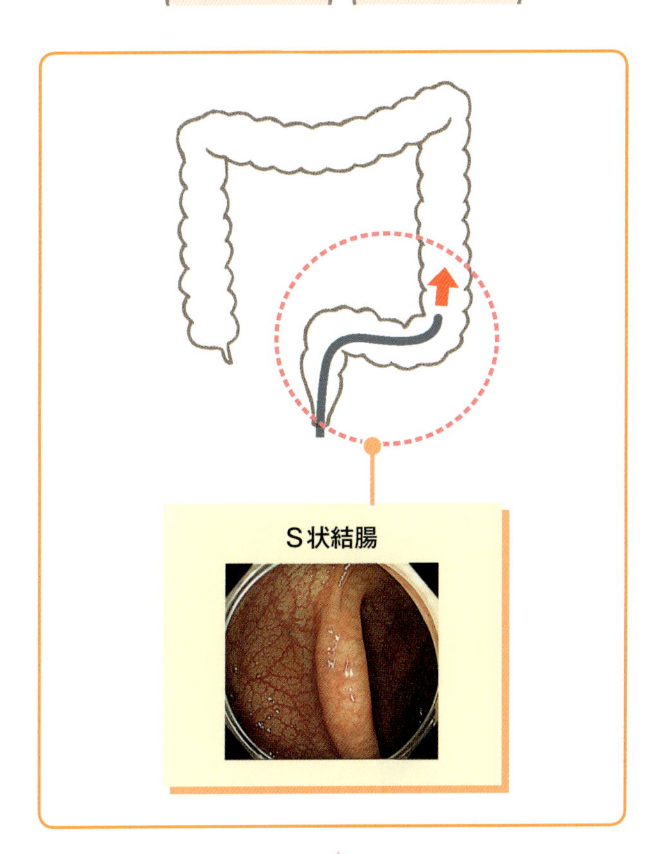

屈曲が鈍角になり、進みやすくなる

先端が横行結腸で伸びてしまうとき

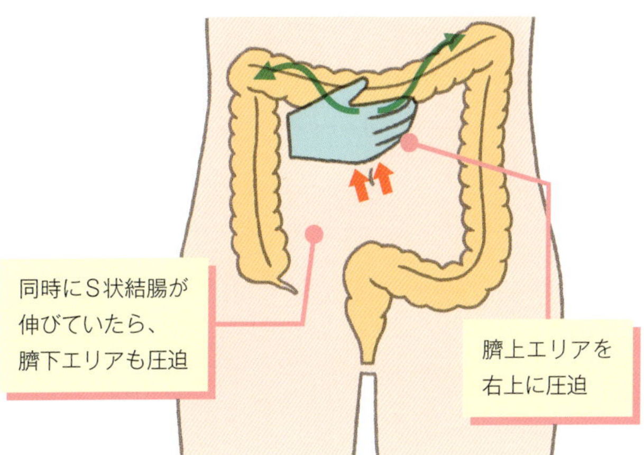

横行結腸

患者の深呼吸で横隔膜が下がるのとあわせ、上下で結腸を挟み、直線化する

Point 5 観察しながら内視鏡スコープを抜いていく

回盲部までスコープを挿入したら、送気して、管腔を膨らませ、よく観察しながらスコープを抜いていきます。

異常が疑われる場合は、状況に応じて色素散布や生検を行い、精密検査を行います➡p.19。

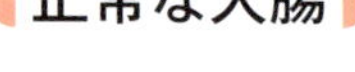

正常な大腸

上行結腸

半月ひだは太く高い

回盲部

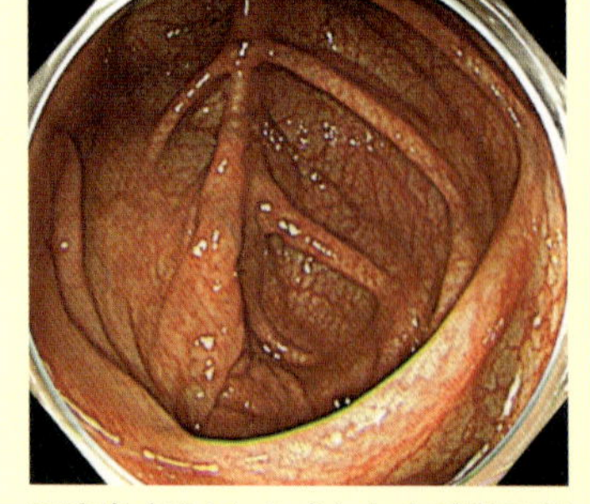

回盲弁（バウヒン弁）と虫垂開口部（奥）

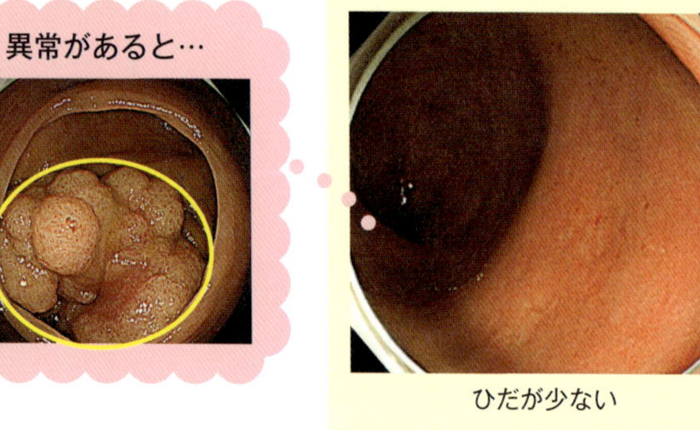

異常があると…

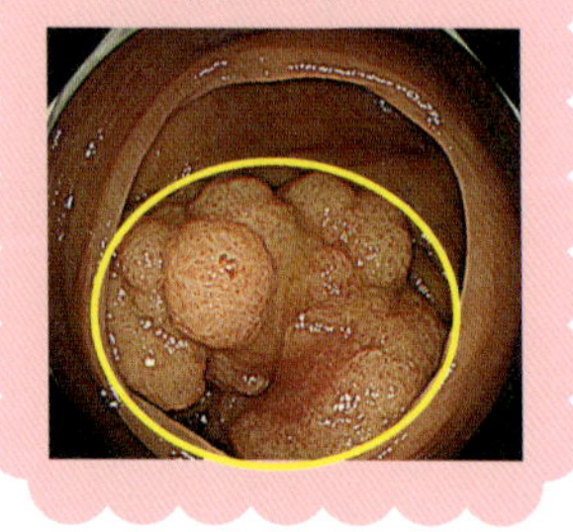

直腸

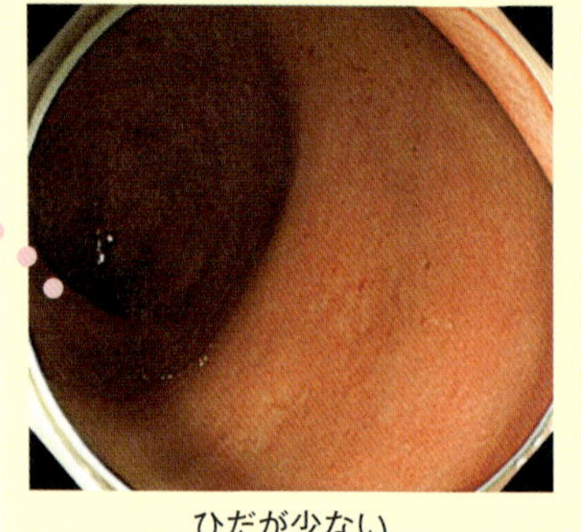

ひだが少ない

大腸でみつかる主な疾患

- 大腸憩室
- 大腸炎（虚血性、薬剤性、潰瘍性）
- 感染性腸炎
- クローン病
- 大腸ポリープ
- 大腸がん
- 消化管ポリポーシス

横行結腸

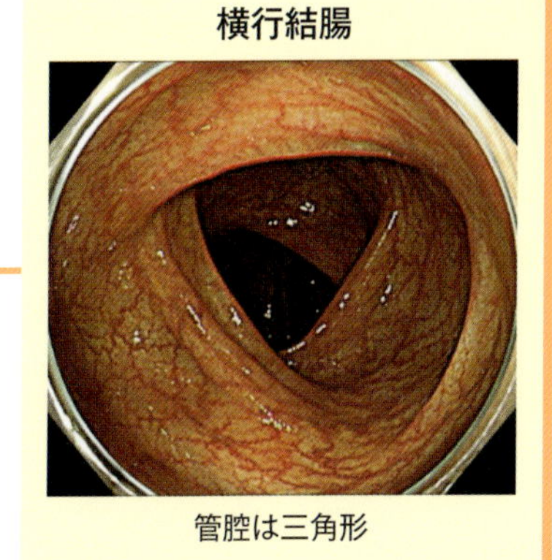

管腔は三角形

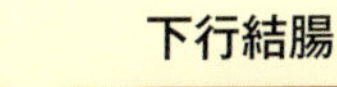

下行結腸

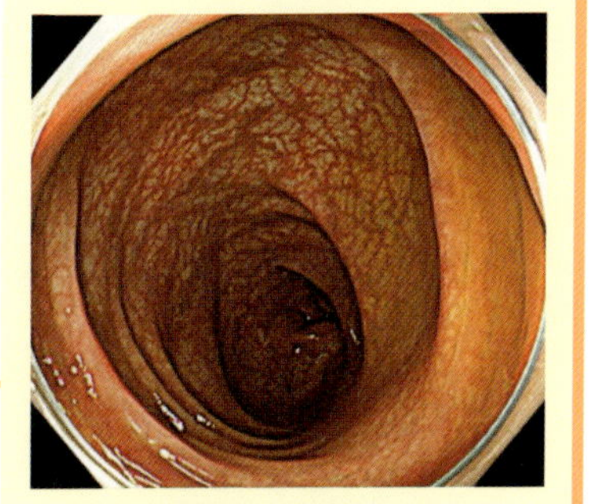

土管のようにまっすぐ

S状結腸

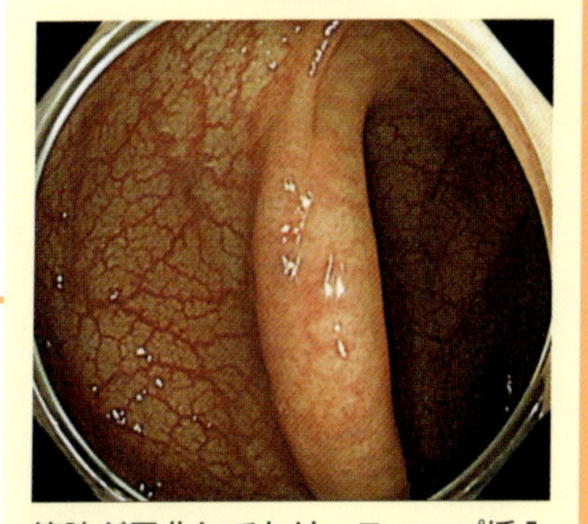

管腔が屈曲しており、スコープ挿入が難しい

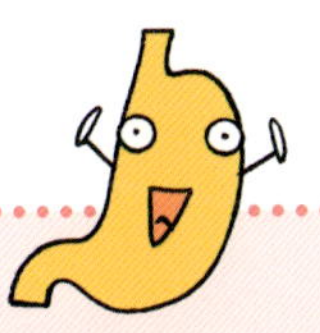

切除適応のポリープが見つかり、切除できる条件が整っていれば、その場でポリペクトミーやEMR（内視鏡的粘膜切除術）などの治療を行います➡p.72。

Point 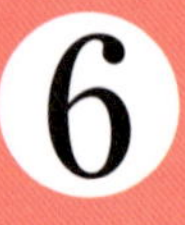

検査後は、脱水に注意する

検査後の注意点

脱水の予防	●水分を多めに摂取する CHECK! 下剤や腸管洗浄液の影響で、脱水になりやすいことを伝える
転倒の予防	●鎮静薬を使用した場合は、1時間ほど安静にする CHECK! トイレでおしりをきれいにし、身支度するための移動は、車椅子で行う（鎮静薬を使用していなければ車椅子は不要） ●安静後、帰宅する際は転倒のリスクがあることに注意し、車の運転は翌日まで控えてもらう 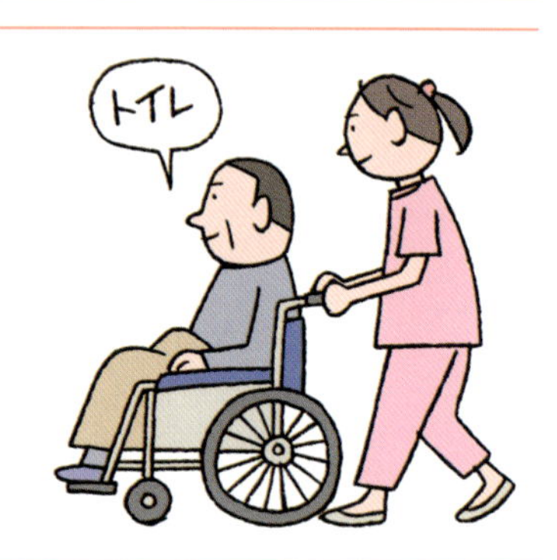
腹痛への対処	●検査中、腸管に空気を入れるため、おなかが張ったり、痛みを感じたりすることがある ●張りや痛みは、おならをすれば時間とともに治まるため、心配しないよう伝える 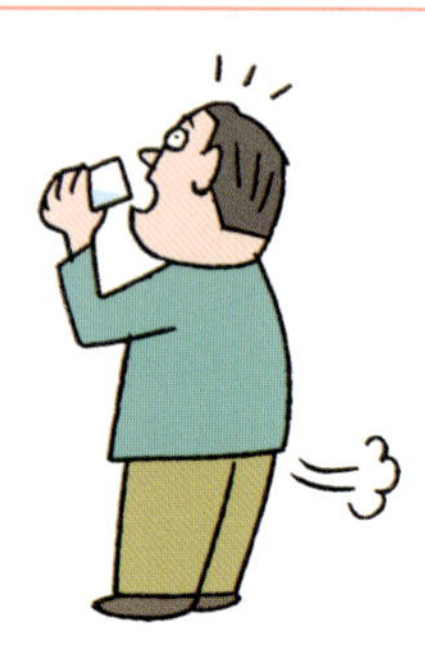
食事摂取のタイミング	●食事は、腸管が動きだしたこと（おならの出現）を確認してから摂取するように伝える CHECK! 鎮痙薬の効果で、腸管の動きは、一次的に悪くなる

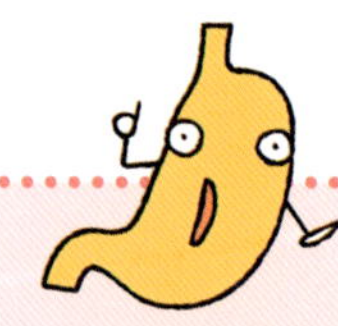

生検を行った場合は、出血に注意が必要です➡p.28。ポリープ切除を行った場合は、Part 3 ➡p.76 を参照してください。

4 EUS（超音波内視鏡検査）

Point 1 EUSで観察するのは、消化管病変の深達度と胆膵疾患

EUS（超音波内視鏡検査）*1は、消化管の腫瘍の深達度診断や、胆膵領域の疾患の精査などを行うための内視鏡検査の一種です。

適応

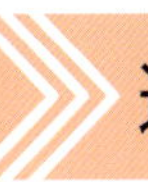

❶ 消化管

- 内視鏡治療もしくは外科手術の術前精査（がんの深達度、リンパ節転移の有無など）
- 粘膜下腫瘍の診断
- 消化性潰瘍
- 食道アカラシア　など

❷ 胆膵領域

- がんの精査（鑑別、深達度、転移など）
- 膵臓炎症性疾患の精査（膵炎の鑑別、治療評価など）
- 胆管・膵管狭窄の精査　など

禁忌

- 上部・下部消化管内視鏡検査に準じる ➡p.36 ➡p.48

前処置は、通常の内視鏡と変わらない

食道、胃、十二指腸と胆膵周囲のEUSは、上部消化管内視鏡検査に準じます➡p.36。大腸のEUSは、下部消化管内視鏡検査に準じます➡p.48。

EUSは、通常よりも太いスコープを使用するため、鎮静薬を使用するのが望ましいです➡p.29。

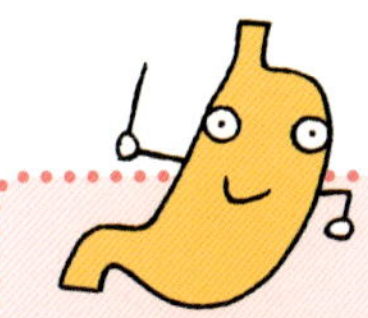

通常のスコープの太さは、上部消化管用では9mm前後（経口用で約9mm、経鼻用で約5mm）、下部消化管用では13～14mm程度です。EUS用スコープは、約15mmとされています。

＊1　EUS（endoscopic ultrasonography）：超音波内視鏡検査

EUSの観察範囲：消化管

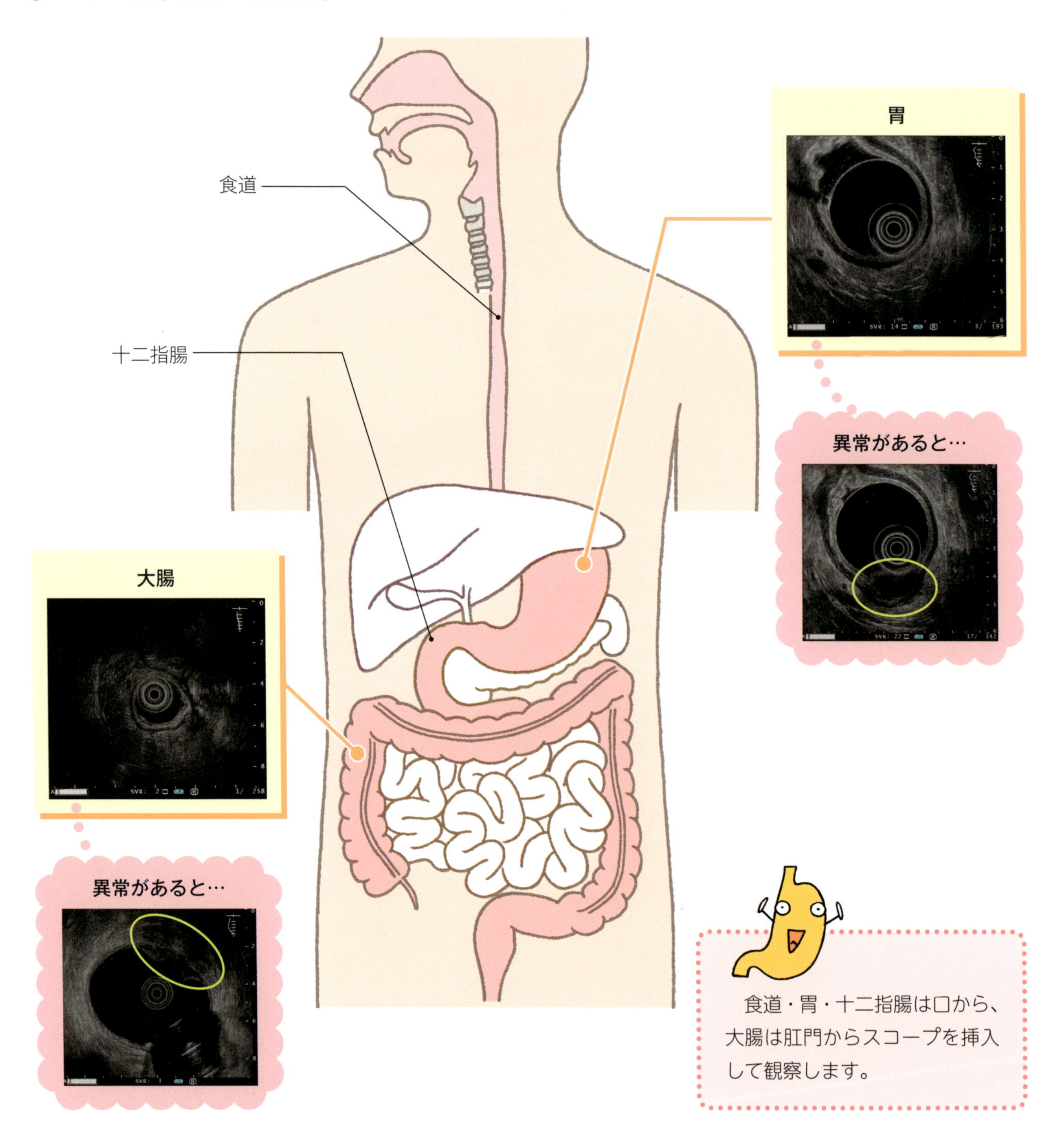

食道・胃・十二指腸は口から、大腸は肛門からスコープを挿入して観察します。

＊1　Bh（intrahepatic bile duct）：肝内胆管
＊2　Br（right hepatic duct）：右肝管
＊3　C（cystic duct）：胆嚢管
＊4　Gn（gallbladder neck）：胆嚢頸部
＊5　Gb（body of gallbladder）：胆嚢体部
＊6　Gf（fundus of gallbladder）：胆嚢底部
＊7　Bl（left hepatic duct）：左肝管
＊8　Bs（upper bile duct）：上部胆管
＊9　Bm（central part bile duct）：中部胆管
＊10　Bi（lower bile duct）：下部胆管

EUSの観察範囲：胆膵領域

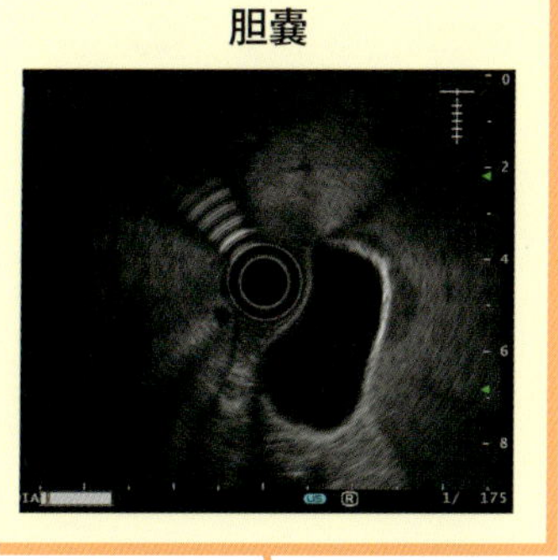

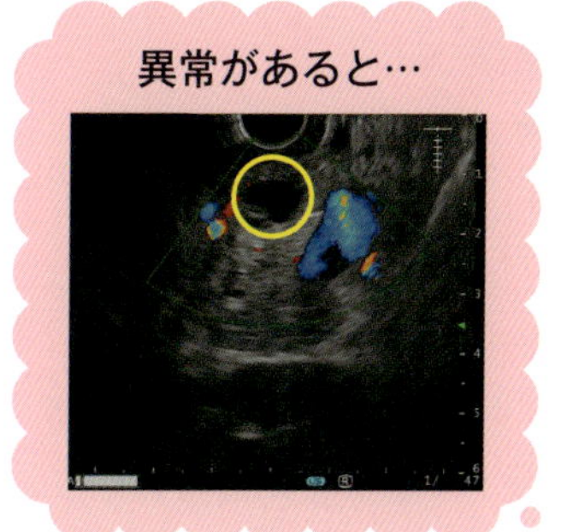

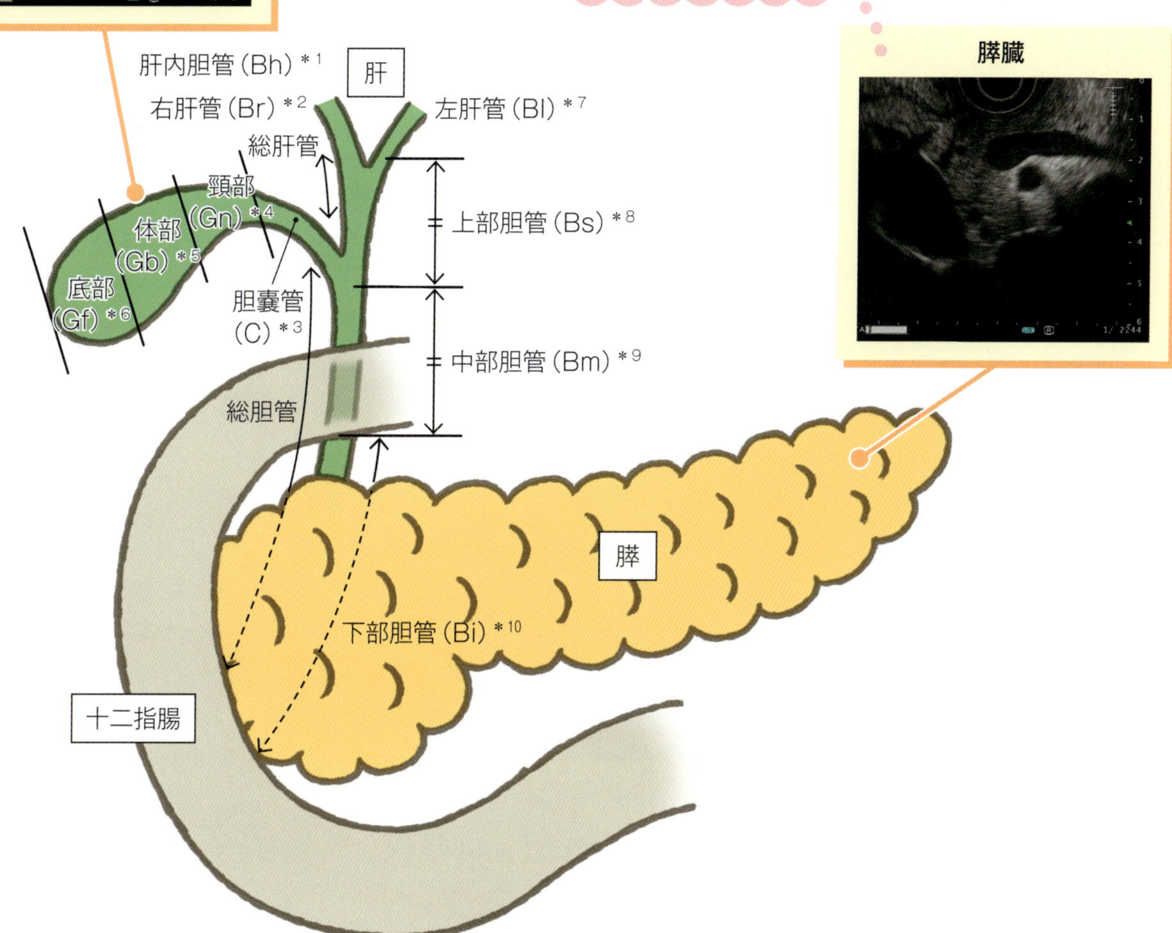

あわせて知りたい！ EUS-FNA（超音波内視鏡下穿刺吸引法）＊1

　胃や十二指腸などの消化管から、EUSで胸腹部や骨盤内の腫瘤を観察し、消化管内から針を刺して組織を採取する方法で、膵臓、胆道、消化管、その他の臓器の正確な診断を得るために行います。

　腫瘤性病変の診断は、超音波やCT、MRIなどでは困難な場合があります。そのような場合に、組織や細胞を採取し、病理検査を行うことで、より正確に診断することが可能になるのです。

＊1　EUS-FNA（endoscopic ultrasound-fine needle aspiration）：超音波内視鏡下穿刺吸引法

Point 2 EUSは、専用装置と専用スコープを用いて行う

EUSは、専用装置を使用します。また、注水装置（消化管内に脱気水を溜める装置）や、専用機に装着する先端バルーンなど、準備する器材が通常より多いことに注意が必要です。

EUSのシステムの例

専用装置

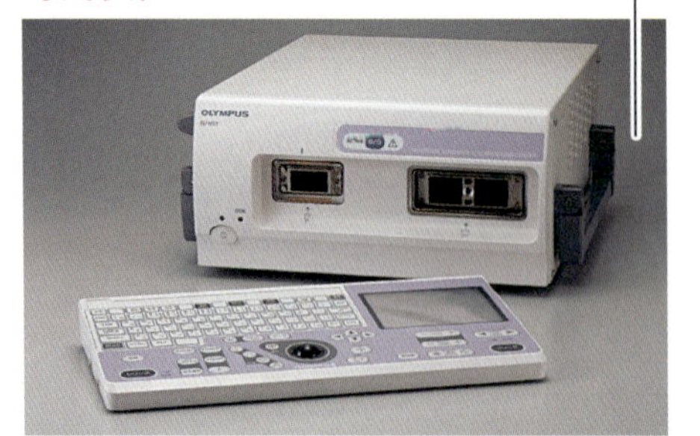

（EU-ME1：オリンパス）

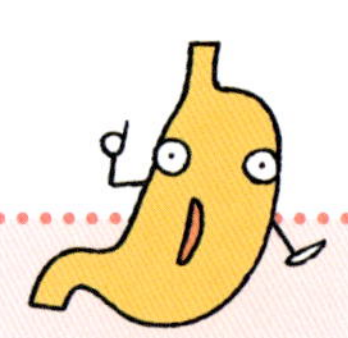

脱気水として用いるのは、煮沸した水道水を冷ましたもの（水道水に含まれている空気を飛ばす）です。ボトルで販売されている蒸留水で代用することもできます。

専用スコープ

ラジアルタイプ：360度全方向に超音波が出る

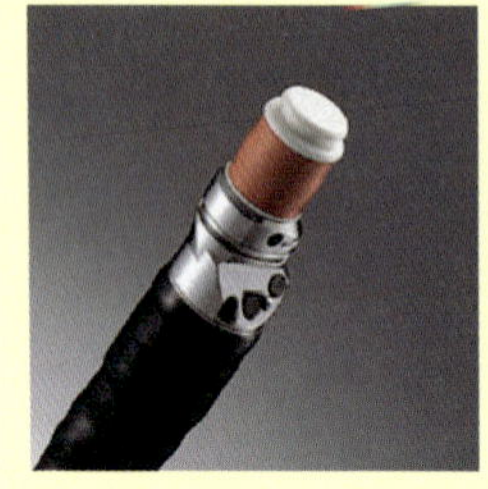
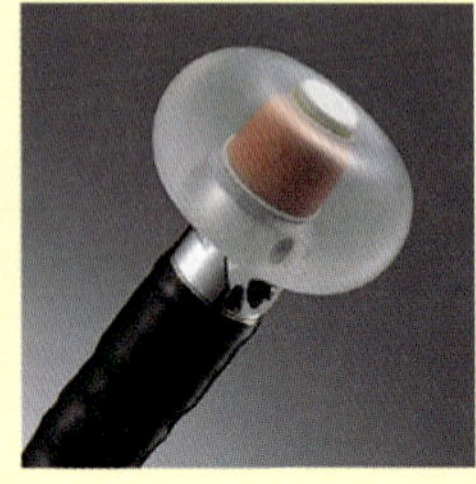
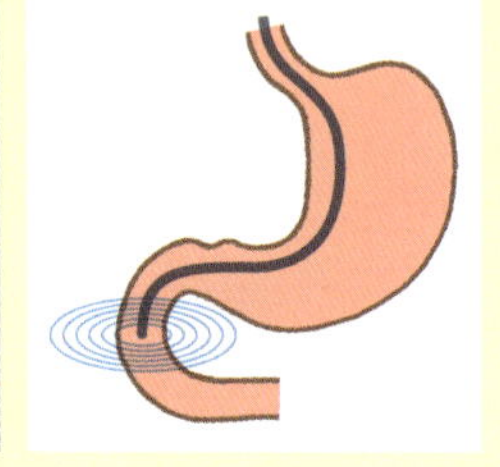

（GF-UE260-AL5：オリンパス）

コンベックスタイプ：一方向のみに超音波が出る

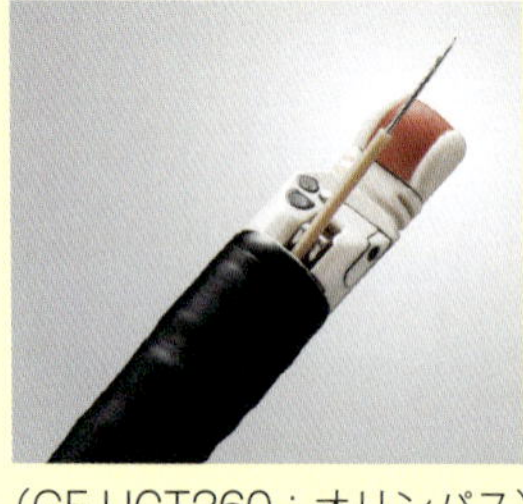
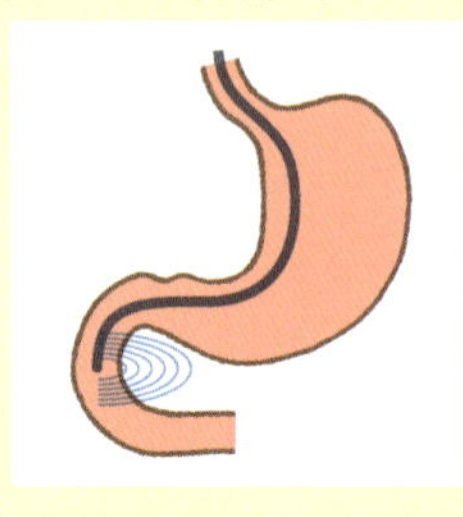

超音波内視鏡下穿刺吸引法にて使用

（GF-UCT260：オリンパス）

プローブタイプ：通常の内視鏡の鉗子口に超音波プローブを入れる

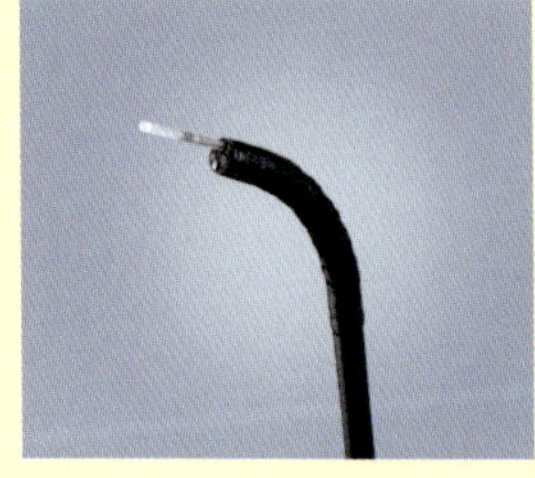
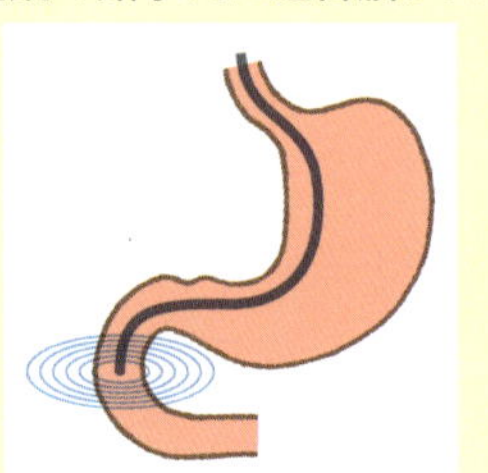

（UM-3Rなど：オリンパス）

Point 3 EUSの方法は、スコープとプローブの種類で分類される

EUSでは脱気水を使用します。超音波は、空気よりも水のほうがよく通るため、消化管内にガス（気泡）がたまっていると、超音波が妨げられ、病変や観察部位が描出しにくくなります。

EUSの分類

バルーン法

●内視鏡先端部のプローブにかぶせたバルーンに脱気水を注入して観察

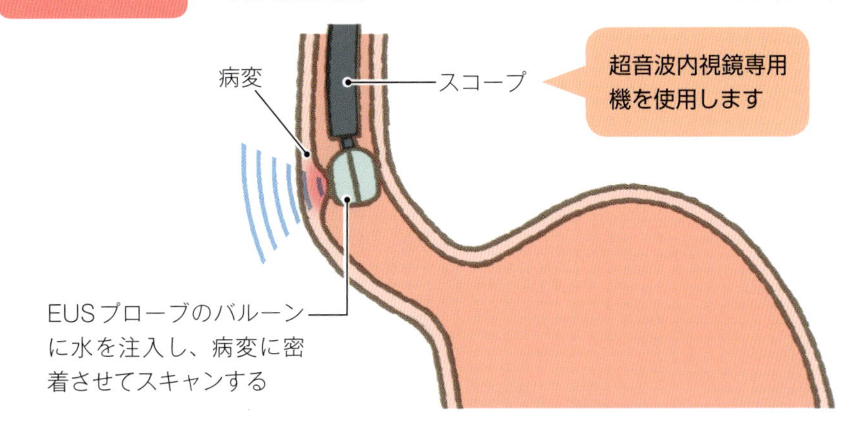

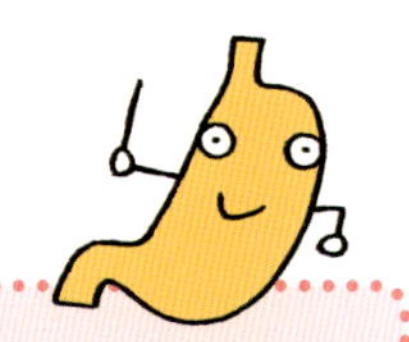

バルーン法は、脱気水を充満できない（注入した水が簡単に流出してしまう）臓器を観察する際に用いられます。

脱気水充満法

●脱気水を消化管内に充満させ、病変を水没させて観察

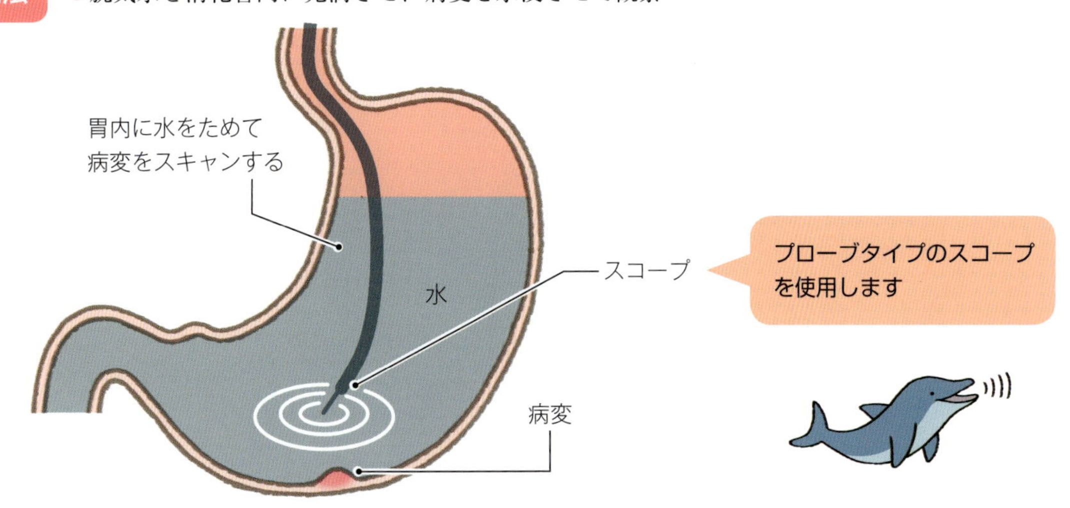

併用法

●バルーン法と脱気水充満法を併用して観察する方法
●超音波内視鏡専用機を使用

5 小腸内視鏡検査

Point 1 小腸内視鏡によって消化管すべての観察が可能に

従来のスコープでは、小腸まで届かないため、小腸の観察や治療は困難とされてきました。しかし、近年、小腸内視鏡の開発により直接観察が可能となり、小腸出血や小腸腫瘍などに対する診断・治療が率先して行われるようになりました。

小腸内視鏡には、カプセル内視鏡とバルーン内視鏡の２種類があります。

適応

❶ 小腸病変が疑われる場合

- 原因不明消化管出血（OGIB）＊6
- 小腸腫瘍・ポリープ疑い
- 小腸狭窄（疑いも含む）の精査

❷ すでに診断されている疾患の小腸病変のフォローアップ

禁忌

- バルーン内視鏡：上部・下部消化管内視鏡検査に準じる ➡p.36 ➡p.48

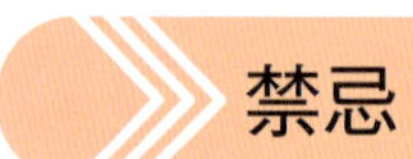

- カプセル内視鏡：心臓ペースメーカーなどの埋め込み、嚥下障害など（メーカーによって異なる）

小腸内視鏡の観察部位

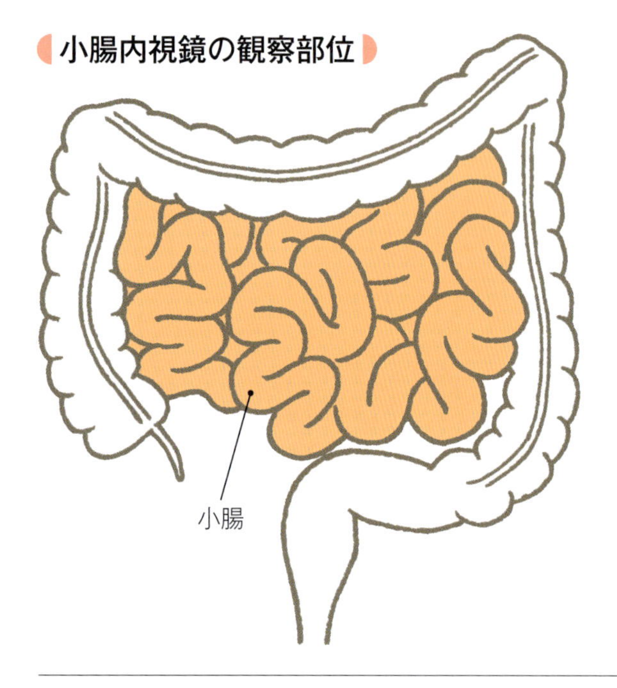

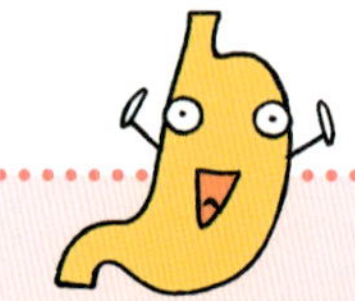

特に、これまで診断できなかった原因不明の消化管出血では、小腸内視鏡を中心に診断・治療を進めていきます。

＊6　OGIB（obscure gastrointestinal bleeding）：原因不明消化管出血

Point 2

バルーン内視鏡検査では、深部小腸の病変も発見できる

バルーン内視鏡検査は、通常より長いスコープにバルーンを装着し、膨らませたバルーンで腸管を折りたたみながら奥へ挿入し、小腸を観察する検査です。補助的に透視を使用し、スコープの位置を確認しながら挿入します。観察だけでなく、そのまま止血術などの処置を行うことも可能です。

前処置➡p.39や、鎮静薬・鎮痙薬の投与➡p.29も必要で、患者への苦痛が大きいため、適応する疾患のみに行います。

バルーン内視鏡の画像

シングルバルーン

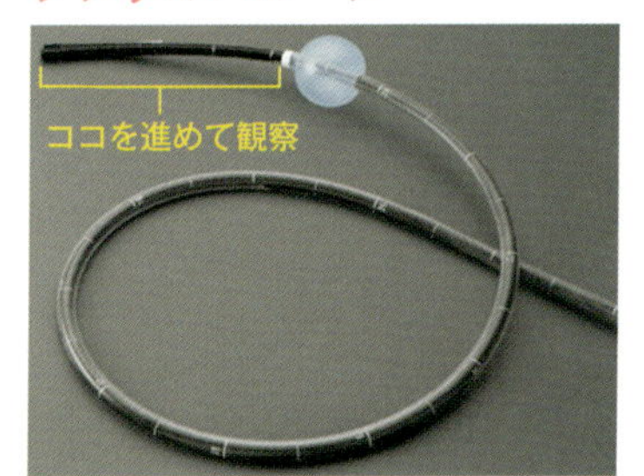

（シングルバルーン：オリンパス）

ダブルバルーン

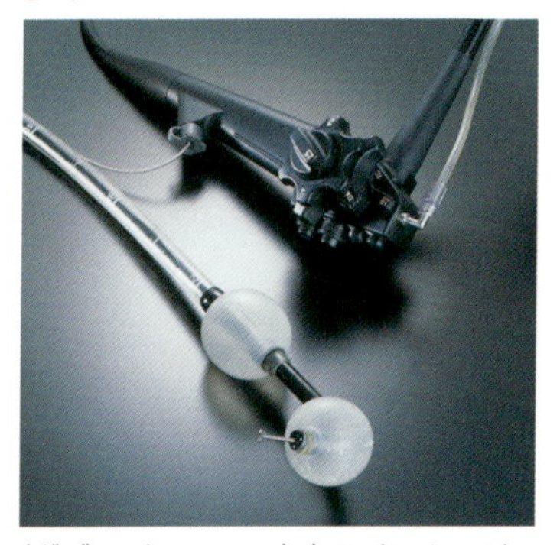

（ダブルバルーン：富士フイルムメディカル）

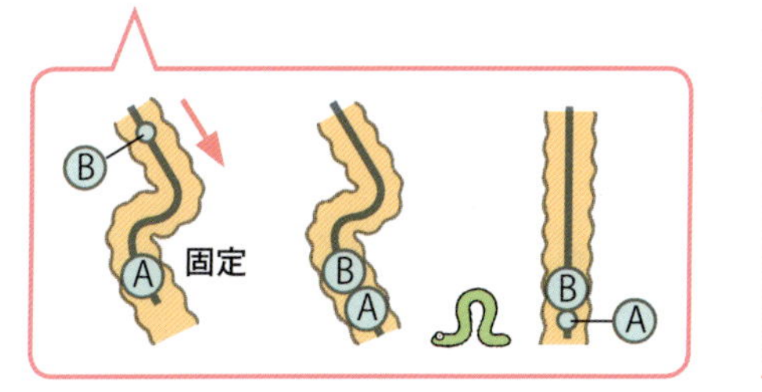

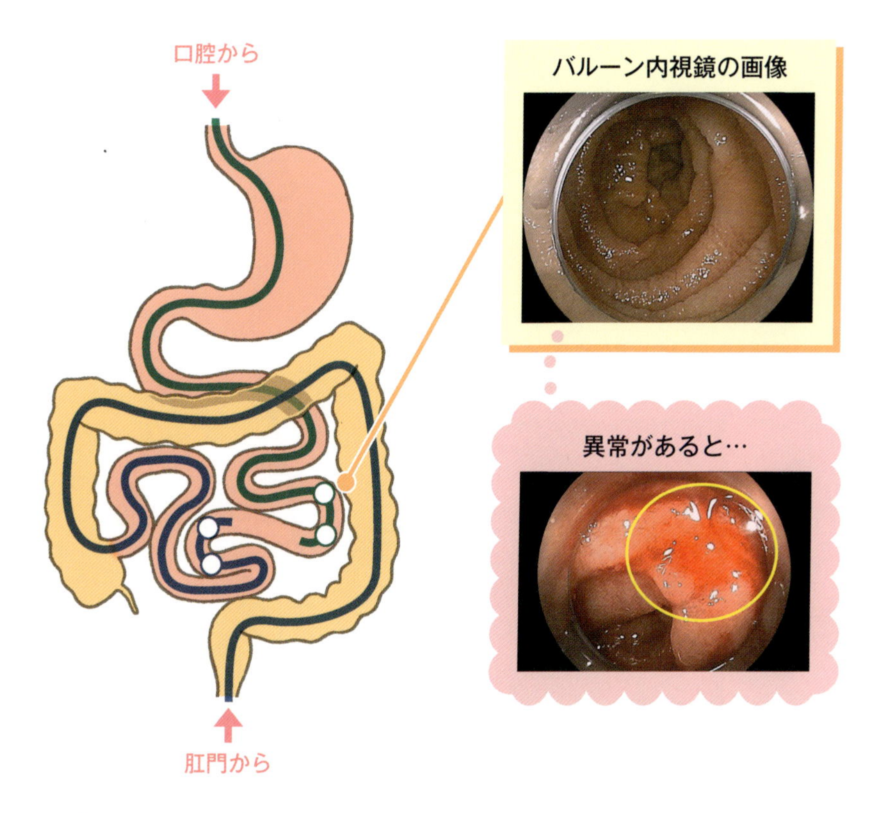

利点と欠点

利点	●検査とともにその場で**生検や止血など追加検査や治療も実施可能** ●カプセル内視鏡に比べて微細な病変の発見率が高い
欠点	●検査に伴う苦痛が大きい ●全小腸を観察するためには多くの場合、経口的と経肛門的の２回実施する必要がある ●透視を必要とするため、被曝のリスクあり

Point 3 小腸カプセル内視鏡検査では、生理的な小腸を観察できる

小腸カプセル内視鏡検査は、自動撮影機能の備わったカプセル型の内視鏡を飲み込むだけで、生理的な状態の小腸を観察できる検査です。ほとんど苦痛なく、１度で全小腸を観察することが可能です。

小腸カプセル内視鏡検査のしくみ

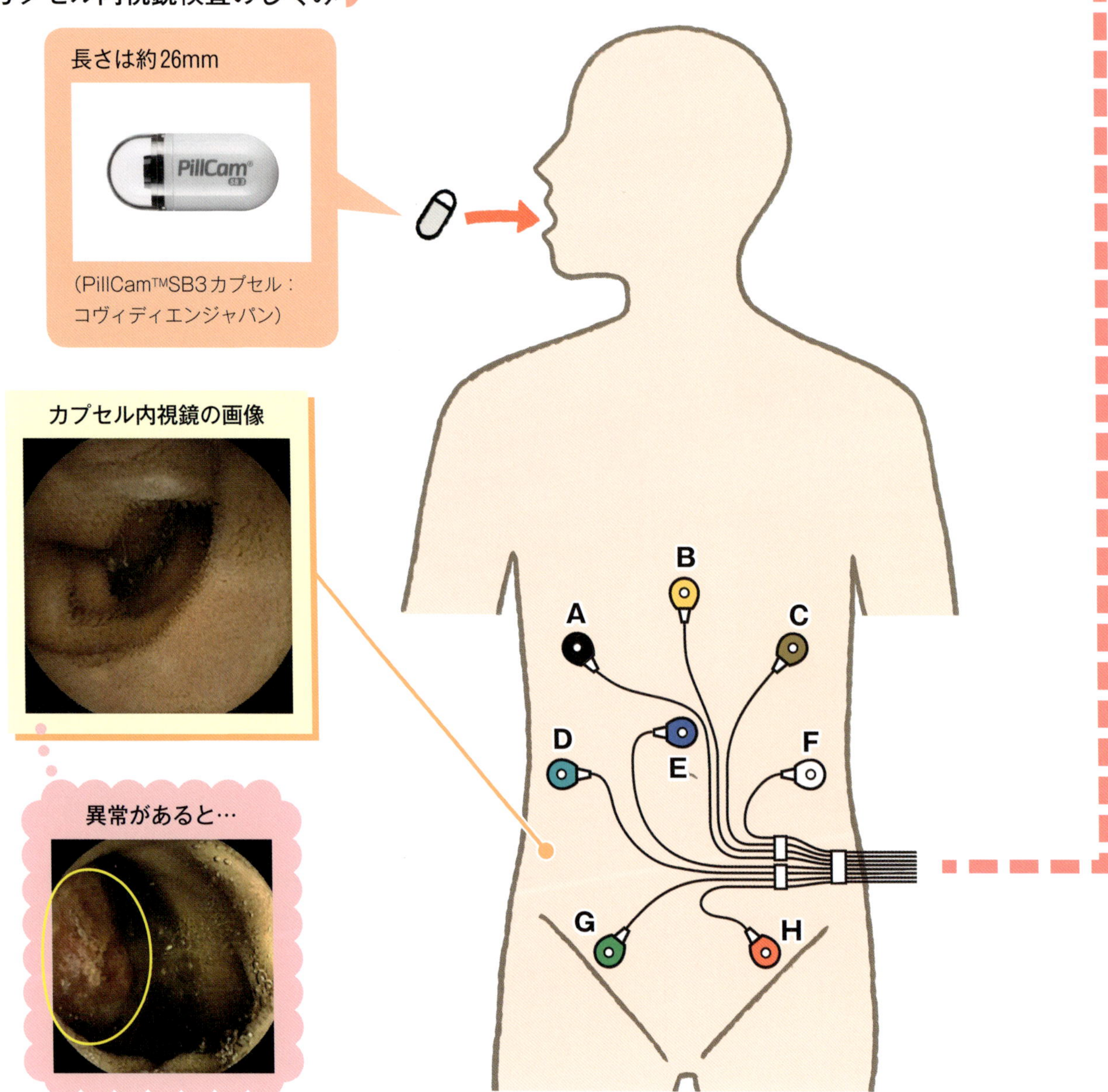

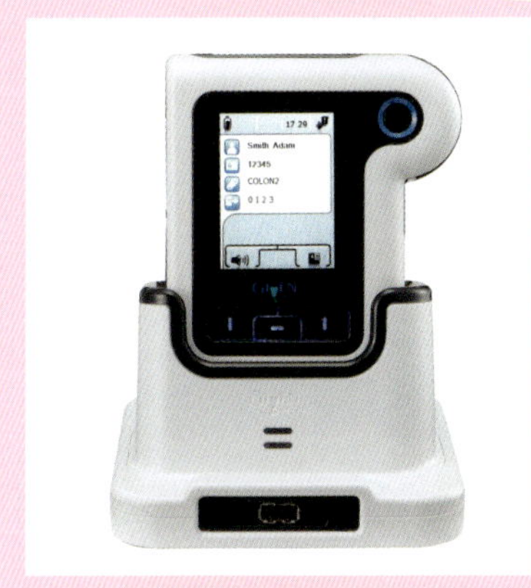

（レコーダ：コヴィディエンジャパン）

レコーダで
画像を記録

利点と欠点

利点	●**苦痛がほとんどない** ●多くの場合１度の検査ですべての小腸を観察可能
欠点	●精査や治療が必要な場合は、追加でバルーン内視鏡検査などを行う必要がある ●バルーン内視鏡に比べて、微細な病変の発見率が低い ●特定の疾患では事前に小腸の開通性を評価する検査（パテンシーカプセル）が必要な場合がある

- A 右第７肋間腔と右鎖骨中央線の交点
- B 剣状突起
- C 左第７肋間腔と左鎖骨中央線の交点
- D 臍レベルの右腰部
- E 臍の上方
- F 臍レベルの左腰部
- G 右鼠径部中央
- H 左鼠径部中央

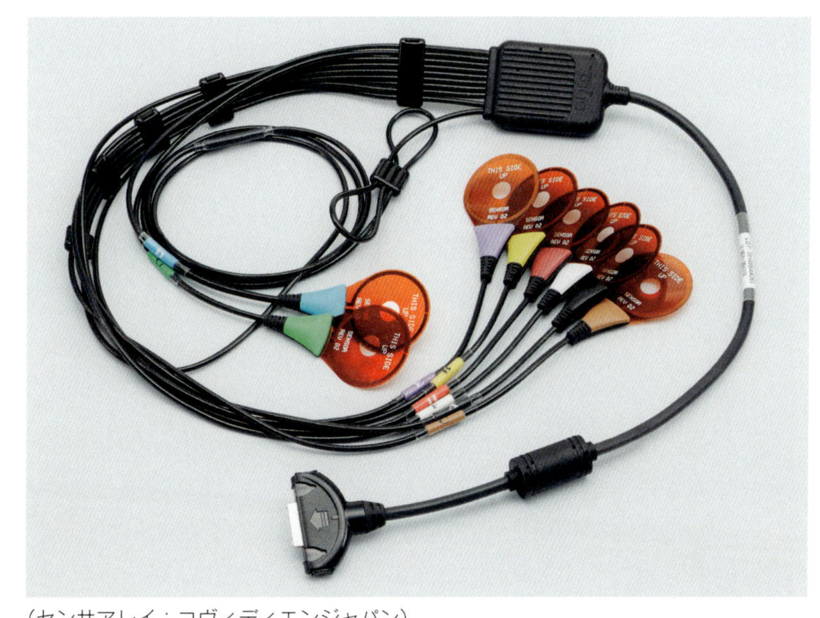

（センサアレイ：コヴィディエンジャパン）

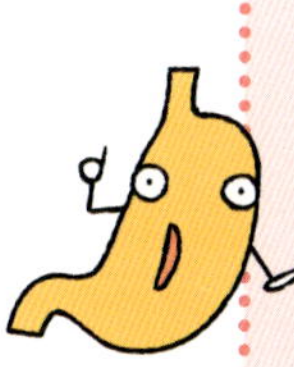

カプセル内視鏡検査の場合も、検査前日は消化のよい食事を摂り、当日朝は絶食になります（午前中に検査を行う場合）。

腰に巻いた専用ベルトにレコーダを装着し、水と一緒にカプセルを服用したら、検査開始です。カプセル服用後、２時間以内は絶飲食、４時間以内は絶食となりますが、自由に行動できます。約半日～１日経過後にレコーダを外せば、検査終了です。

検査後、肛門より排出されたカプセルは、所定の回収バッグに入れ、適切に廃棄します（便と一緒にトイレに流れてしまっても、問題はない）。ただし、長期間（基準は施設によって異なる）カプセルの排出が確認できない場合は、内視鏡で除去するなどの処置が必要となります。

あわせて知りたい！ カプセル内視鏡に関する患者のギモン

カプセル内視鏡が開発され、わが国で保険適用となったのは、2007年のことです。新しい検査法であり、患者の戸惑いも少なくありません。以下に、患者からよく質問されることをまとめました。

Q：カプセル内視鏡は「飲む」だけでいいのですか？

A：胸部と腹部にセンサアレイを取り付け、腰に画像を受診する記録装置（レコーダ）を装着したうえで、カプセルを飲みます。検査中、レコーダを外したり、強い衝撃を与えたりしてはいけません。

Q：カプセル内視鏡のサイズはどのくらいですか？

A：小腸用のカプセル内視鏡のサイズは、外径11mm、全長26mmです。若干大きく感じるかもしれませんが、医療者の管理下で飲み込むので、心配はありません。

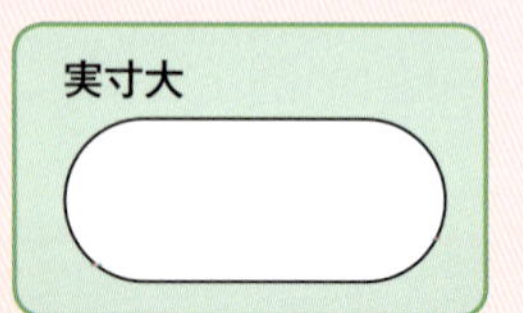

Q：カプセルが排泄されず、体内に留まることはありますか？

A：まれに、病変によって腸管が狭くなっている部位に、カプセルがとどまってしまうことがあります。排便とともに排泄されない場合は、医師から、下剤などを服用して排泄を促進するように言われることもあります。それでも、排泄されない場合は、内視鏡または開腹手術によってカプセルを回収する場合があります。

Q：生活上の注意事項はありますか？

A：日常で使用する電磁波を発する機器（携帯電話、スマートフォンなど）は使えます。しかし、医療機器（心電図など）の電磁波に干渉される可能性があるため、近づくことを避けます。なお、カプセルが排泄されるまで、**MRI検査は受けられません。**

Q：カプセルを飲んだ後、食事はふだんどおりでよいですか？

A：検査当日は刺激物（辛いもの、脂っこいものなど）を避け、消化のよい食事を摂るようにしてください。ただし、カプセルを飲んだ後の「最初の食事」では、麺類の摂取を避ける必要があります。摂取した麺がカプセルを追い越してしまうと、撮影画像に支障が出るためです。

Part
3

消化器内視鏡治療とケア

消化器内視鏡治療は、胃がん、食道静脈瘤、腸閉塞など、さまざまな疾患や症状に対して行われます。内視鏡治療は高齢者や基礎疾患があって外科的治療を実施できない患者にも実施できることがあるため、その件数は、年々増加しています。

しかし、内視鏡治療も、もちろん患者の同意と協力がなくては実施できないため、事前にしっかりと患者に説明して理解してもらうことが大切です。

また、高齢患者が増加しているため、患者の家族にも理解してもらうことが必要となります。

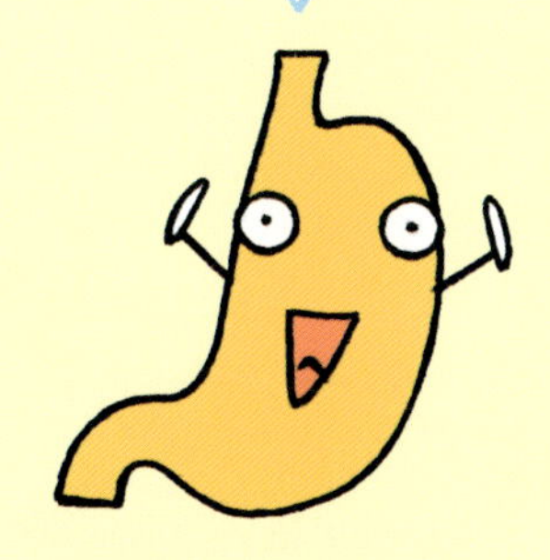

1 消化器内視鏡治療の流れ

Point 1 消化器内視鏡治療の適応は臓器によって異なる

消化器内視鏡治療の流れ：上部の例

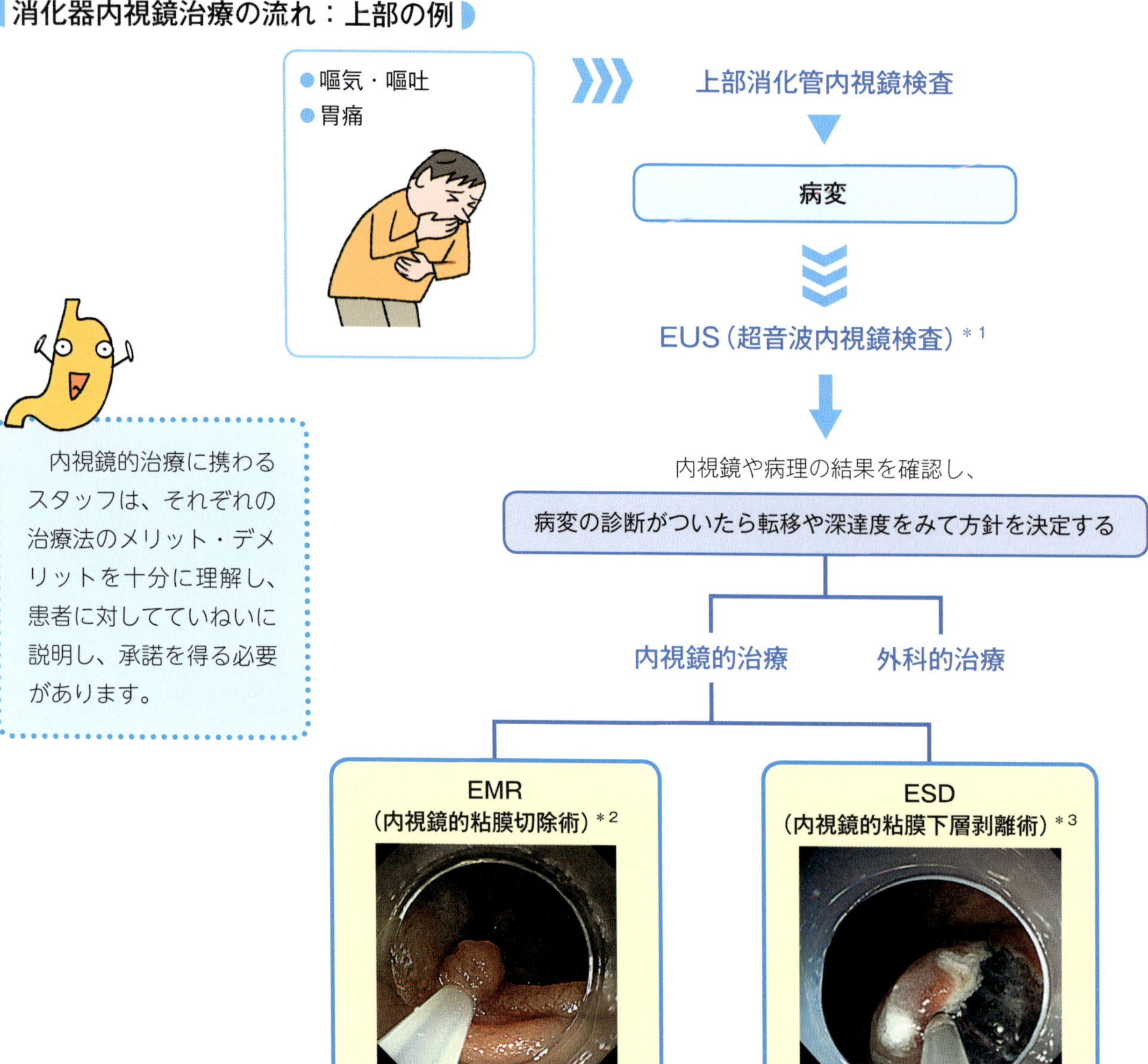

＊1　EUS（endoscopic ultrasonography）：超音波内視鏡検査
＊2　EMR（endoscopic mucosal resection）：内視鏡的粘膜切除術
＊3　ESD（endoscopic submucosal dissection）：内視鏡的粘膜下層剥離術

Point 2 前処置は、上部・下部消化管内視鏡検査と同じ

前処置は、経口的にスコープを挿入する治療（食道から十二指腸までと胆膵領域の治療）では上部消化管内視鏡検査、経肛門的にスコープを挿入する治療（大腸の治療）では下部消化管内視鏡検査と同じです。

内視鏡的治療の種類

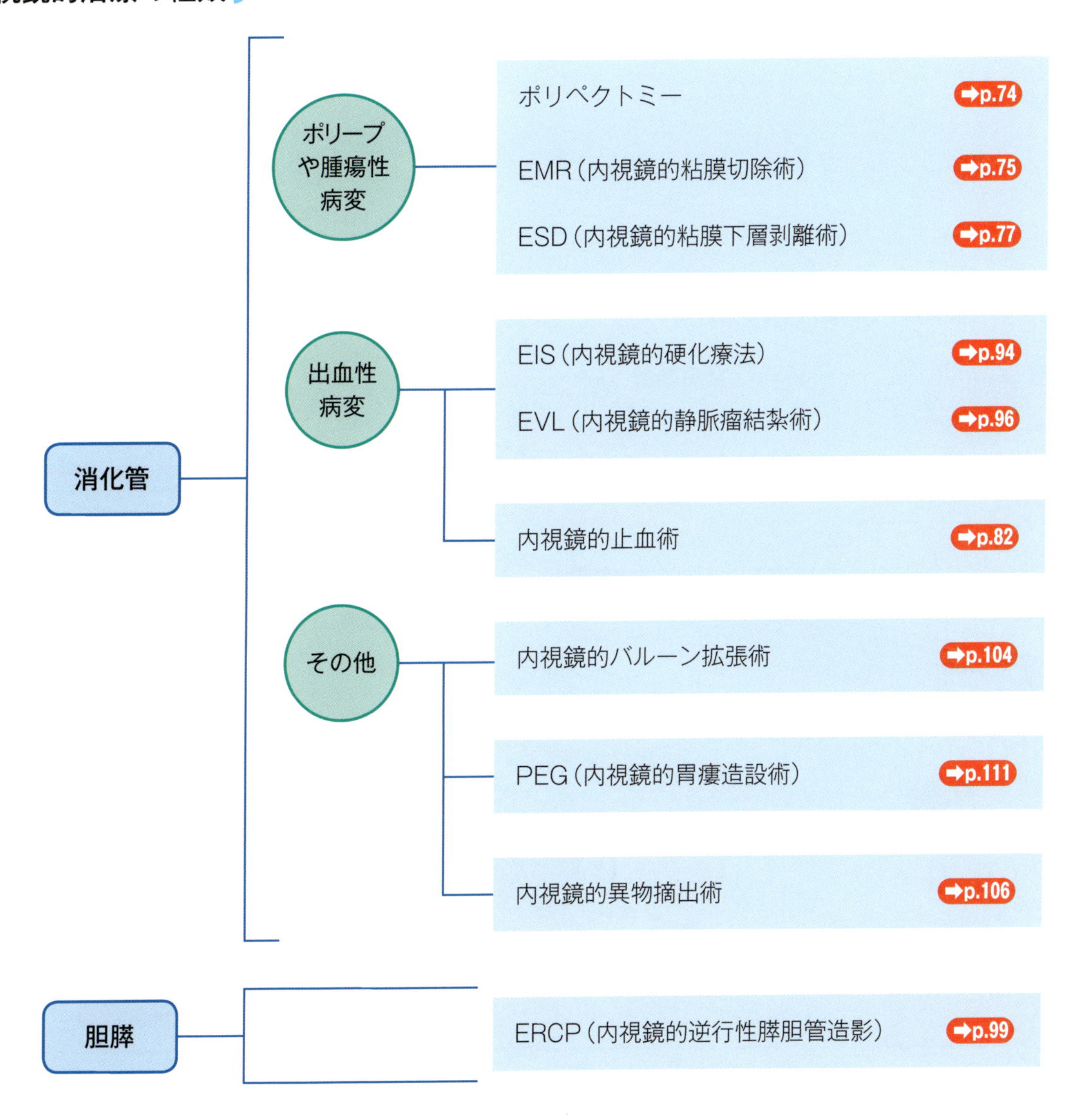

2 ポリープ・腫瘍性病変の内視鏡的切除

Point 1 ポリープの形態・大きさによって、治療法が異なる

ポリープとは、皮膚や粘膜の表面にできる腫瘤の総称です。
消化管ポリープの切除方法は、ポリープの形態や大きさなどによって異なります。

適応

- 食道・胃・十二指腸・大腸の粘膜内病変

禁忌

- 強い出血傾向（高度の肝硬変、血液疾患など）
- 全身状態不良
- 患者の同意が得られない場合

ポリープの種類と内視鏡切除方法

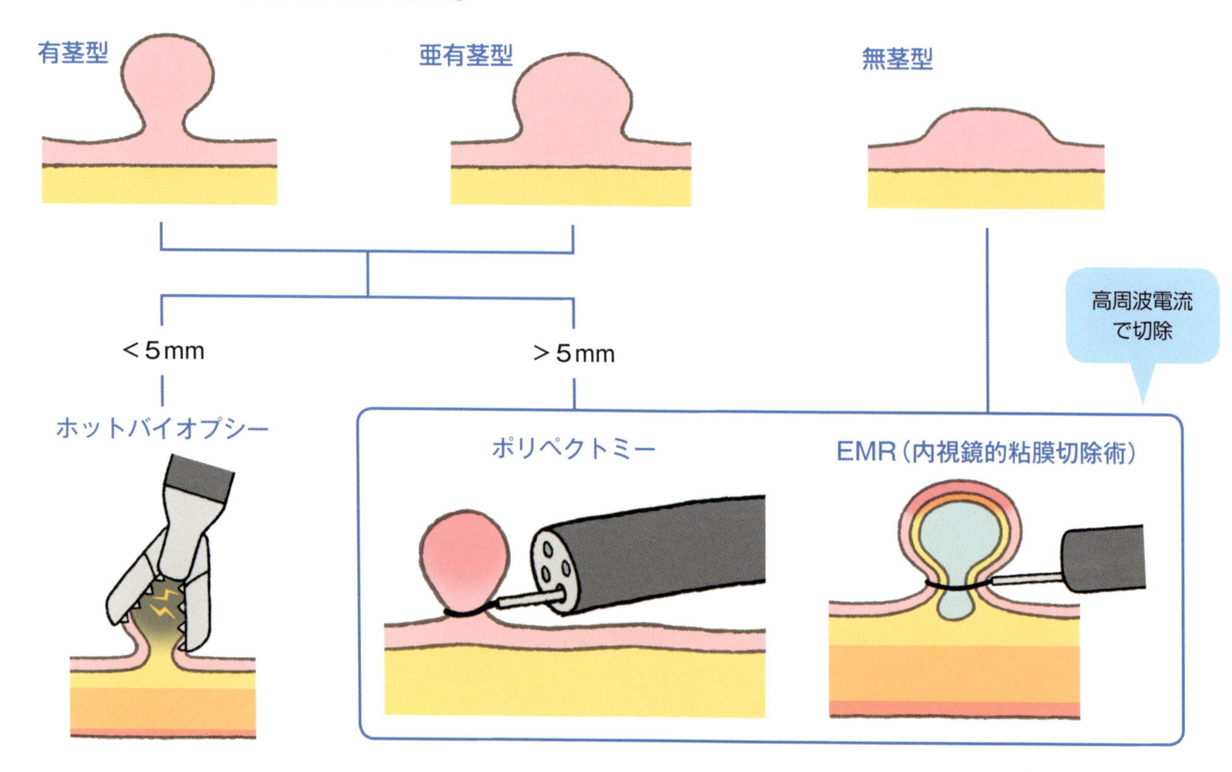

Point 2 ポリープは、高周波電流で切除することも、通電させずに切除することもある

高周波電流とは、人体に影響の少ない（感電しない）電流のことです。高周波装置で発生した高周波電流を、接続された処置具を介して、患者さんの体内に通し、出血を防ぎながら病変を切除します。

処置具（鉗子、スネアなど）は、電流の回収方法によって、モノポーラとバイポーラに分けられます。

処置具を操作するのは介助者です。処置具に不具合がないか、事前に操作して確認しておきます。

モノポーラとバイポーラ

モノポーラ

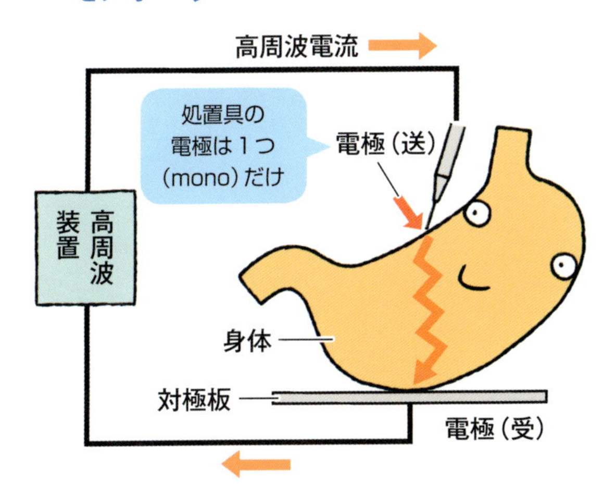

バイポーラ

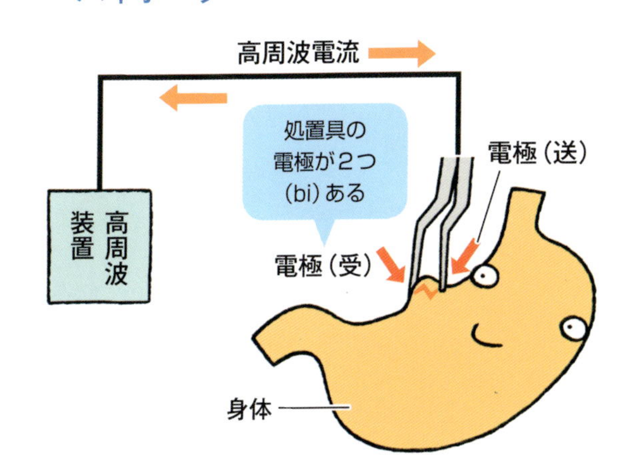

バイポーラは、患者を通さずに電流が流れるため熱を局所的に加えられる。ペースメーカ装着患者にも使用できる

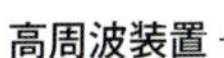

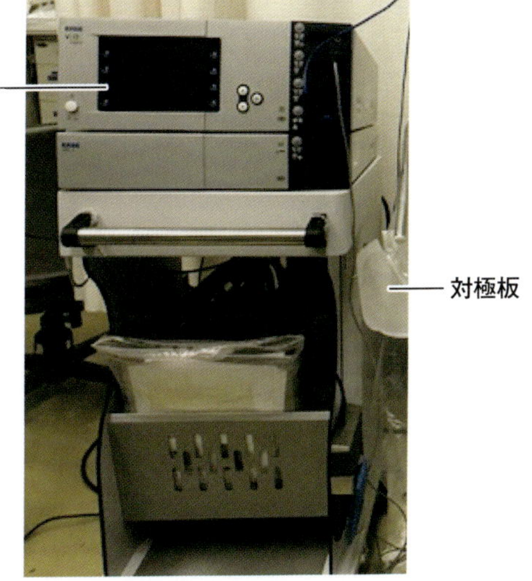

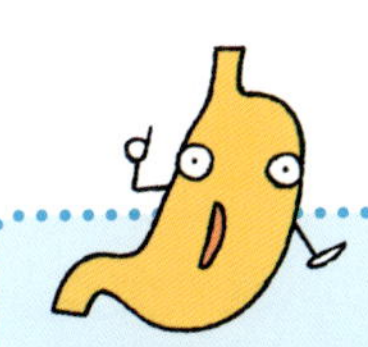

ホットバイオプシーは、専用鉗子で病変をつまみ、高周波電流で焼き切る方法です。通電させずに処置具の物理的な力だけで切除するコールドポリペクトミーという切除法もあります。

Point 3 ポリペクトミーとEMRは介助者の手技が成功の要

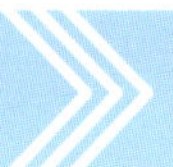

ポリペクトミー

ポリペクトミーは、適したサイズのスネアで病変を絞扼（こうやく）して通電・切除する方法です。

ポリペクトミーの実際

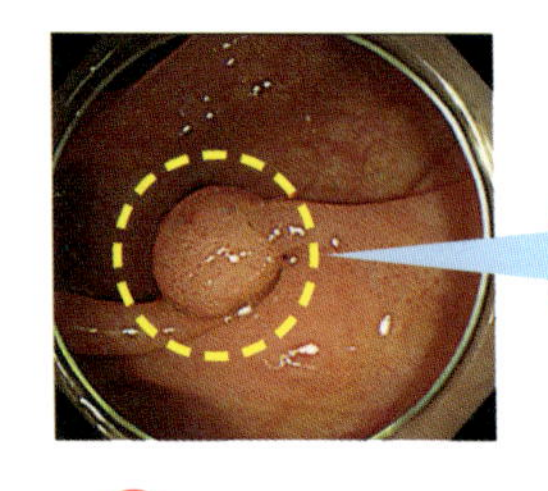

介助のポイント
通電していないときにスネアを絞めると、出血しやすくなる。安全な治療を行うには、高周波の仕組みの理解と、経験や慣れが大切。フットペダルを踏んだ音は凝固波か切開波か、絞める速さはどのくらいか、などを把握する必要がある

1. 茎の部分にスネアをかける
2. スネアを操作し、茎部を絞扼する
3. 通電に合わせてスネアを絞め、切除する

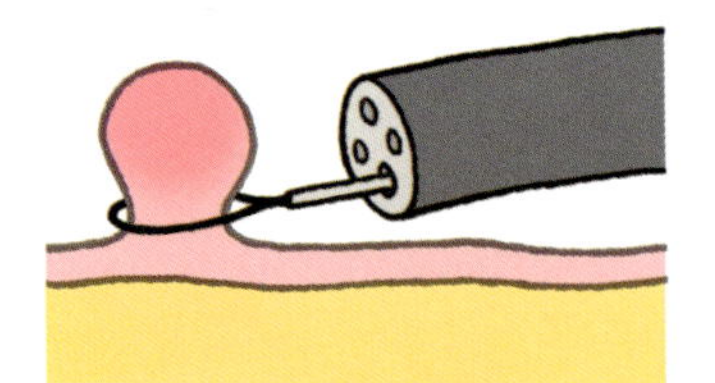

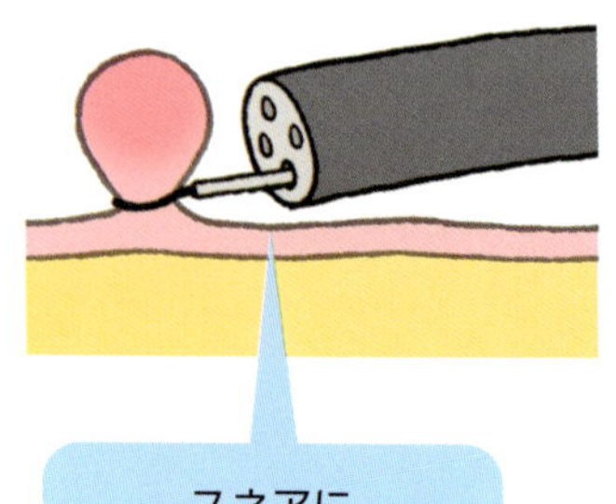

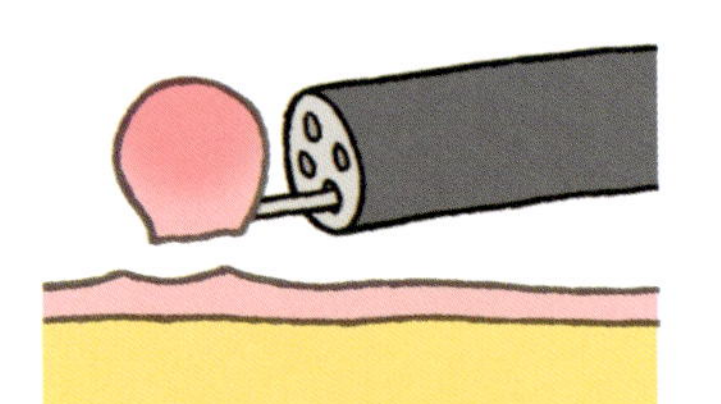

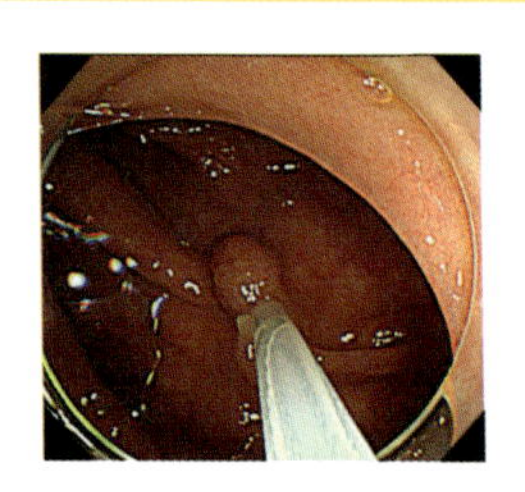

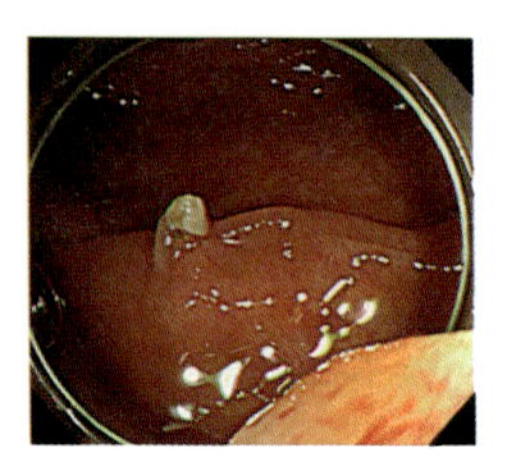

ポリペクトミーとEMRの利点・欠点

利点	● ESD（内視鏡的粘膜下層剥離術）に比べて手技が簡便 ● 外来での切除が可能な場合もある
欠点	● 消化管に傷をつけるため、出血・穿孔のリスクがある ● 切除できる病変の大きさに限りがある

EMR（内視鏡的粘膜切除術）

EMR＊1は、病変部の粘膜下に局注（生理食塩水などを注入）して膨隆させ、スネアで絞扼して通電・切除する方法です。

スネアをひっかけやすくし、かつ、穿孔させないために、局注という手技が加わる、と考えるとわかりやすいです。

EMRの実際

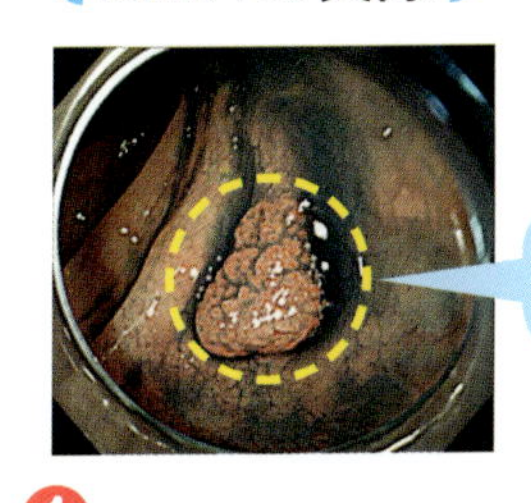

ココが病変

介助のポイント
止血・縫縮用クリップは、サイズやツメの角度によって、複数の種類がある。病変サイズや用途に合ったものを選ぶ

❶ 病変部の粘膜下層に局注し、病変部を隆起させる

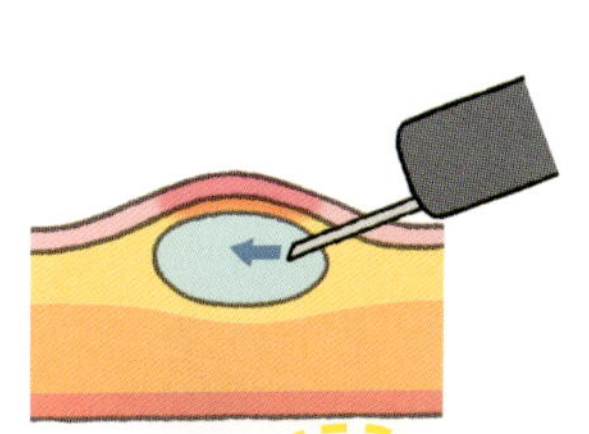

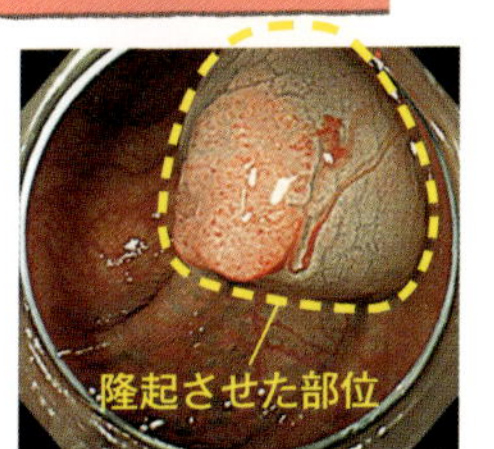

❷ スネアを隆起部にかけ、絞扼する

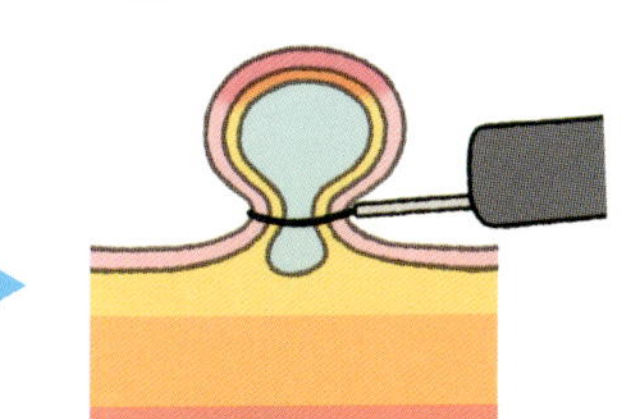

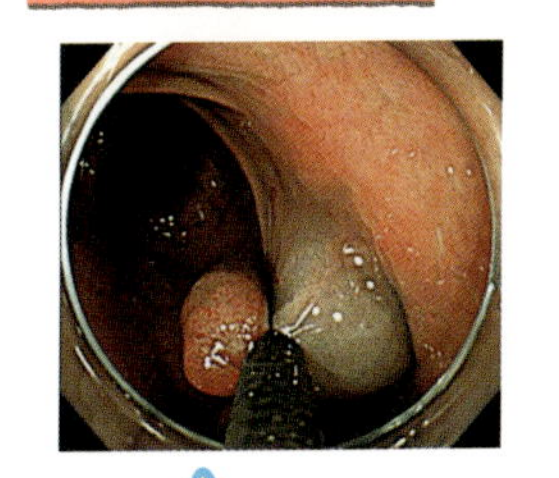

❸ 通電に合わせ、スネアを絞め、切除する

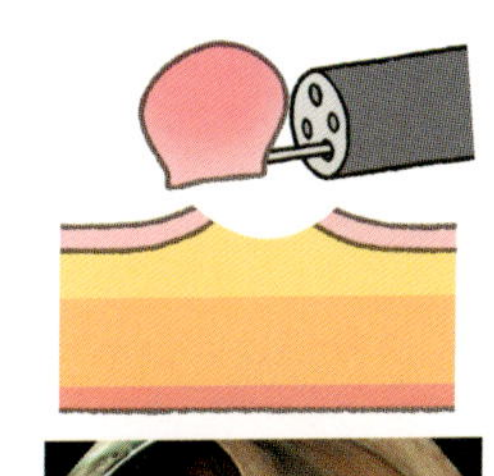

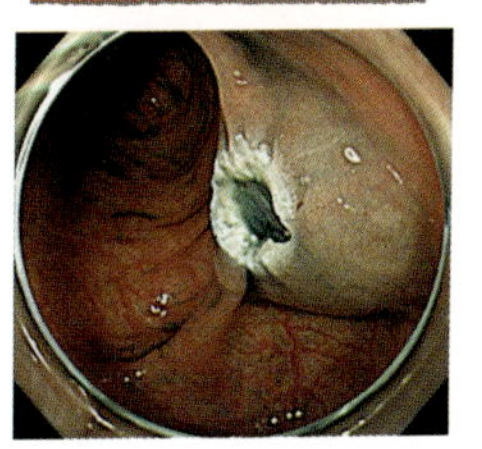

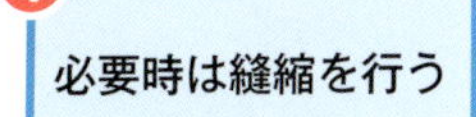

❹ 必要時は縫縮を行う

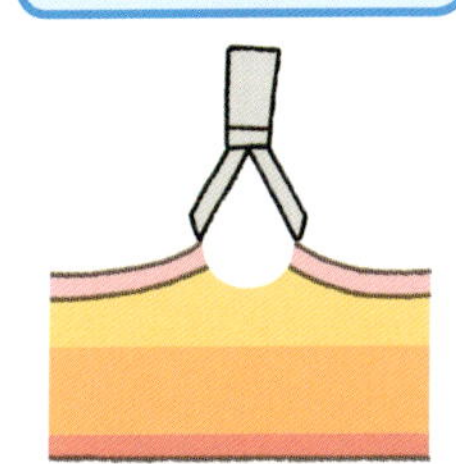

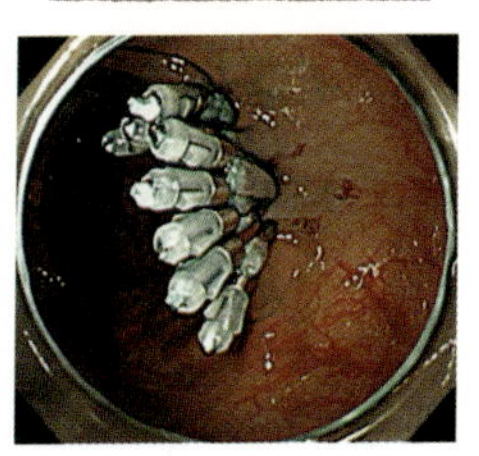

介助のポイント
鉗子口が画面上「6時の方向」になるように、術者にスコープと病変の位置取りを依頼すると、スネアリング（絞扼）しやすい視野を確保できる

局注針

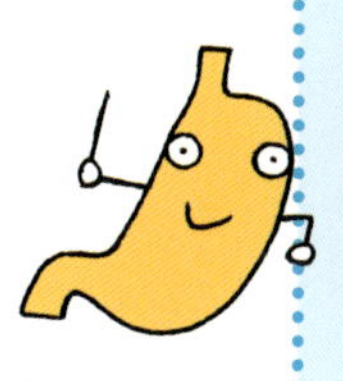

局注時以外はシースに針を収納しておく（針刺し事故や、スコープ、鉗子口内の損傷につながるため）

（NeedleMaster：オリンパス）

スネア

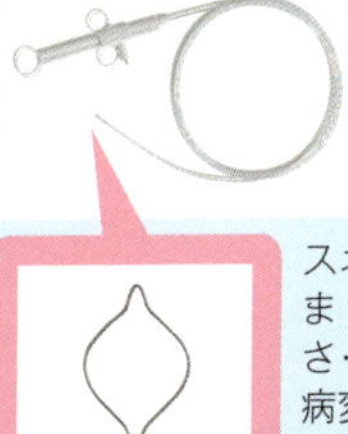

スネアには、さまざまな大きさ・硬さがあり、病変の形態や大きさによって使い分ける

（captivator Ⅱ：ボストン・サイエンティフィック ジャパン）

＊1　EMR（endoscopic mucosal resection）：内視鏡的粘膜切除術

Point 4 ポリープ切除後は出血を防ぐことが最も大切

ポリペクトミーとEMRの場合、上部・下部消化管内視鏡検査の実施後の注意点に加え、術後２週間は「出血を防ぐ」生活を送らなければなりません。そのため、注意点について資料を手渡しながら説明します。

高齢患者の場合には、付き添いの家族にも説明します。

説明のポイント（患者に渡す資料の例）

出血を防ぐため、２週間は以下のことに気をつけてください

- 食物繊維の多い食品や香辛料の強いものは避けてください。
- アルコールは飲まないでください。
- 本日の入浴はシャワー程度にしてください。明日以降は入浴可能ですが、長湯は控えてください。
- 汗をかくような激しい運動は避けてください。
- 海外への出張や遠方への旅行は避けてください。どうしても行く必要がある場合は主治医にご相談ください。
- 抗凝固薬を内服している方は、医師の指示に従ってください。
- 便に少量の血が混じっている程度は心配ありませんが、排便毎に出血が認められる場合や、突然の激しい腹痛が出現した場合は病院に連絡してください。
- 透析をされている方は、大腸ポリープ切除を受けたことを透析施設と主治医に伝えてください。
- クリップを使った場合、MRI検査ができないことがあります。その際は主治医にご相談ください。
- 検査結果は次回の外来時に医師から結果の説明があります。

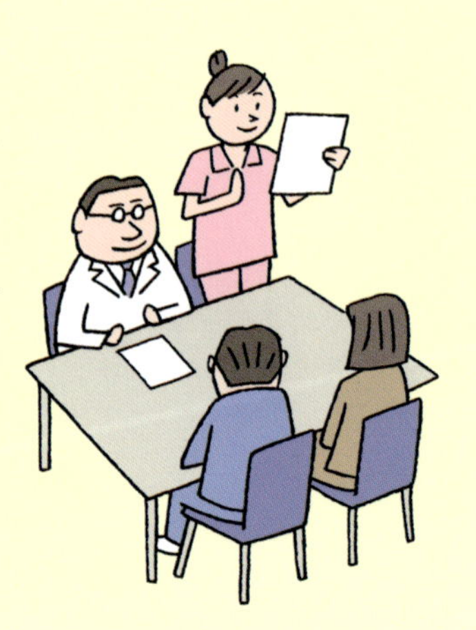

3 ESD（内視鏡的粘膜下層剥離術）

Point 1 ESDでは、消化管の広範囲な粘膜内病変を一括切除する

ESD[*1]は、粘膜下に局注用注入液（グリセオールやヒアルロン酸ナトリウムなど）を注入し、病変周辺の正常粘膜を専用のナイフで切開後、粘膜下層を直接剥離し、病変を一括切除する方法です。

処置具として高周波ナイフを使用するのが特徴です。

適応

- 咽頭、食道、胃、十二指腸、大腸の粘膜内病変

禁忌

- 強い出血傾向
- 全身状態不良
- 患者の同意が得られない場合

ESDの利点・欠点

利点	●病変を広範囲で一括切除できるため、遺残や局所再発の危険性が低い ＊EMR（内視鏡的粘膜切除術）の場合、分割切除となると、遺残や局所再発などが起こりうる ●より正確な病理組織診断が可能である
欠点	●手技の習得が難しく、熟練するまでに時間を要する ●大きな病変に対しては、治療に時間を要する ●出血や穿孔などの偶発症を招く危険がある

患者入室後にはモニタを装着

患者が内視鏡室に入室したら、同意書の確認、抗凝固薬やアレルギーの有無などの確認を行います。

鎮痙薬を投与した後、除圧マットを敷いた検査台へ案内し、体位を整えます。モニタリング（血圧、脈拍、SpO_2）を開始します。

対極板を装着したら、医師が鎮静薬を静脈注射し、スコープを挿入します。

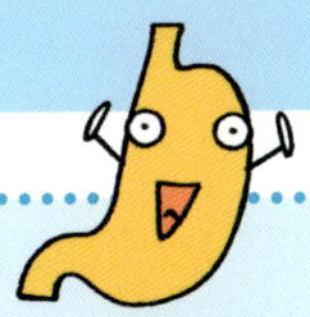

モニタリングは継続的に行い、数値の変化を医師に伝えます。疼痛や呼吸状態によって、鎮静薬や鎮痙薬を追加します。

＊1　ESD（endoscopic submucosal dissection）：内視鏡的粘膜下層剥離術

ESDの実際

1 病変の全周にマーキングする

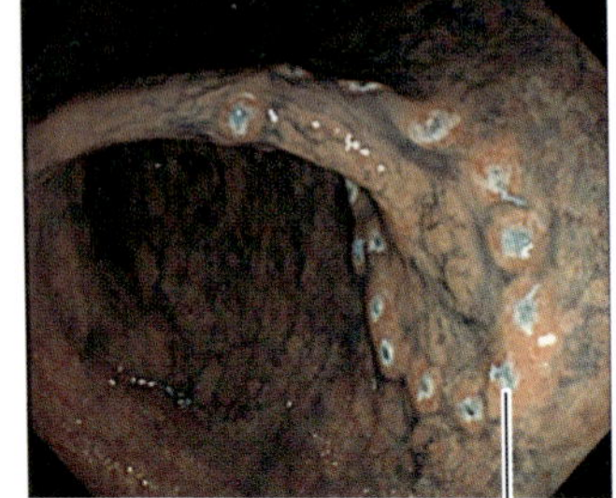

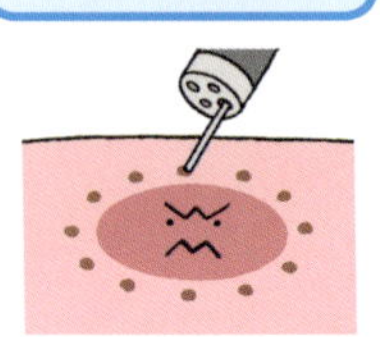

2 粘膜下層に局注液を注入し、マークの外側を高周波ナイフで切開する

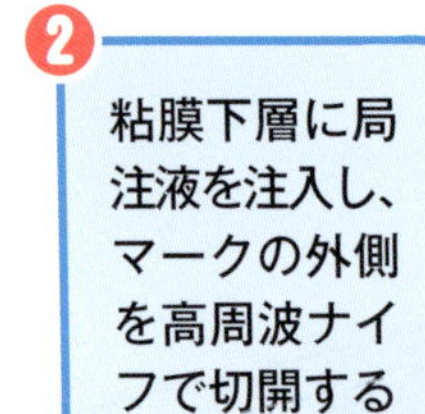

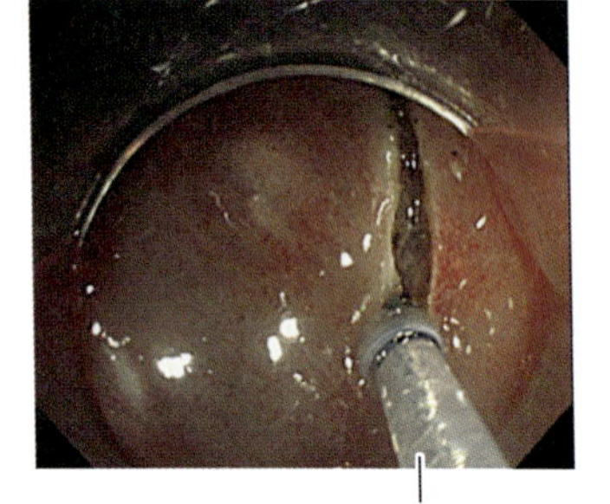

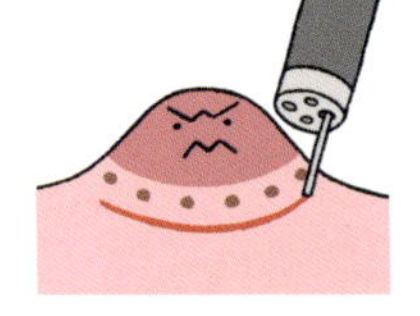

高周波ナイフには、さまざまな種類があります。

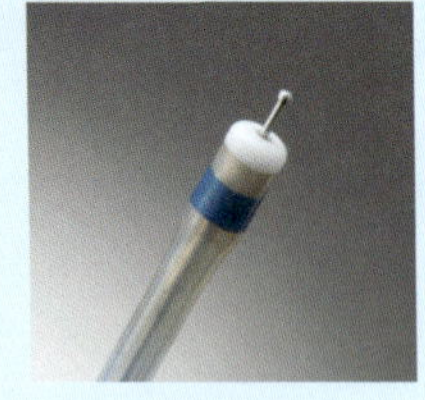
（DualKnifeJ™：オリンパス）

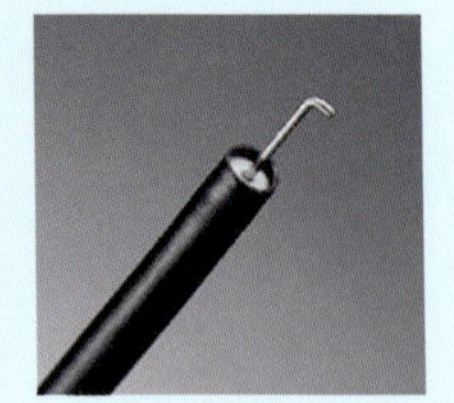
（HookKnifeJ™：オリンパス）

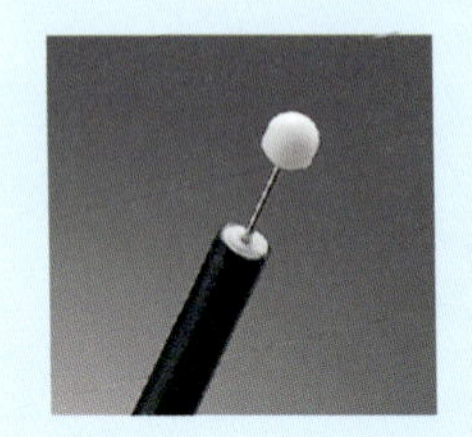
（ITknife：オリンパス）

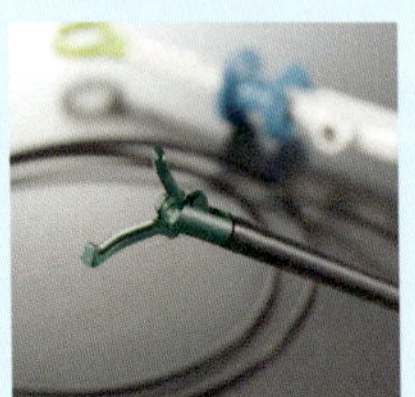
（SBナイフ®：住友ベークライト）

3 粘膜下層を剥離する

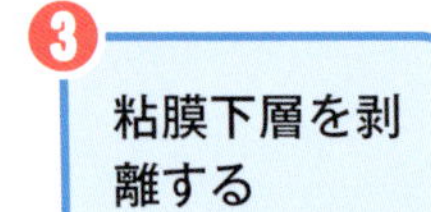

局注→切開→剥離を繰り返す

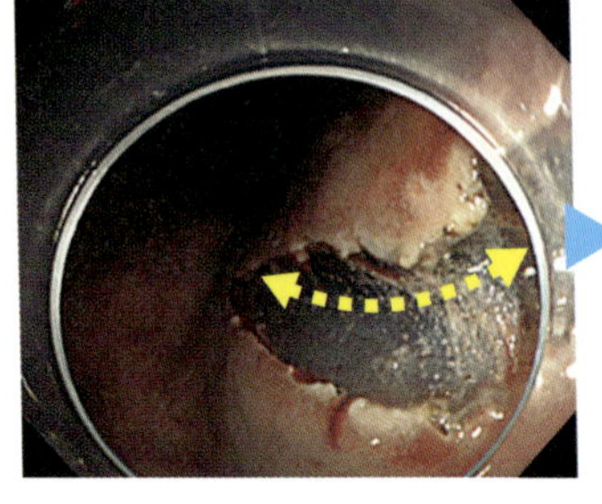

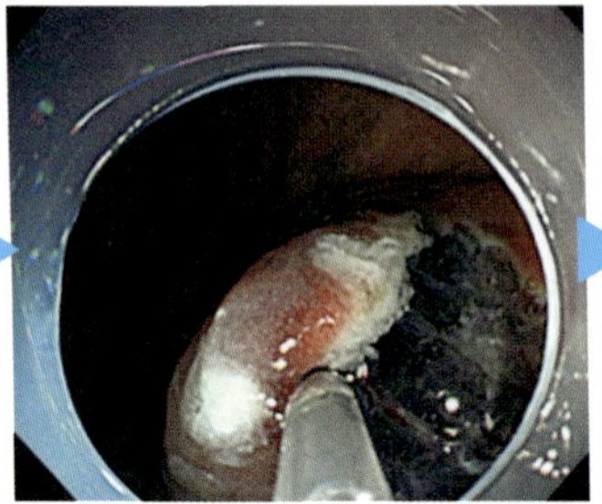

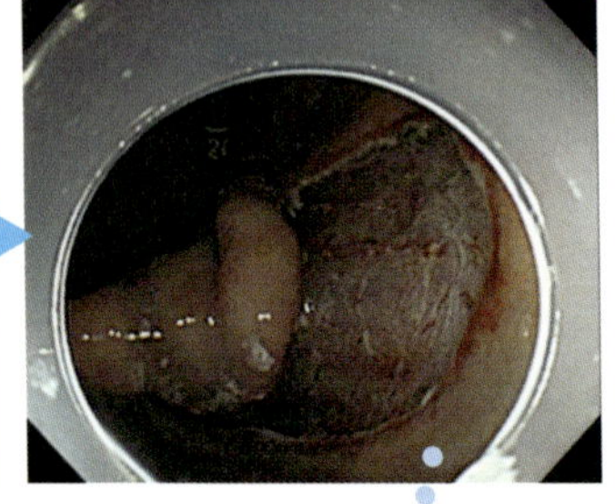

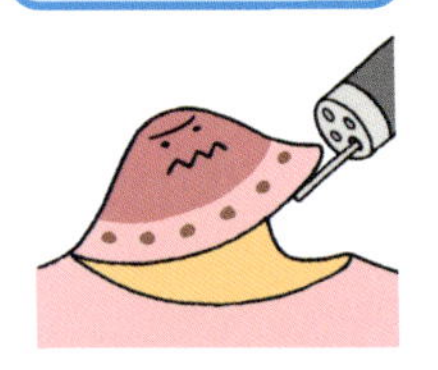

4 剥離面に粘膜保護剤を散布する

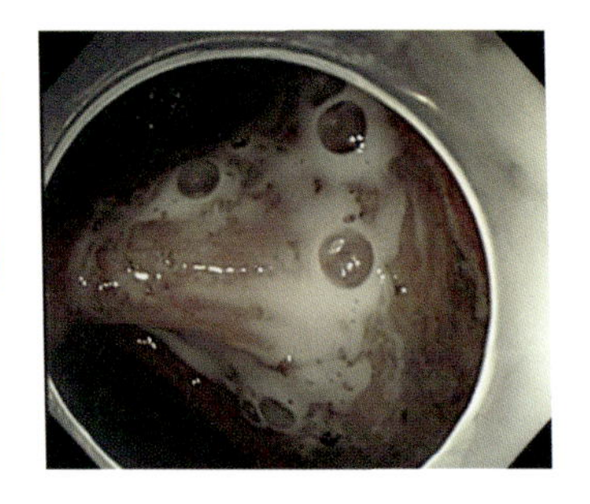

切除検体標本

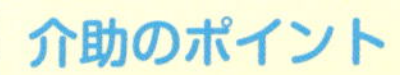

介助のポイント

術者や処置具を直接操作する介助者は、内視鏡モニターに集中しがちであるため、もう1人の介助者が患者動態や生体モニターを注意深く監視し、痰の吸引などにすばやく対応できるようにする

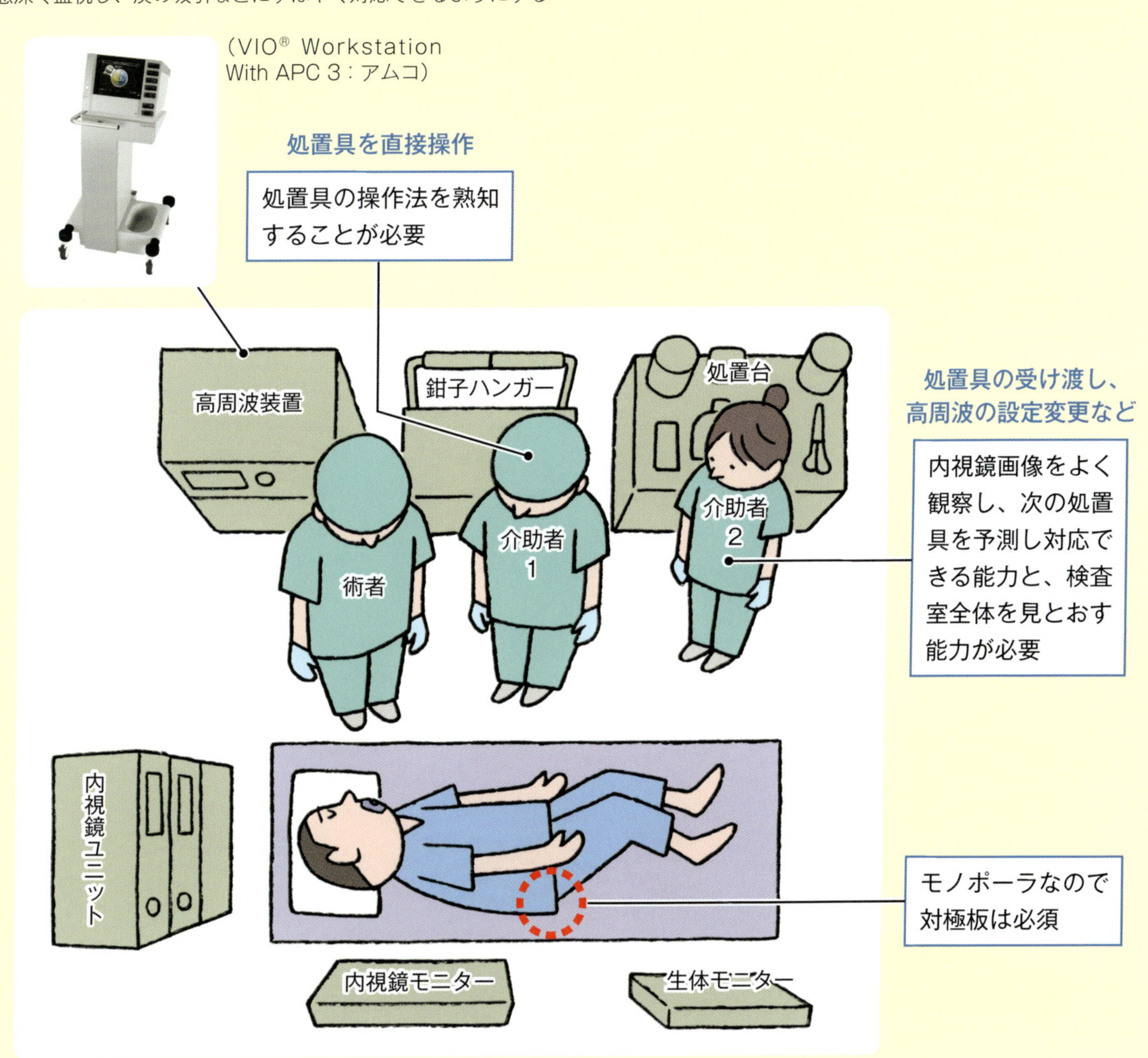

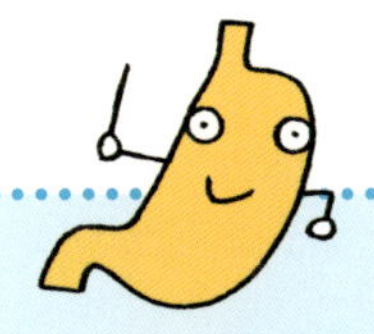

ESDは術中に出血する危険があります。出血した場合はクリップ法➡p.86、熱凝固法➡p.88などを行って止血を行うので、止血の準備をし、いつでも対応できるようにしておきます。

Point 2 終了後の腹痛は、偶発症のサイン

終了後は、腹痛の有無を確認し、呼吸状態・バイタルサイン（血圧、脈拍、SpO_2）に問題がなければ、モニタリングは終了します。同一体位による発赤・疼痛がないかも確認します。

病棟看護師への申し送りでは、術中・術後の全身状態の経過を伝えます。今後起こりうる症状や、観察すべき事項も併せて伝えます。患者への説明も重要です。

治療後の観察ポイント

安静度
- 当日はベッド上安静（座位まで可能）
- 翌日は検査結果をみて問題なければ元の安静度に戻す

確実な薬剤・輸液投与
- 胃・食道の場合はスクラルファートや胃薬が処方される

測定・観察
- バイタルサイン
- 腹痛や腹部膨満感、嘔気、吐血・下血の有無
- 意識レベル・覚醒状態
- 上部の場合、咽頭麻酔が切れるまでは唾液などを飲み込まないようにしてもらう

発熱や痛みがあった場合は、偶発症が疑われるためすぐに医師に報告する

食事
- 当日は食止め
- 胃・食道の場合、翌日は潰瘍食から開始
- 大腸の場合、翌日から、流動食➡五分粥食➡全粥食➡低残渣食へと1日ずつ上がっていく

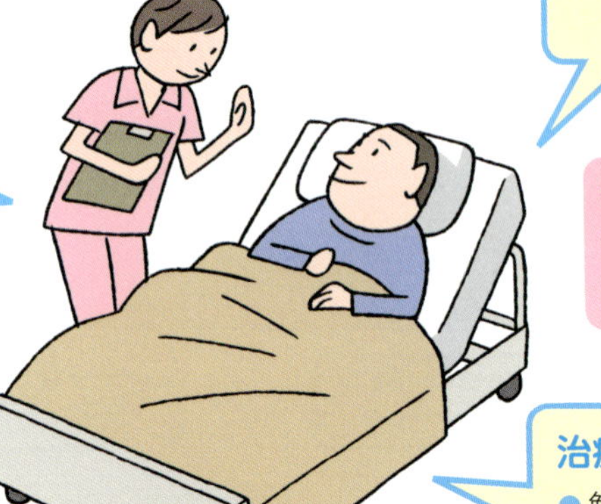

治療後、最初の排便をチェック
- 鮮血便や黒色便が出たら医師に報告する

日常生活援助
- 安静度に応じた排泄ケア、環境整備、口腔ケア、清潔ケアなど

患者への説明
- 検査や処置など、今後の予定を説明する

苦痛の軽減
- 鎮痛薬や睡眠薬の投与
- 体位の調整

＊1　APC（argon plasma coagulation）：アルゴンプラズマ凝固法

偶発症

穿孔	●治療時に穿孔がなくても、遅発性穿孔をきたすことがある ●穿孔してしまった場合は、クリップで閉鎖し、数日間の飲食止め、抗生物質の投与、プロトンポンプ阻害薬またはH_2拮抗薬の投与が行われる ●ほとんどの場合、保存的治療が可能だが、発熱が持続し、腹膜刺激症状が出た場合は開腹手術となることがある ●食道の場合、縦隔炎を起こすこともある
出血	●抗血小板薬、抗凝固薬を内服している場合はハイリスク ●術後1日以内に起こりやすい（ほとんどは7日目までに起こる） ●術中、止血鉗子やAPC*[1]などで十分に止血すると、後出血の頻度が低下すると考えられている ●出血が多量の場合は輸血が必要となる
狭窄	●全周性もしくは亜全周に切除した場合に起こりうる ●術後2週目から2か月で狭窄していくため、こまめに内視鏡検査を行う ●上部消化管の狭窄では、食べ物がつかえる可能性があるため、よく噛んで摂取するように指導する ●下部消化管の狭窄では腸閉塞を起こす可能性がある

説明のポイント（患者に渡す資料の例）

創が完治するまでの約2か月は、以下に注意してください

- 脈拍や血圧が上昇するような激しい運動や労働は避けてください。レジャーの予定がある方は主治医に相談してください。
- 食事は「規則正しく、ゆっくり、よく噛んで」が基本です。消化の良い食事を摂取してください。

おすすめの食品	粥、パン、煮込みうどん、豆腐、煮魚、牛乳、チーズ、ヨーグルト、半熟卵、鶏のささみなど
避けたほうがよい食品	**飲み物** 炭酸飲料、抹茶、濃い緑茶、紅茶、コーヒー **食べ物** 焼肉、燻製、ベーコン、ハンバーグ、かつ、カレーライス、にんにく、刺激の強い香辛料、塩辛いもの、繊維の多い野菜

- 2か月間は禁酒してください（アルコール摂取により血流がよくなると、出血しやすくなるため）。また、創治癒のため、喫煙は避けるのが望ましいです。
- 強い腹痛、出血、吐血、下血、黒色便などがある場合は病院へご連絡ください。
- 治療のために始めたお薬は医師から中止の指示があるまで継続してください。中止した抗凝固薬の再開は、医師の指示に従ってください。

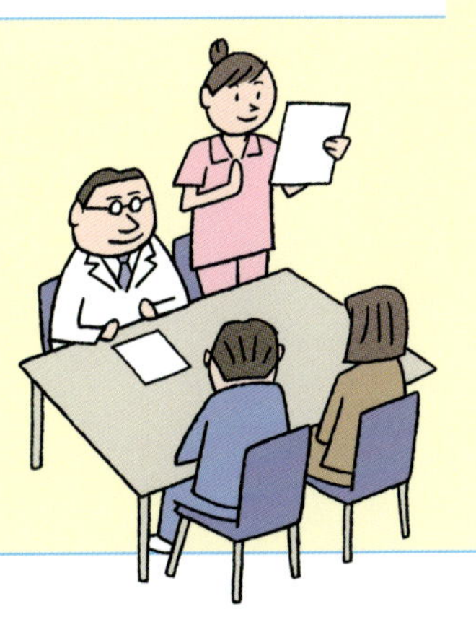

4 内視鏡的止血術

Point 1 内視鏡的止血術は吐血・下血時に行う「緊急内視鏡」

内視鏡的止血術は、消化管出血（吐血や下血など）の止血目的で行われる治療法です。緊急性が非常に高く、患者の状態も大きく変化する場合があるので、急変時の迅速な対応や事前準備が必要不可欠です。出血の色や量、既往症などから出血源を予測します。患者・家族からの事前の情報収集が大切です。

適応

- 消化管からの持続性出血例や再出血をきたす可能性が高い場合

禁忌

- 患者の同意が得られない場合
- 意識障害や全身状態の悪化がある場合

消化管出血の主な原因疾患

吐血

鮮赤色
➡食道、胃、十二指腸からの急性大量出血
【主な原因】
胃·十二指腸潰瘍、デュラフォイ潰瘍、急性胃粘膜病変（AGML）、マロリーワイス症候群、逆流性食道炎、食道·胃静脈瘤破裂、腫瘍性病変など

暗赤色・黒褐色（少量）
上記疾患による出血が胃内に入り、時間が経過すると変色する

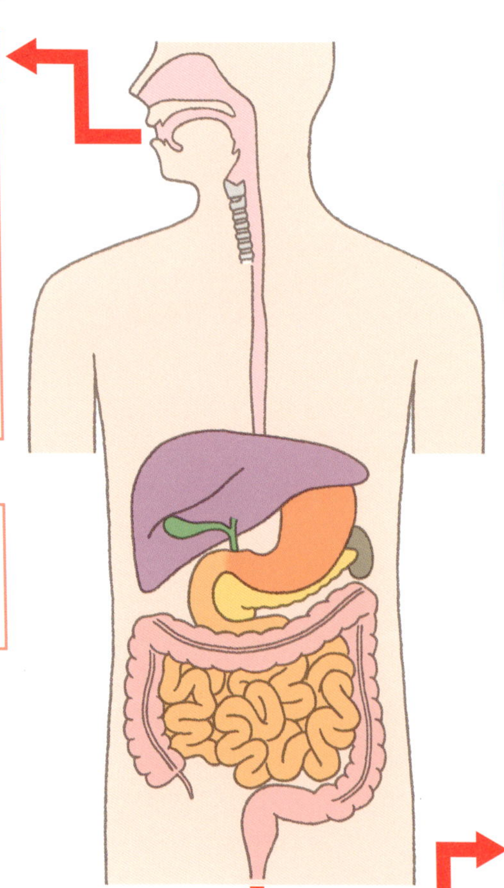

鮮赤色（血便）
➡大腸からの出血
【主な原因】
直腸潰瘍、大腸憩室出血、虚血性腸炎、炎症性腸疾患（潰瘍性大腸炎、クローン病、ベーチェット病）、腫瘍性病変など

黒色（タール便）
➡上部消化管や小腸からの出血が大腸へ流れてきたもの
【主な原因】
吐血を引き起こす可能性のある疾患

下血

Point 2 出血部位に合わせて、止血方法を選択する

止血方法は、機械的止血法、薬剤局注法、熱凝固法、薬剤散布法の４つに分類されます。

止血方法の種類

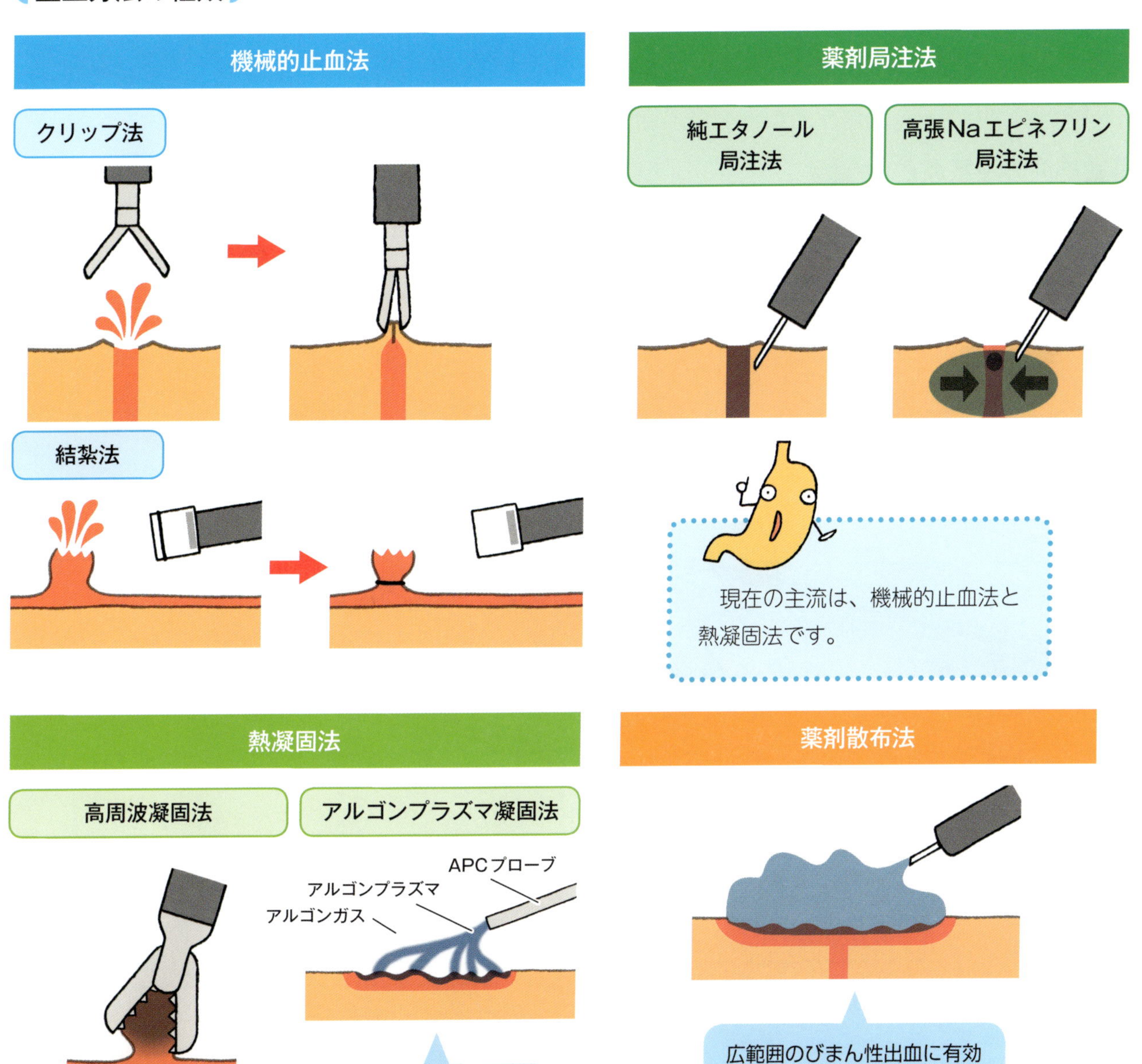

Point 3 内視鏡的止血術の介助では、常に出血性ショックの危険を念頭に置く

患者入室後

吐血や下血で緊急内視鏡を行う患者は、すでに、ある程度の血液が失われている危険性が非常に高い状態です。全身管理（特に循環動態に注意）を行いながら、すみやかに治療を開始できるよう、援助することが必要となります。

実施前の注意点

安静
- 安静が守れるよう患者に説明し、環境を整える
- 腹圧をかけると出血が増強する
- 体位変換、清潔、排泄ケアで腹部に圧迫、緊張を加えないようにする

確実な治療
- 医師の指示に従い、薬剤・輸液を投与する
- 必要時、輸血・酸素投与を行う
- 絶飲食となる

日常生活援助
- 安静のため、清潔・排泄・移動の援助を行う

出血増強の早期発見
- バイタルサイン：循環動態の変動に注意
- 血液データ：RBC、Hb、Ht、TP、Alb、肝・腎機能など
- 意識レベル
- 自覚症状：心窩部痛、嘔気など

出血量が多くなると、血液量の減少により、ショックを起こす危険性がある

精神的ケア
- 出血により、恐怖感や不安が増強する。また、安静や緊急の検査・治療によるストレスを感じやすい
- 必要な情報提供を行い、不安やストレスを軽減できるよう声かけを行う

薬剤局注法

❶ 純エタノール局注法

エタノールの強力な脱水固定作用により、組織を壊死させ血栓を生じさせて、血管内径を小さくすることで止血する方法です。

出血点の周囲に0.1～0.2 mLずつ、3～4か所に局注し、血管が白色調に変化したら、血管の固定が確認できます。

組織を壊死させるため、潰瘍が大きくなったり、穿孔を起こしたりする危険があります。そのため、注入量の測定時には1 mLのシリンジを用いて正確に測定します。

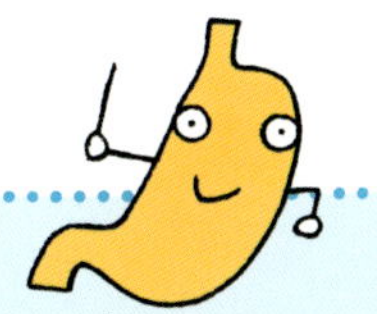

1 mLのシリンジを用いて計測するのは、総注入量が1.0 mLを超えないようにするためです。

❷ 高張エピネフリン（HSE）[*1]局注法

エピネフリン（アドレナリン）の血管収縮作用と、高濃度食塩水の組織膨張作用によって圧迫止血を行う方法です。

10％HSE溶液（または5％HSE溶液）を、出血点の周囲に1～2 mLずつ、3～4か所に局注します。

多量に注入すると潰瘍を形成することがあるので注意が必要です。

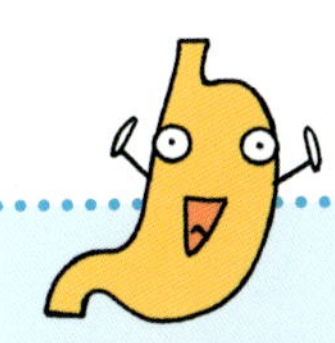

10％HSE溶液
＝10％NaCl 20mL＋アドレナリン（ボスミン®） 1 mL

5％HSE溶液
＝10％NaCl 10mL＋滅菌蒸留水10mL＋アドレナリン（ボスミン®） 1 mL

薬剤局注法の実際

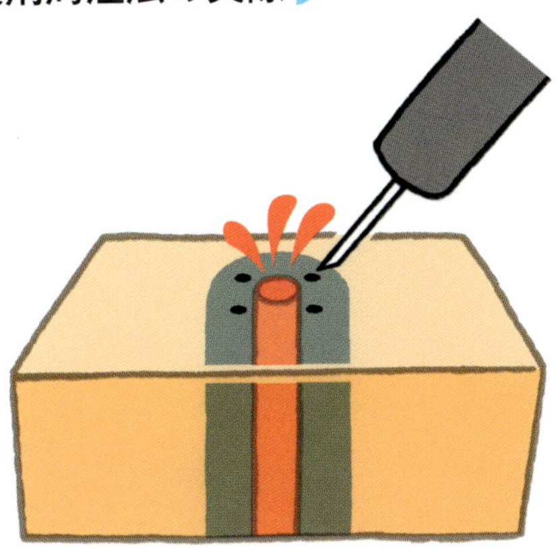

HSEは
1～2mLずつ

エタノールは
0.1～0.2mLずつ

- 薬剤局注法は、かつてよく行われていた方法である
- 最近では、組織障害性が低い機械的止血法（特にクリップ法）や熱凝固法のほうがよく行われる傾向にある

＊1　HSE（hypertonic saline-epinephrine）：高張ナトリウムエピネフリン

機械的止血法

❶ クリップ法の場合

専用のクリップで出血血管を把持し、機械的に圧迫止血する方法です。組織への侵襲が少なく、最も頻繁に行われます。介助者は、クリップ使用法をマスターする必要があります。

クリップ法の実際

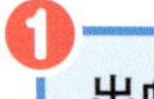

出血点を確認する

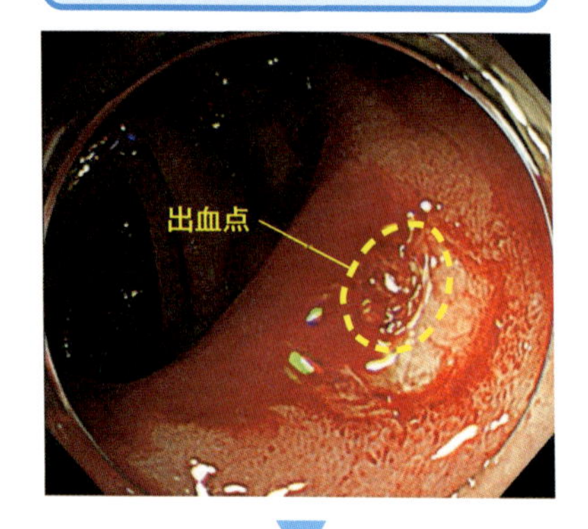

▼

❷ クリッピングする

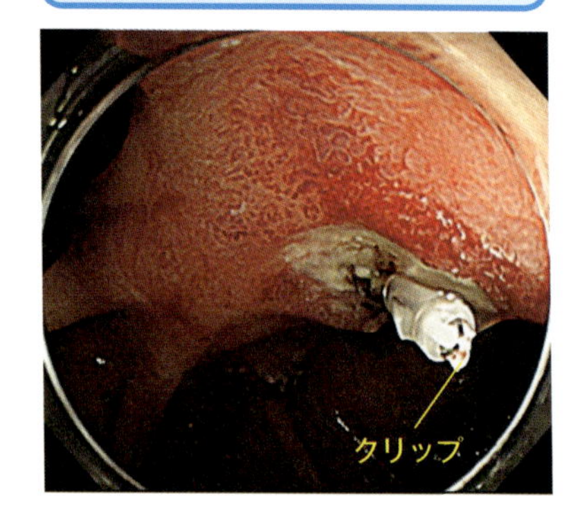

介助のポイント

- リングに親指を入れ、スライダーを人差し指と中指で把持し、スライダーを出し入れする操作によって、クリップの装着と止血手技を行う
- クリップは回転するので、手技の際、目的部位とのクリップ角度を調節し、把持する速さ・タイミングなど、絶妙な小技を極めよう

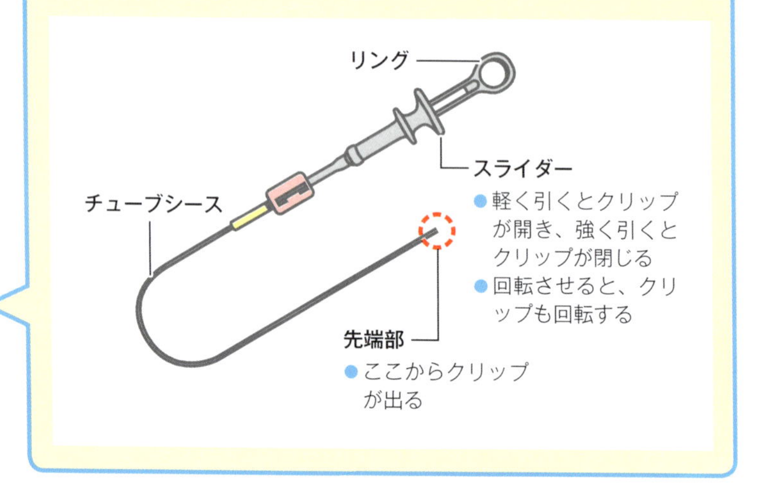

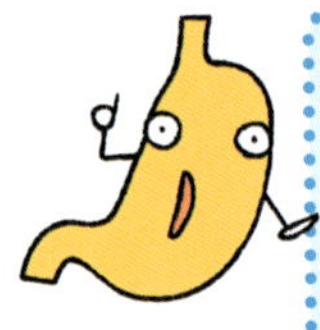

病変の大きさなどの目的に合ったサイズを選びます。クリップは、止血以外にも、術前マーキングとしても使用されます。

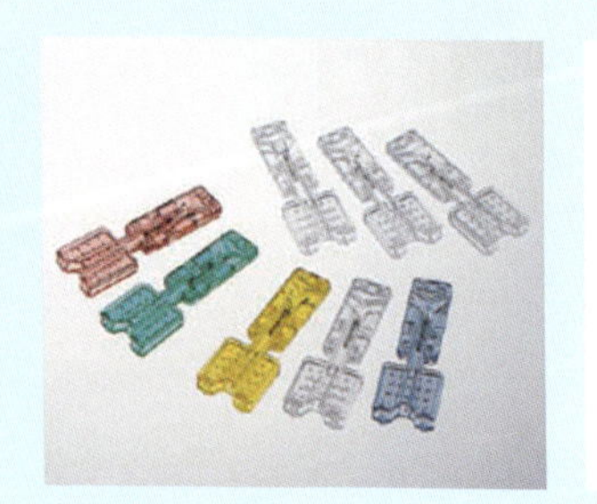

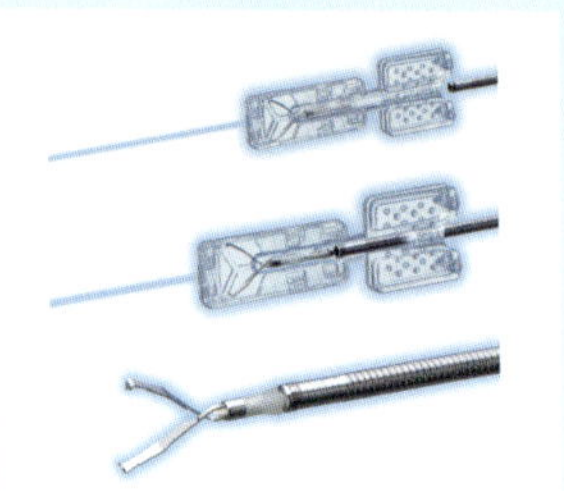

（EZClip：オリンパス）

❷ 結紮法の場合

ゴムバンド(Oリング)を用いて出血点を機械的に止血する方法や、茎の太い有茎性ポリープの出血予防策として、ポリペクトミー前に留置スネアを用いて結紮する方法です。

結紮法の実際(留置スネアによる出血予防の場合)

❶ 出血しそうな部位を確認する

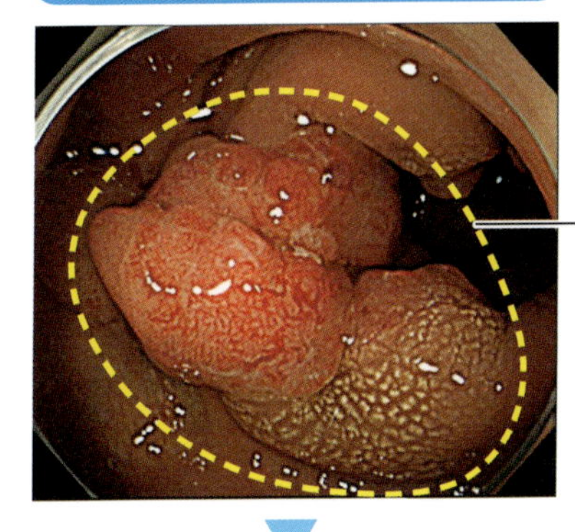

出血しそうな部位

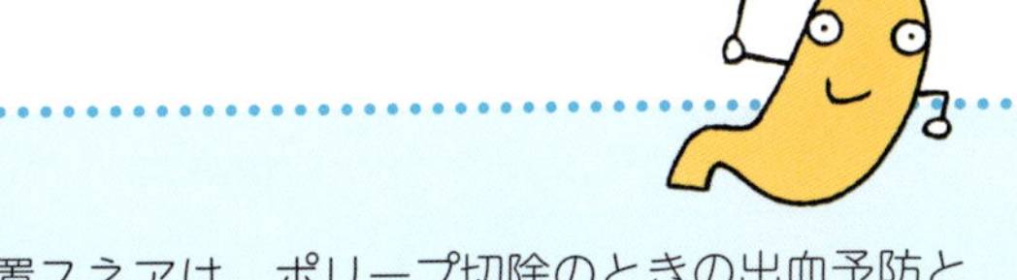

留置スネアは、ポリープ切除のときの出血予防として行います。茎の太い有茎性ポリープの場合、大量出血が起こる危険があるからです。

❷ 留置スネアにて結紮する

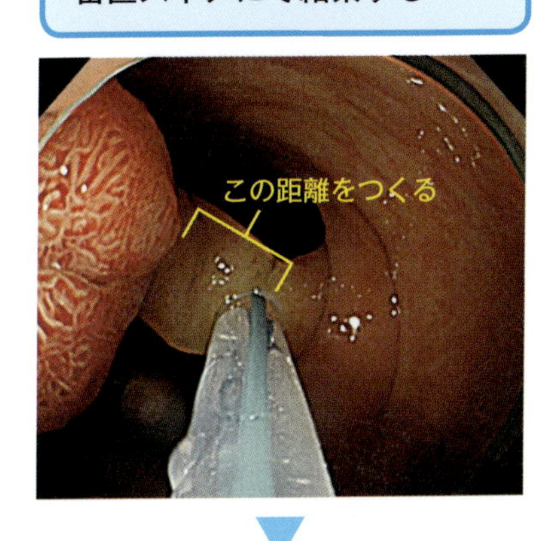

介助のポイント

ポリープと留置スネアの間に通電用スネアが入る位置で結紮する

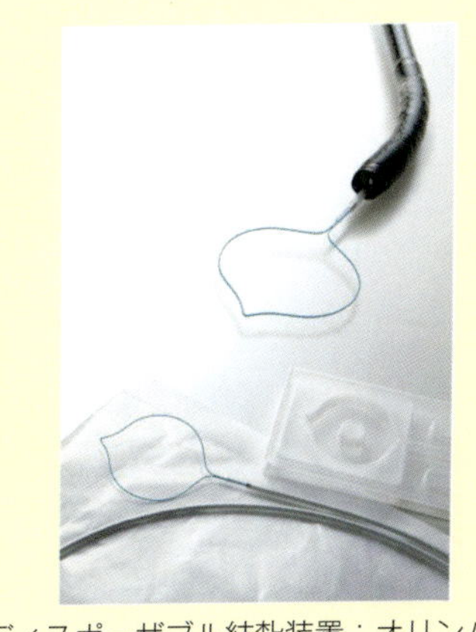

(ディスポーザブル結紮装置:オリンパス)

❸ 有効な結紮効果が得られていることを確認する

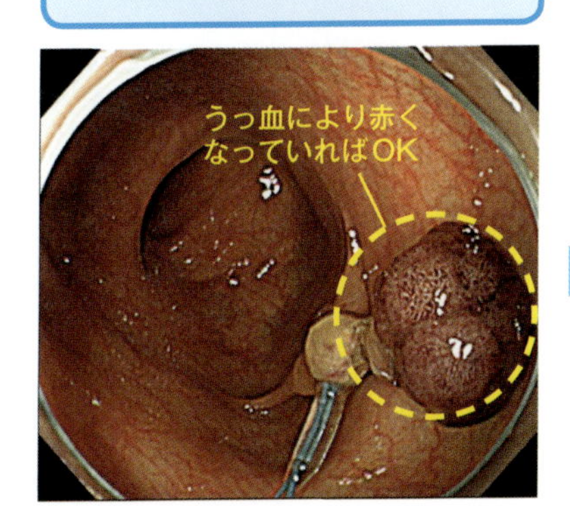

▶ ポリペクトミーを実施

実施後の切り株

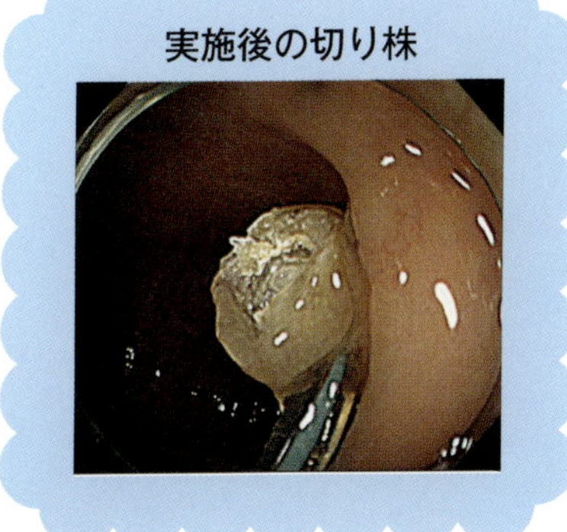

熱凝固法

❶ 高周波凝固法の場合

出血点を止血鉗子で把持し、高周波を通電させ凝固止血を行う方法です。
通電し続けると、熱が深部に伝わり穿孔する恐れがあるので、注意します。

熱凝固法の実際

1 出血点を確認する

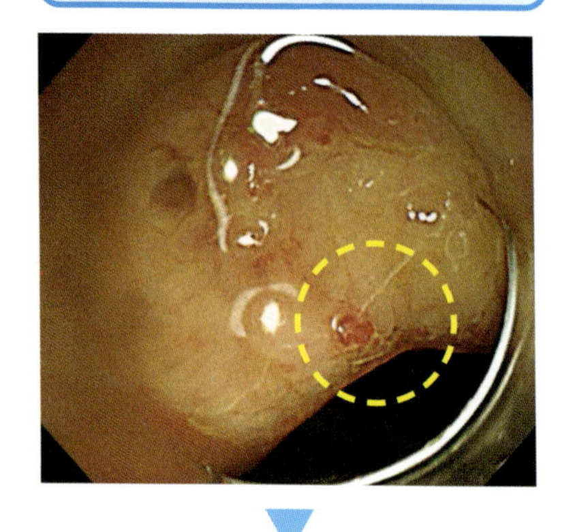

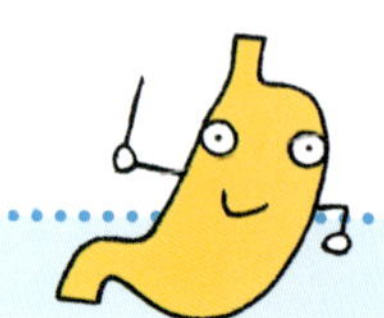

高周波装置は、ESDでの出血や予防の際にも頻繁に使用します。

2 止血鉗子にて凝固止血を行う

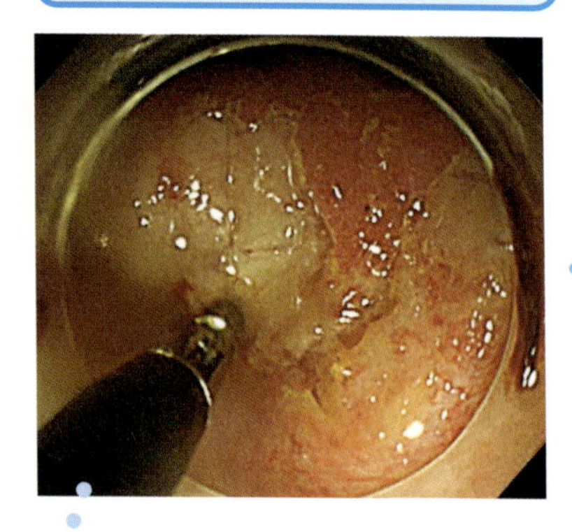

介助のポイント

出血点を把持したら、少しシースを引っ張った状態で通電させると、ピンポイントで凝固し、周囲が焼灼されにくくなる

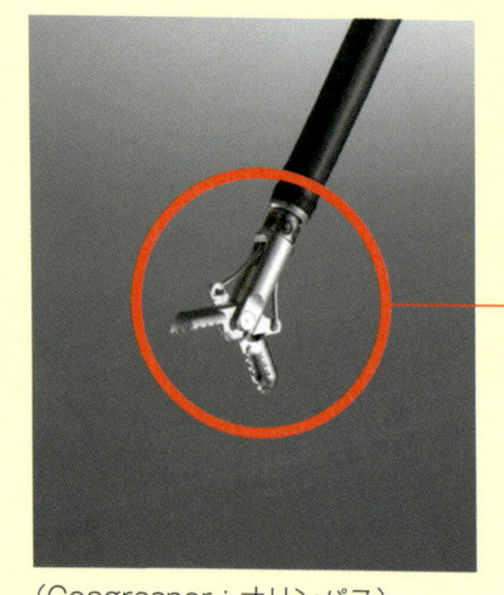

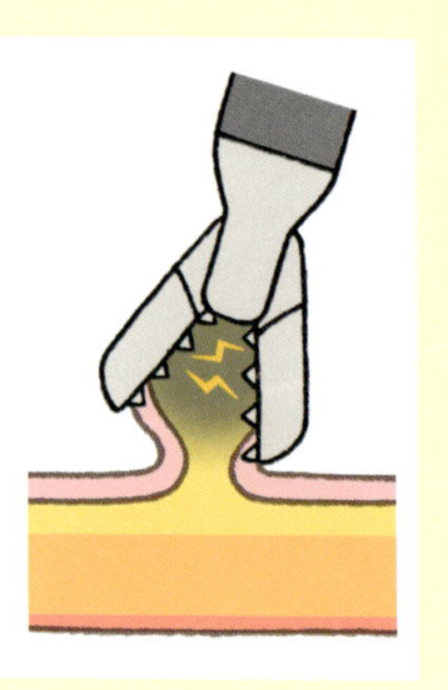

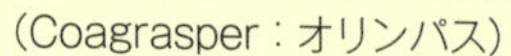

(Coagrasper：オリンパス)

止血完了

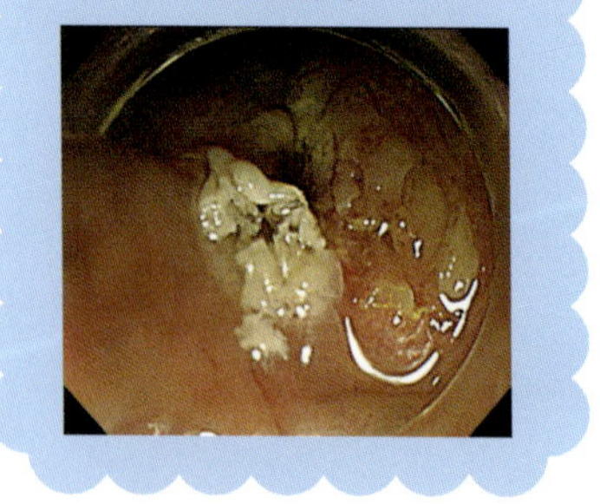

❷ APC（アルゴンプラズマ凝固法）＊1の場合

非接触型高周波凝固装置で、特殊なアプリケータからアルゴンガスを放出するとともに、高周波電流を放電することで、プラズマビームを発生させ、凝固止血します。

APCの実際

❶ 血管拡張部を確認する

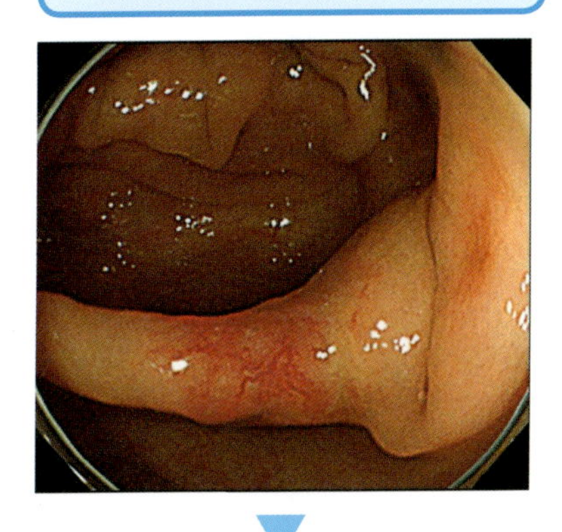

❷ APC焼灼を行う

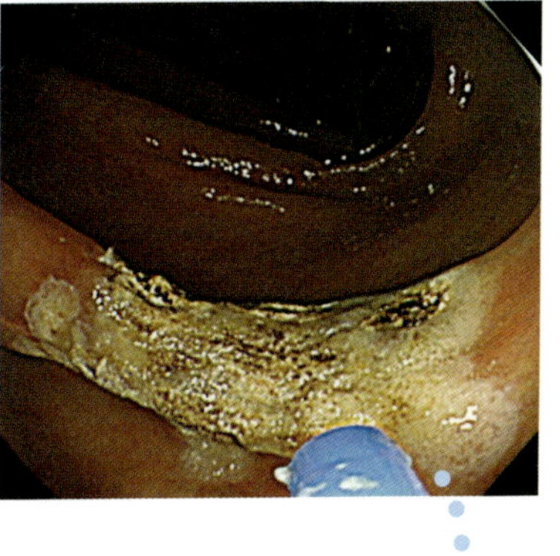

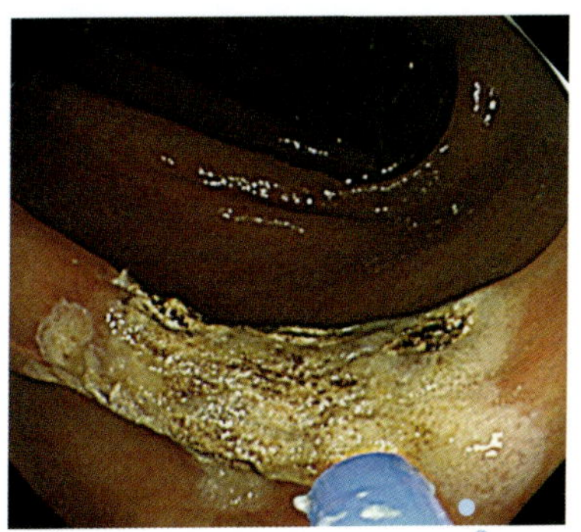

焼灼完了

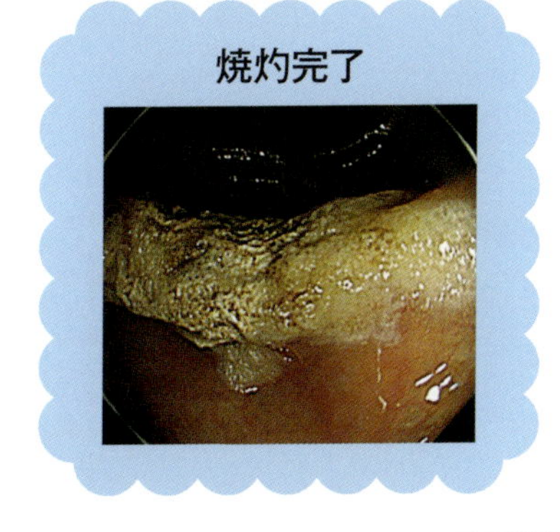

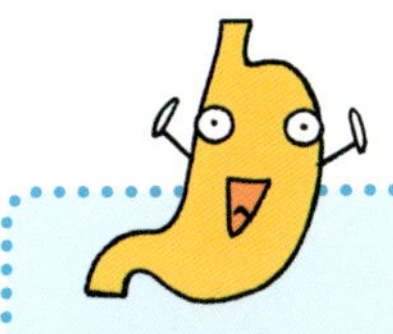

APCは、広い粘膜面を浅く焼灼するのに適しており、毛細血管拡張（GAVE）＊2などびまん性出血に有用です。

介助のポイント

3種類ある照射の向きを理解することが大切

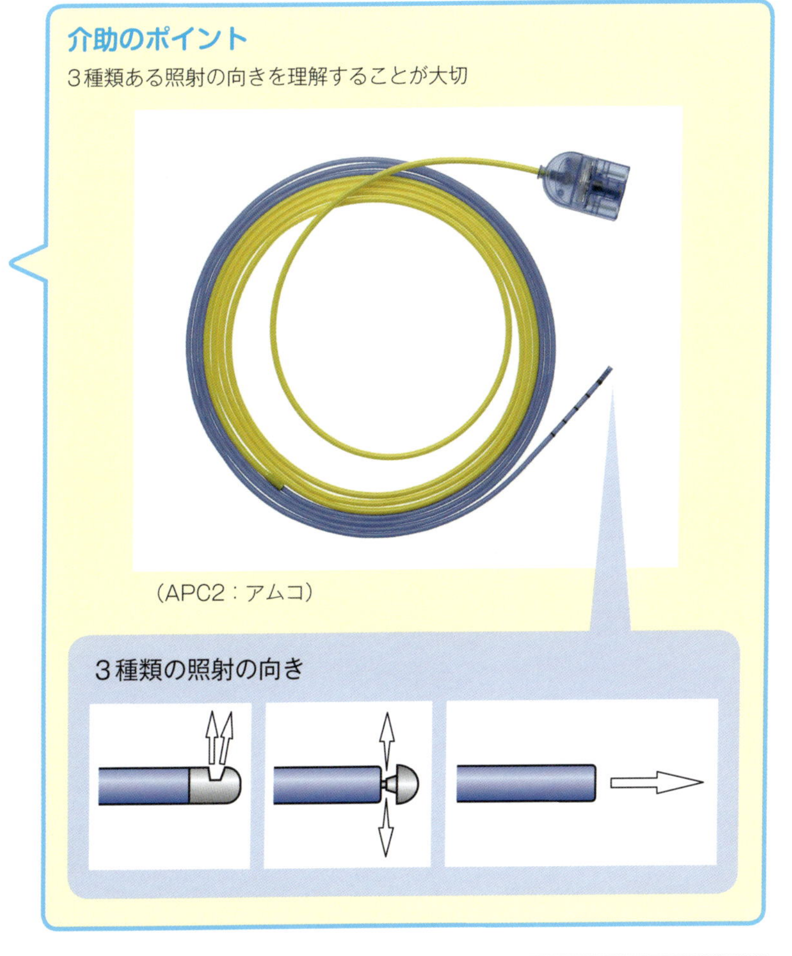

（APC2：アムコ）

＊1　APC（argon plasma coagulation）：アルゴンプラズマ凝固法
＊2　GAVE（gastric antral vascular ectasia）：胃の毛細血管拡張

薬剤散布法

広い粘膜からのびまん性出血に対して、薬剤を散布・噴霧することで止血します。

薬剤には、トロンビン・アルギン酸ナトリウム・スクラルファートなどがあり、他の止血法と併用されることもあります。

薬剤散布法の実際

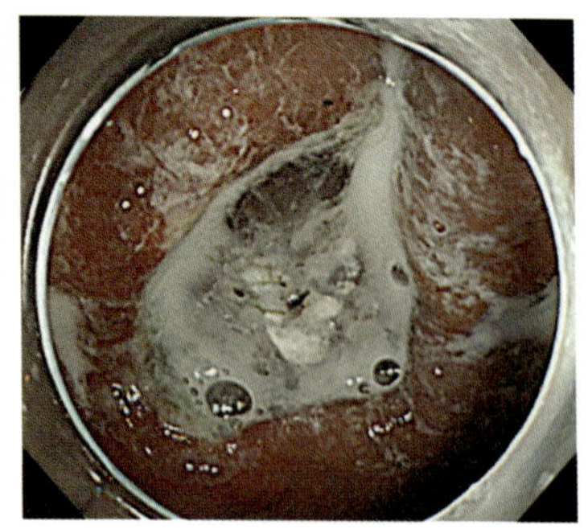

※ESD後の出血予防

介助のポイント

使用する薬剤によって使用方法が異なることに注意する（鉗子口に薬剤ボトルを直接接続する薬剤や、シリンジに吸引して投与する薬剤がある）

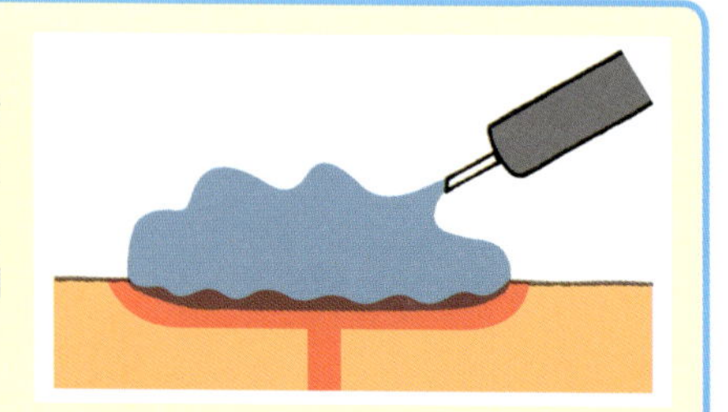

あわせて知りたい！　出血性ショック

出血性ショックは、循環血液量減少性ショックに分類されます。ショックの最大の徴候である血圧低下が生じるのは、出血量が１Ｌを超えてからです。

出血性ショックを示唆する重要なサインは、顔面蒼白です。出血によって循環血液量が減少すると、生体は末梢を締めて中枢を守ろうとします。その結果、末梢血管が収縮し、顔色が白っぽく（蒼白）なることが多いのです。

また、会話でチェックできる精神的不安の発現や、軽いめまい、軽度の冷汗なども、出血性ショックを示唆する重要なサインです。

文献

1．道又元裕：ショックの理解．道又元裕編著，これならわかるICU看護，照林社，東京，2018：8-27.

Point

治療後は、再出血に注意する

治療によって止血されていますが、再出血のリスクは高いです。24～48時間以内に、確認の内視鏡検査を行うまでは、再出血の危険性に特に注意が必要です。

また、止血確認後も、食事開始に伴って再出血のリスクがあるため、継続的な観察やケアが必要です。

治療後のケア

日常生活援助
- 安静度に合わせて、清潔・排泄・移動の援助をする

安静
- 確認の内視鏡検査まではベッド上安静となる

食事
- 止血が確認されるまでは絶飲食になる

食事開始後は、再出血に注意して観察

観察
- バイタルサイン：血圧低下、頻脈、呼吸促迫、冷汗など
- 出血の徴候：吐血や下血
- 意識レベル：治療後は薬剤の影響もあるため注意する

下血は実際の出血より遅れて出現するため、バイタルサインに注意する

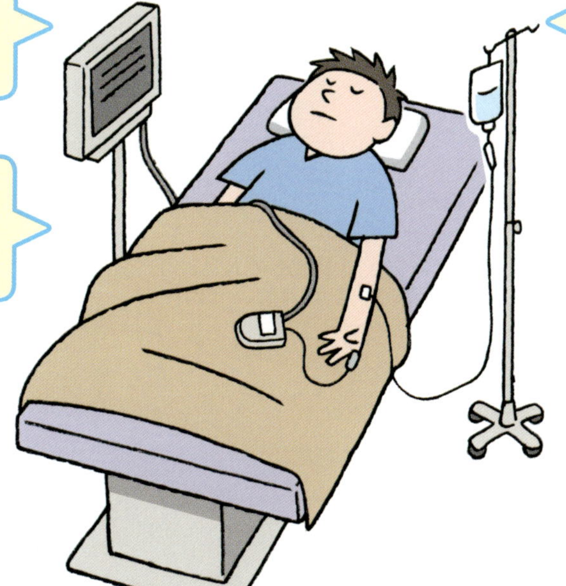

精神的ケア
- 安静や絶飲食によるストレス、出血による恐怖感や不安などを軽減するため、話を傾聴し、声かけを行う

Point 1 EISとEVLは、食道と胃の静脈瘤を壊死・脱落させる治療法

食道・胃静脈瘤は、主に肝疾患が原因で起こります。血液が、門脈から肝臓へうまく流れずに滞り、門脈の圧力が高くなった結果（門脈圧亢進症）、側副血行路が発達し、消化管に静脈瘤が形成されるのです。静脈瘤自体は無症状ですが、破裂すると、吐血や下血など、重篤な合併症となります。

食道・胃静脈瘤の内視鏡的治療としては、EIS（内視鏡的硬化療法）*1、EVL（内視鏡的静脈瘤結紮術）*2 といった、静脈瘤の壊死・脱落を引き起こし、粘膜再生とともに静脈瘤を消失させる治療が選択されます。

食道・胃静脈瘤

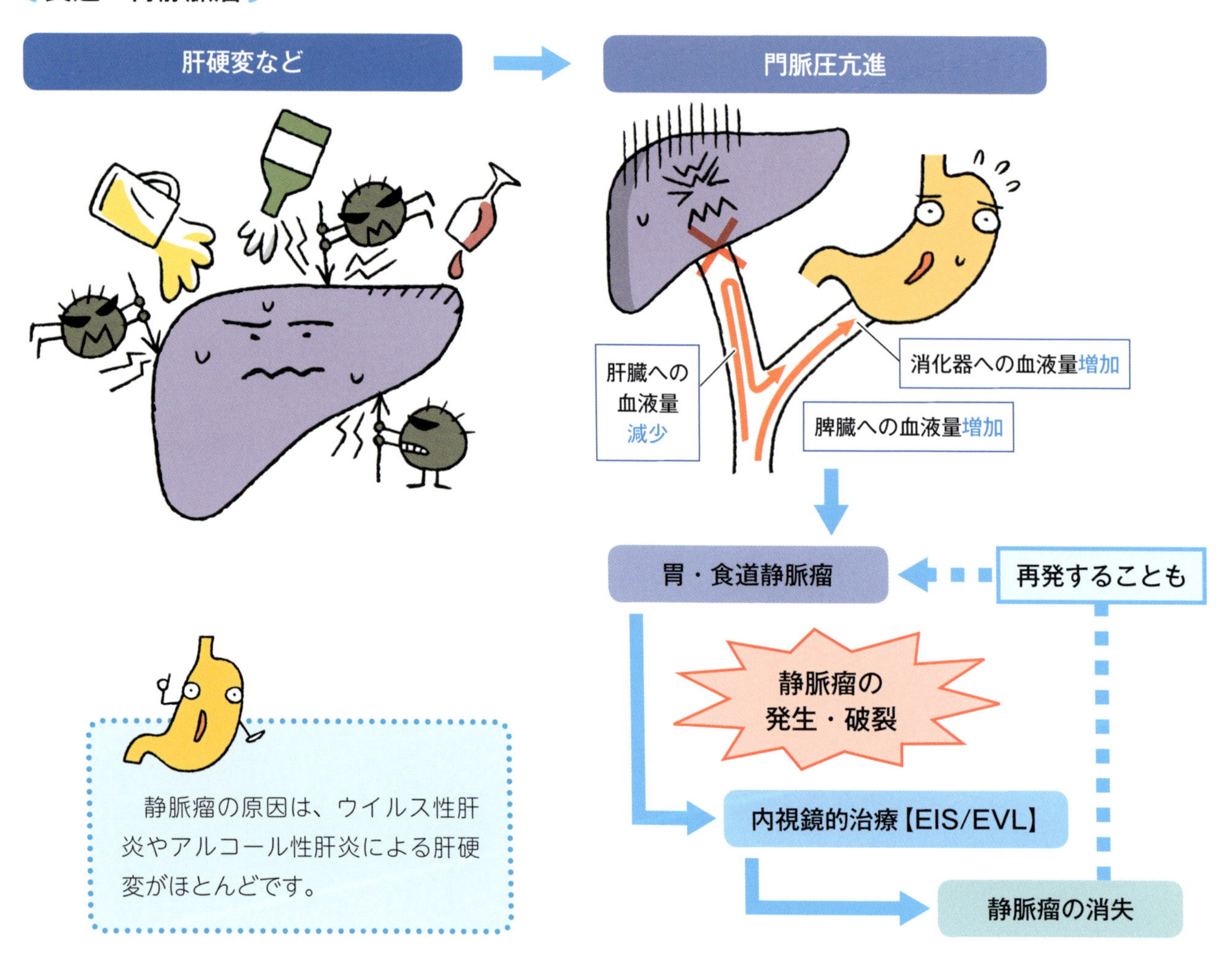

実施前の注意点

<table>
<tr><td rowspan="3">前日</td><td>オリエンテーション</td><td>●医師から治療の説明を受けていることを確認する
●治療の目的や治療前日～治療後の注意点を理解しているか確認する
CHECK!
●患者が納得するまでわかりやすく説明し、不安や緊張を取り除くことが大切</td></tr>
<tr><td>食事</td><td>●就寝時から絶飲食</td></tr>
<tr><td>内服薬</td><td>●当日は1日中止になることが多い
●血圧、心臓、喘息の薬やステロイド薬などは内服することがあるので、医師に指示を確認しておく</td></tr>
<tr><td rowspan="3">当日　入室まで</td><td>更衣</td><td>●術衣・術帽を着用し、義歯やメガネ、時計などは外す</td></tr>
<tr><td>薬剤投与</td><td>●末梢静脈留置針を留置し、止血薬の投与を開始する
●治療開始30分前に、迷走神経反射予防のためアトロピンを筋注し、投与前後でバイタルサインを測定する
➡内視鏡室にはストレッチャーで行く</td></tr>
<tr><td>食事</td><td>●1日絶飲食となる</td></tr>
</table>

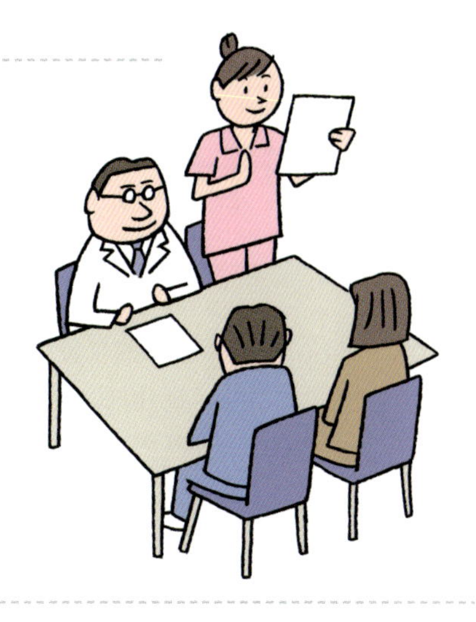

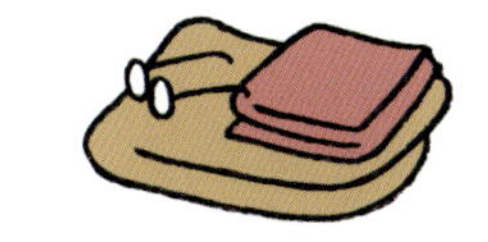

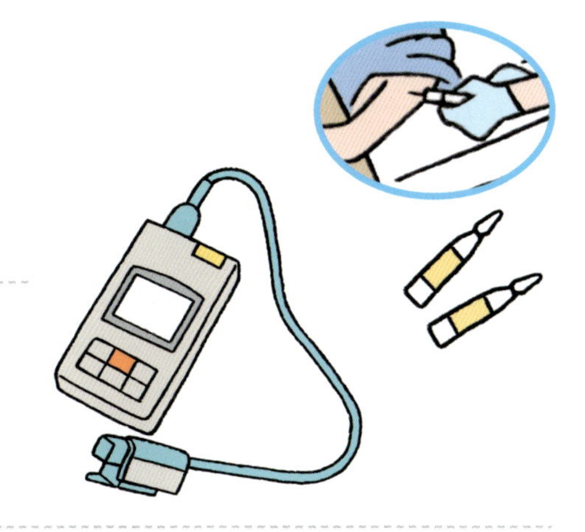

＊1　EIS（endoscopic injection sclerotherapy）：内視鏡的硬化療法
＊2　EVL（endoscopic variceal ligation）：内視鏡的静脈瘤結紮術

Point 2 EISは、静脈瘤破裂を予防するために行われることが多い

EISは、食道の静脈瘤に硬化剤（血液を固める薬）を注入し、静脈瘤を血栓化させる治療法です。

処置具として、硬化剤、内視鏡注射針、内視鏡装着バルーンを用いること、補助的にX線透視診断装置を使用することが特徴です。

適応

- 食道・胃の静脈瘤

禁忌

- 高度な肝・腎機能障害
- 末期肝がん
- 硬化剤・造影剤アレルギー
- DIC（播種性血管内凝固症候群）＊7
- 大量腹水貯留
- 高度肝性脳症
- 患者の同意が得られない場合

EISの実際

硬化剤を注入するとき、介助者は注入量を声に出してカウントすることが大切です。硬化剤の入れすぎには、十分な注意が必要です。

硬化剤注入後、圧迫止血を行う場合はバルーンをゆっくり膨らませます。急いで膨らませると、バルーンの位置がずれ、有効な止血ができなくなってしまう可能性があります。

EISの利点・欠点

利点	●再出血率が低い ●EVL後の再発例にも有効 ●治療後、粘膜が瘢痕化しないので、再治療しやすい
欠点	●**侵襲性が高い**（静脈瘤に直接針を刺すため） ●禁忌例が多い

＊7　DIC（disseminated intravascular coagulation syndrome）：播種性血管内凝固症候群

EISの実際

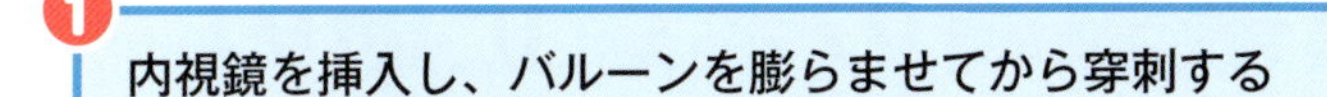

❶ 内視鏡を挿入し、バルーンを膨らませてから穿刺する

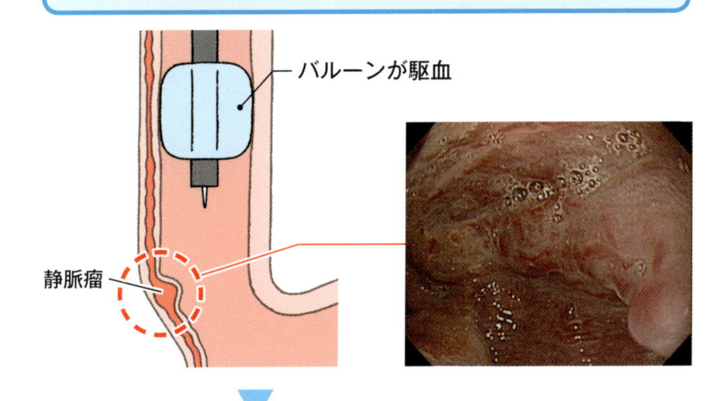

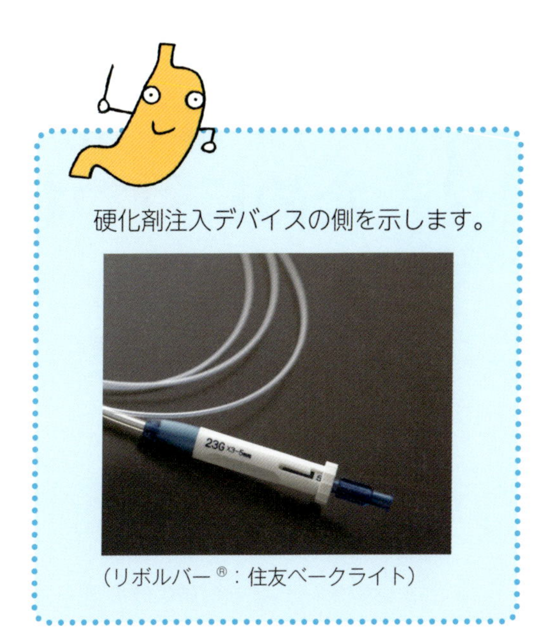

硬化剤注入デバイスの側を示します。

（リボルバー®：住友ベークライト）

❷ 硬化剤を注入する（入れすぎに注意）

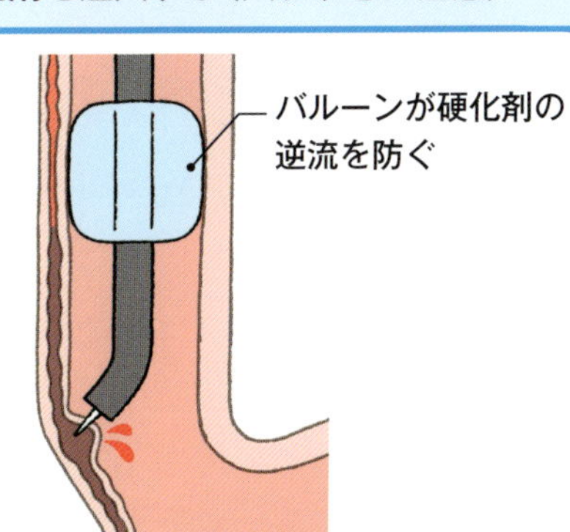

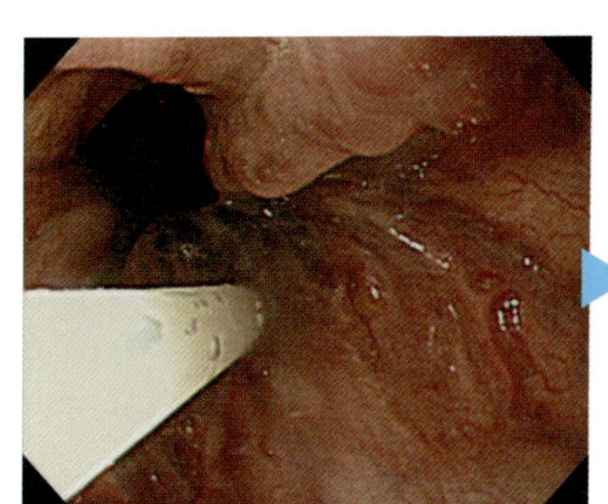

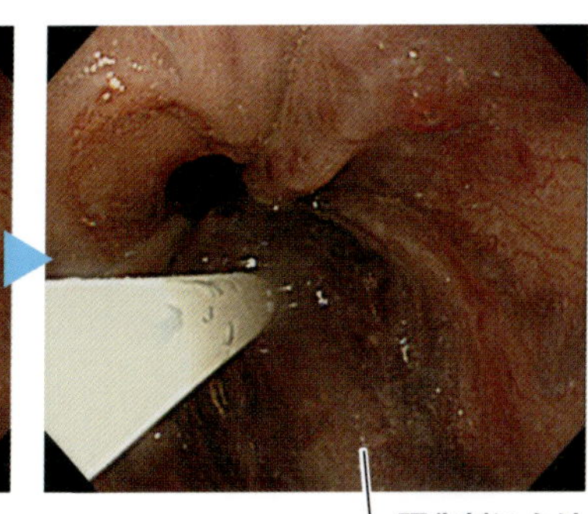

介助のポイント
介助者は、注入量を声に出してカウントするのがポイント

❸ 圧迫止血する（バルーンで圧迫止血）

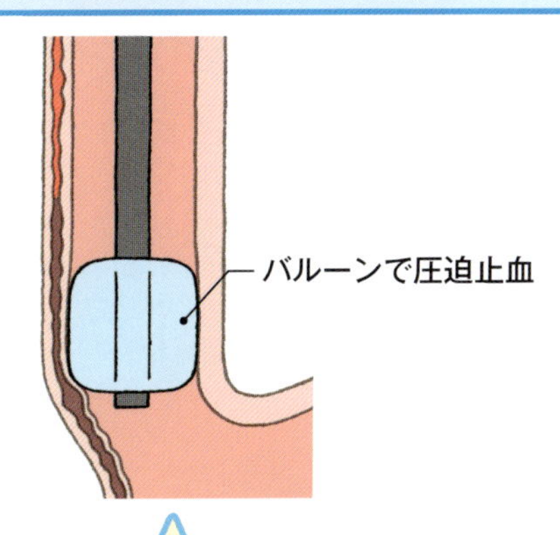

介助のポイント
バルーンをゆっくり膨らませるのがポイント

Point 3 EVLは、静脈瘤破裂時の緊急止血のために行われることが多い

EVLは、食道静脈瘤を結紮し、壊死させる治療法です。
処置具として、結紮用ゴムバンド(Oリング)を用いるのが特徴です。

適応

- 食道・胃静脈瘤(静脈瘤破裂時の第一選択)

禁忌

- 基本的には、上部消化管内視鏡検査に準じる(緊急例では、症例によって異なる)

EVLの実際

EVL用の処置具には、単発式と連発式があります。

単発式は、Oリングを1発しか装填できないため、結紮するたびにスコープを抜き、Oリングを装填して再挿入しなければなりません。そのため、あらかじめオーバーチューブを挿入する必要があります。しかし、視野にすぐれ、スコープの鉗子口を使用できるため、EISとの併用も可能であることから、緊急時を含め、よく使用されます。

一方、連発式は、数発分のOリングを装填できるため、スコープを抜き差しせずに治療を完遂できます。オーバーチューブも不要です。しかし、視野が悪く、鉗子口を使えないというデメリットもあります。

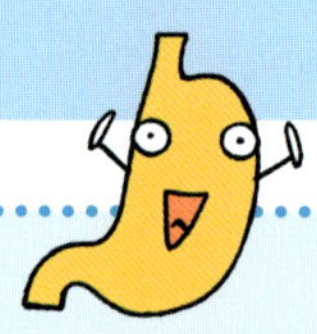

処置具の特性や、治療の流れを理解しておくことが大切です。

連発式

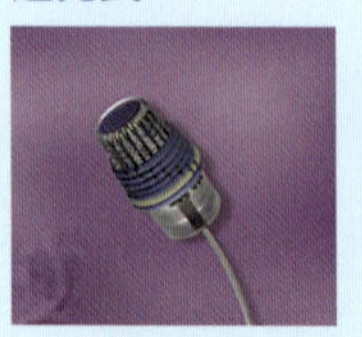

(Speedband™ Superview Super7：ボストン・サイエンティフィック ジャパン)

単発式

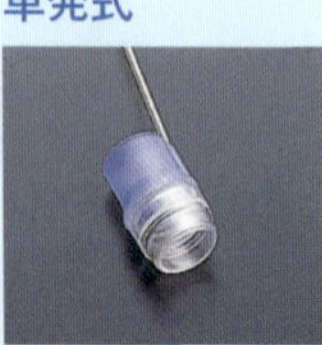

(ニューモ・アクティベイトEVLデバイス®：住友ベークライト)

EVLの利点・欠点

利点	●**侵襲性が低い** ●禁忌例が少ない
欠点	●早期に**再発しやすい** ●EVL後の再発例ではEVLが難しい ●EISに比べ食道損傷や穿孔のリスクが高い

EVLの実際（単発式の場合）

❶ 処理具を挿入する

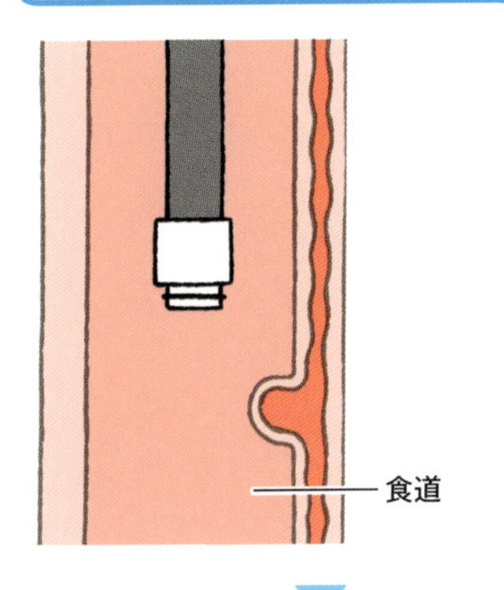

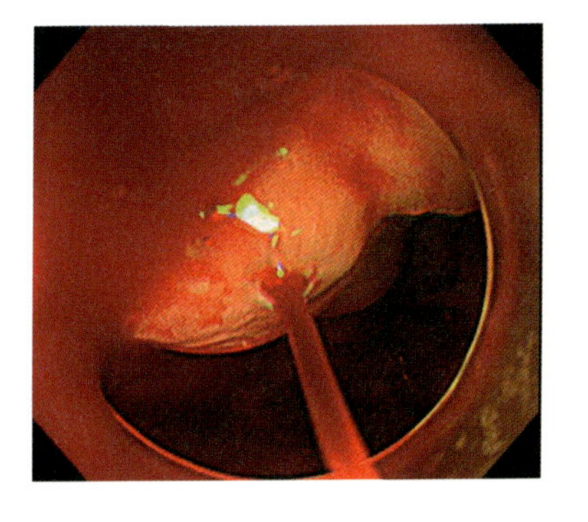

❷ 静脈瘤を吸引する

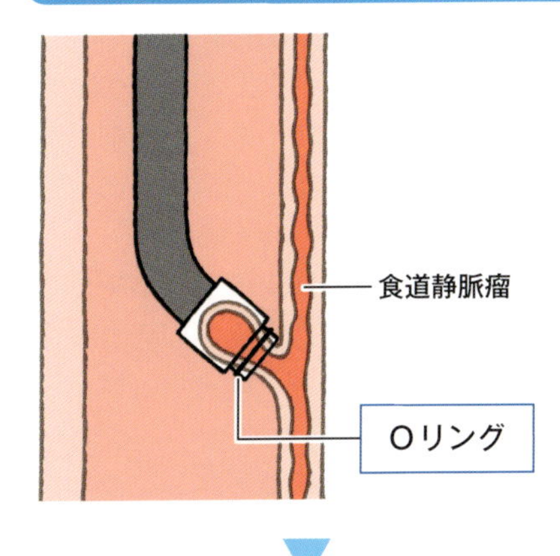

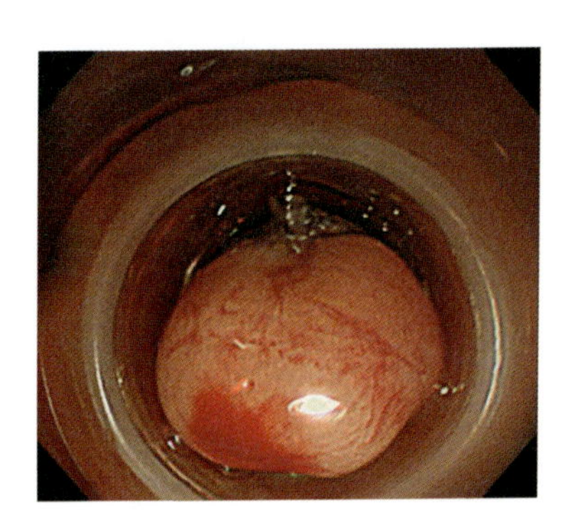

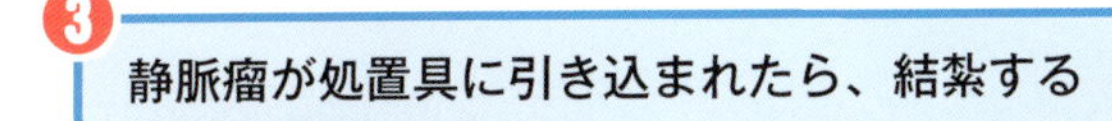

❸ 静脈瘤が処置具に引き込まれたら、結紮する

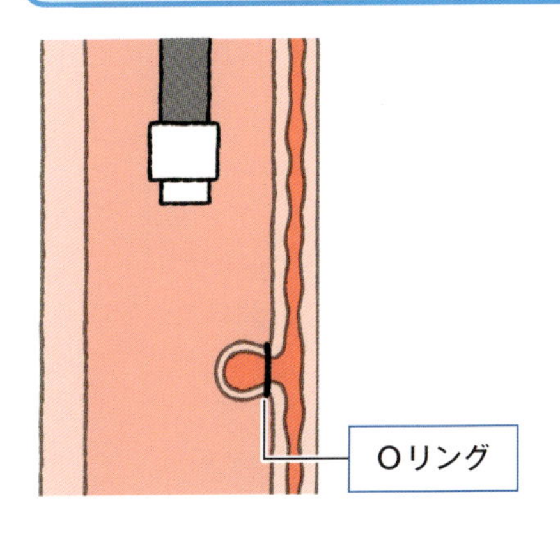

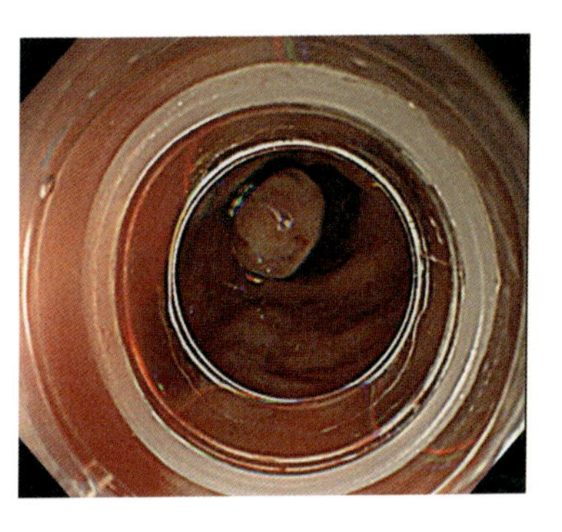

介助のポイント

単発式の場合、スコープが頻繁に出入りすることによる負担を軽減するため、内視鏡を挿入したらオーバーチューブを留置する

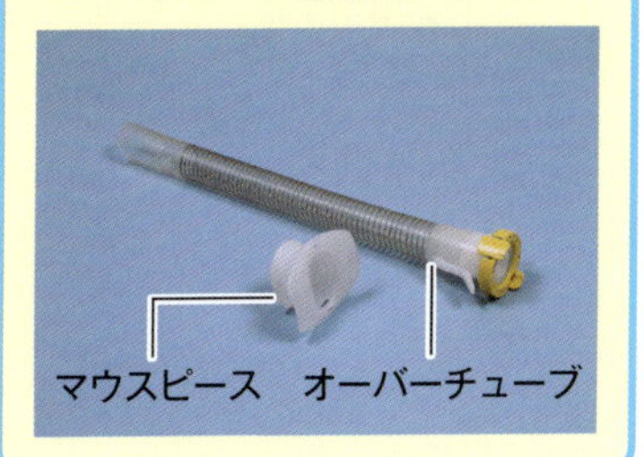

一般的には、１条の静脈瘤に対して複数箇所を結紮するため、単発式の場合は一度結紮したらスコープを抜いて先端にOリングを装填し、再度挿入して結紮を行います。

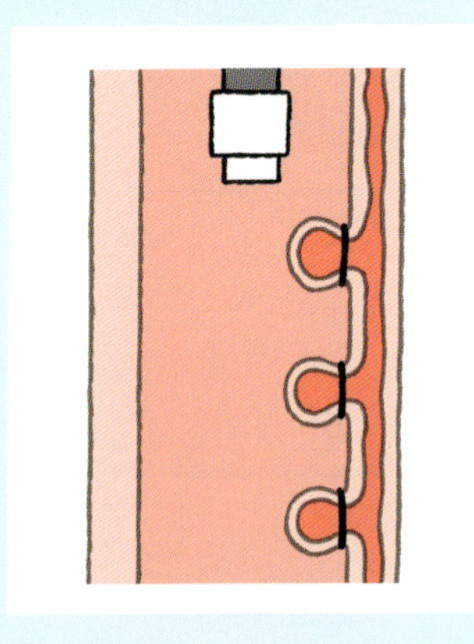

Point 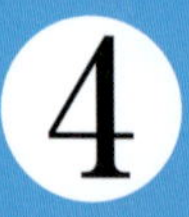

実施後、当日は絶食・床上安静となる

EIS・EVLを実施した日は、絶食・床上安静となります。ただし、食道・胃粘膜を保護するために、アルギン酸（アルクレイン内服用５％）の服用が必要です。安静解除は翌朝、食事は術翌日の昼からです。

治療後の観察ポイント

治療当日（帰室後）

床上安静

- ベッドから降りないように説明する

薬剤

食道と胃粘膜を保護するため、アルギン酸ナトリウム（アルクレイン内用液5％）を内服する

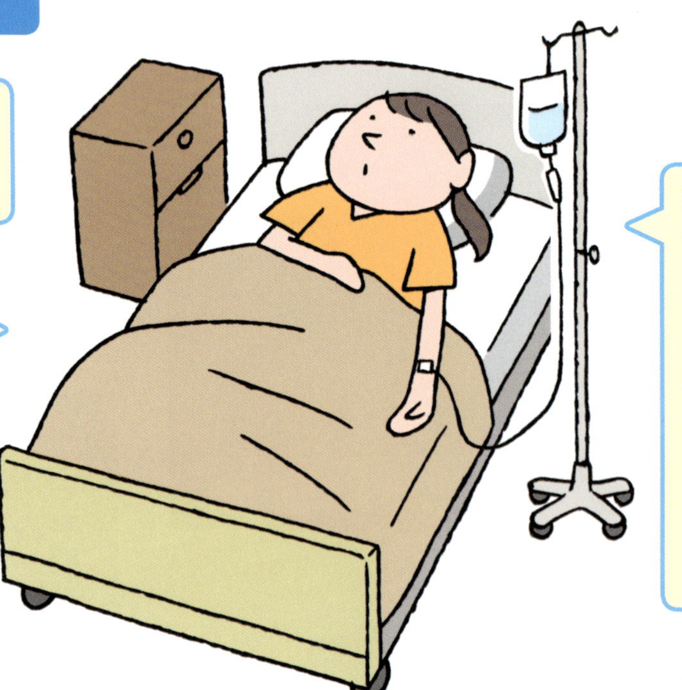

測定・観察

- バイタルサインの測定、疼痛や嘔気、胸部の圧迫感、出血などの有無を観察する
- 咽頭麻酔を行っているため、麻酔が切れるまでは、唾液などはティッシュペーパーやガーグルベースンに出すように説明する

出血には特に注意

治療翌日

食事

- 医師の指示により、昼食から術後食の摂取を開始する
- 3日ほどで、もとの食事（主食は全粥）に食上げする

*治療部位などによって食事形態が変わる場合がある

安静

- 治療翌日の朝、バイタルサインの測定と症状の観察を行い、問題なければ安静解除

6 ERCP(内視鏡的逆行性膵胆管造影)

Point 1 ERCPは、胆膵領域の検査と治療を行う方法

ERCPでは、専用の十二指腸鏡(側視鏡)を使用し、造影カテーテルやガイドワイヤーなど多くの処置具を使用します。造影を行うため、X線透視装置も併用します。

ERCPの分類

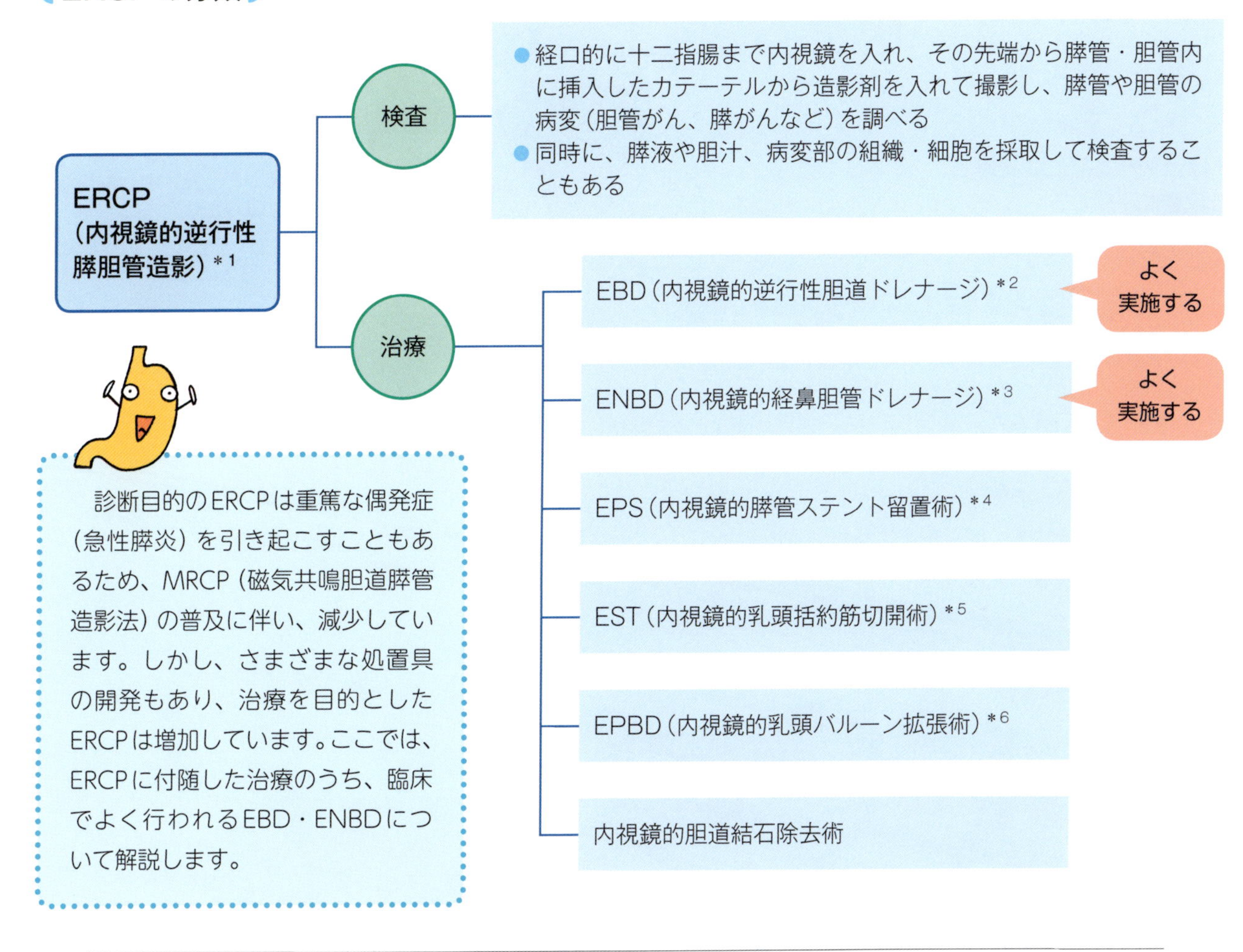

＊1 ERCP(endoscopic retrograde cholangiopancreatography):内視鏡的逆行性膵胆管造影
＊2 EBD(endoscopic retrograde biliary drainage):内視鏡的逆行性胆道ドレナージ
＊3 ENBD(endoscopic naso-biliary drainage):内視鏡的経鼻胆管ドレナージ
＊4 EPS(endoscopic pancreatic stenting):内視鏡的膵管ステント留置術
＊5 EST(endoscopic sphincteropapillotomy):内視鏡的乳頭括約筋切開術
＊6 EPBD(endoscopic papillary balloon dilatation):内視鏡的乳頭バルーン拡張術

6 ERCP（内視鏡的逆行性膵胆管造影）

実施前の注意点（治療当日：入室後）

問診
検査台に案内する前、同意書の確認と、抗凝固薬・アレルギーの有無などを確認

体位
体位は「腹臥位・顔だけ右向き」が基本（高齢者では難しいこともある）

圧迫される部位の皮膚状態に注意する

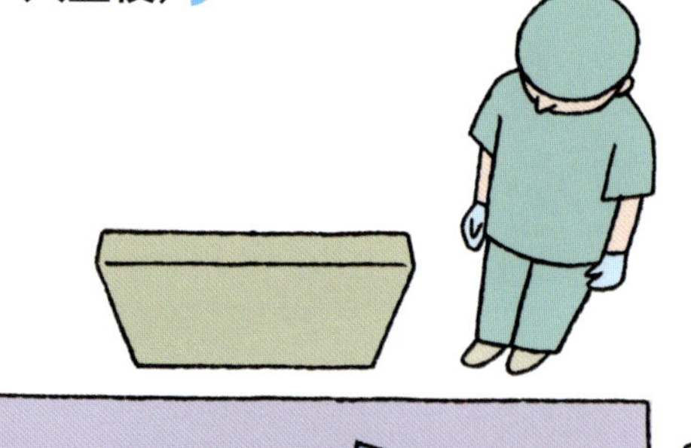

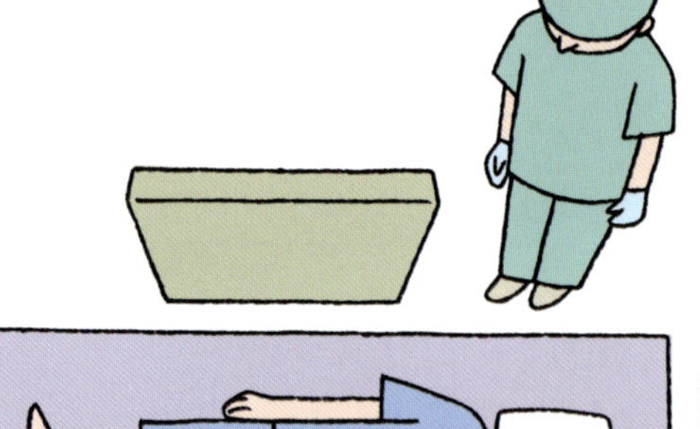

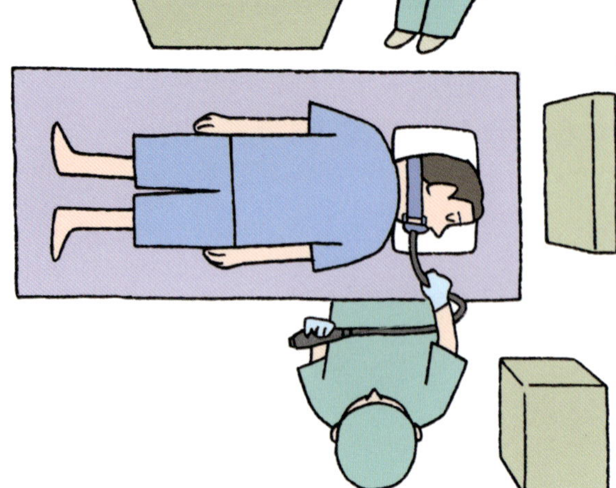

患者状態の観察
バイタルサインを測定し、モニタリングを開始

マウスピースを装着し、テープで固定する

医師が鎮静薬を静注し、しっかり鎮静の効果がでたところでスコープを挿入する

※鎮静の状態、疼痛、呼吸状態に応じて、鎮静薬・鎮痙薬が追加投与される

適応

- 膵疾患：膵がん、嚢胞性疾患、慢性膵炎、膵管癒合不全、輪状膵
- 胆道疾患：胆管がん、胆嚢がん、胆道結石症、胆管狭窄、膵胆管合流異常
- 乳頭部疾患：乳頭部がん、乳頭機能不全症

禁忌

- 全身状態不良
- 造影剤過敏症
- 急性膵炎の急性期、慢性膵炎の急性増悪期
- 患者の同意が得られない場合

ERCPの概要

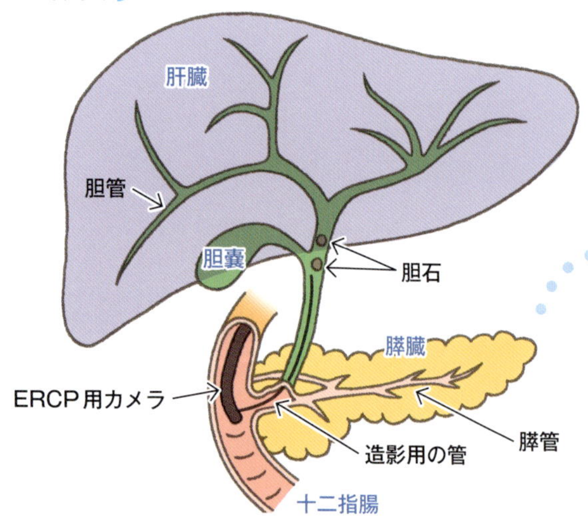

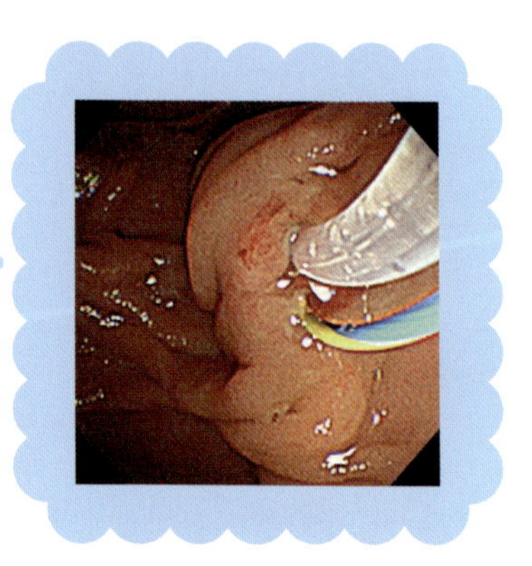

Point 2 EBDとENBDは、胆道ドレナージの目的で行われる

胆道が何らかの原因（腫瘍や結石など）で閉塞・狭窄し、胆汁が腸管へ流れなくなると、胆汁が胆嚢に溜まり、黄疸が生じます。放置すると細菌が繁殖して胆嚢炎となり、場合によっては菌血症・敗血症を併発して重篤化するため、胆道ドレナージを行って、たまった胆汁を外へ排出する必要があります。

EBD（内視鏡的逆行性胆道ドレナージ）

閉塞部に短いステントを留置して、たまった胆汁を十二指腸へドレナージする方法です。ステントには、さまざまな種類（太さ・長さ・形状）があるため、症例に合わせた適切な選択が重要となります。

EBDの種類

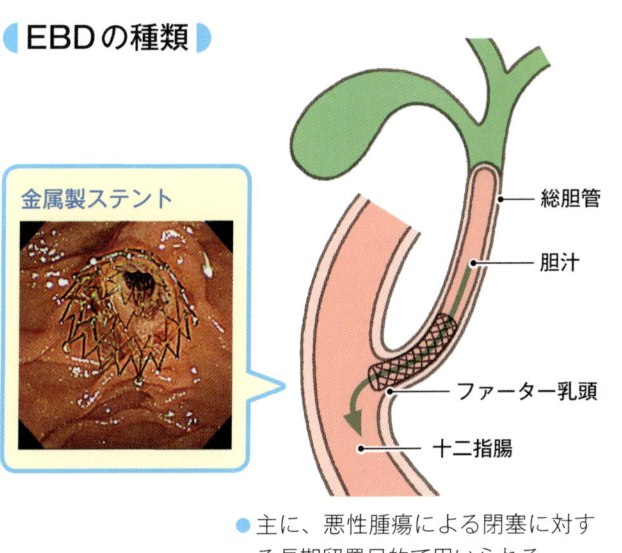

●主に、悪性腫瘍による閉塞に対する長期留置目的で用いられる

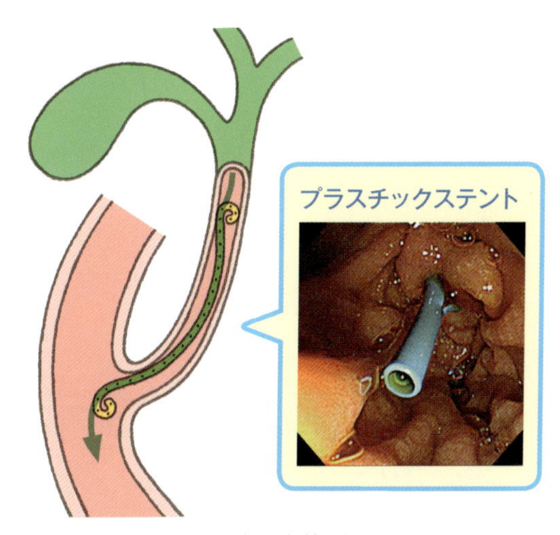

●一定期間後の抜去もしくは交換が必要（長期間の留置はできない）

利点・欠点

利点	● **苦痛が少ない**（ENBDと比べて） ●日常生活動作を保てる ●長期間の留置が可能（金属ステントの場合）	●自己抜去のリスクがない ●複数本の留置が可能
欠点	●胆汁の色・性状・量を確認できない ●閉塞による再発のリスクがある ●チューブ抜去時は内視鏡の再挿入が必要（プラスチックステントの場合）	●逸脱または迷入のリスクがある ●逆行性感染のリスクがある

ENBD（内視鏡的経鼻胆管ドレナージ）

閉塞部に留置した長いプラスチックチューブを鼻から出し、胆汁を直接体外へ排出する方法です。

EBDより管理は難しいものの、排泄される胆汁の色・性状が見えるため、感染の状態などが把握しやすくなります。また、チューブから生理食塩水で直接胆道を洗浄したり、造影剤を注入して造影したりできるので、診断や治療に大変有用な方法です。

ただし、鼻から出ているチューブを引っ張ると簡単に抜けてしまうため、自己抜去に注意が必要です。

ENBD管理のポイント

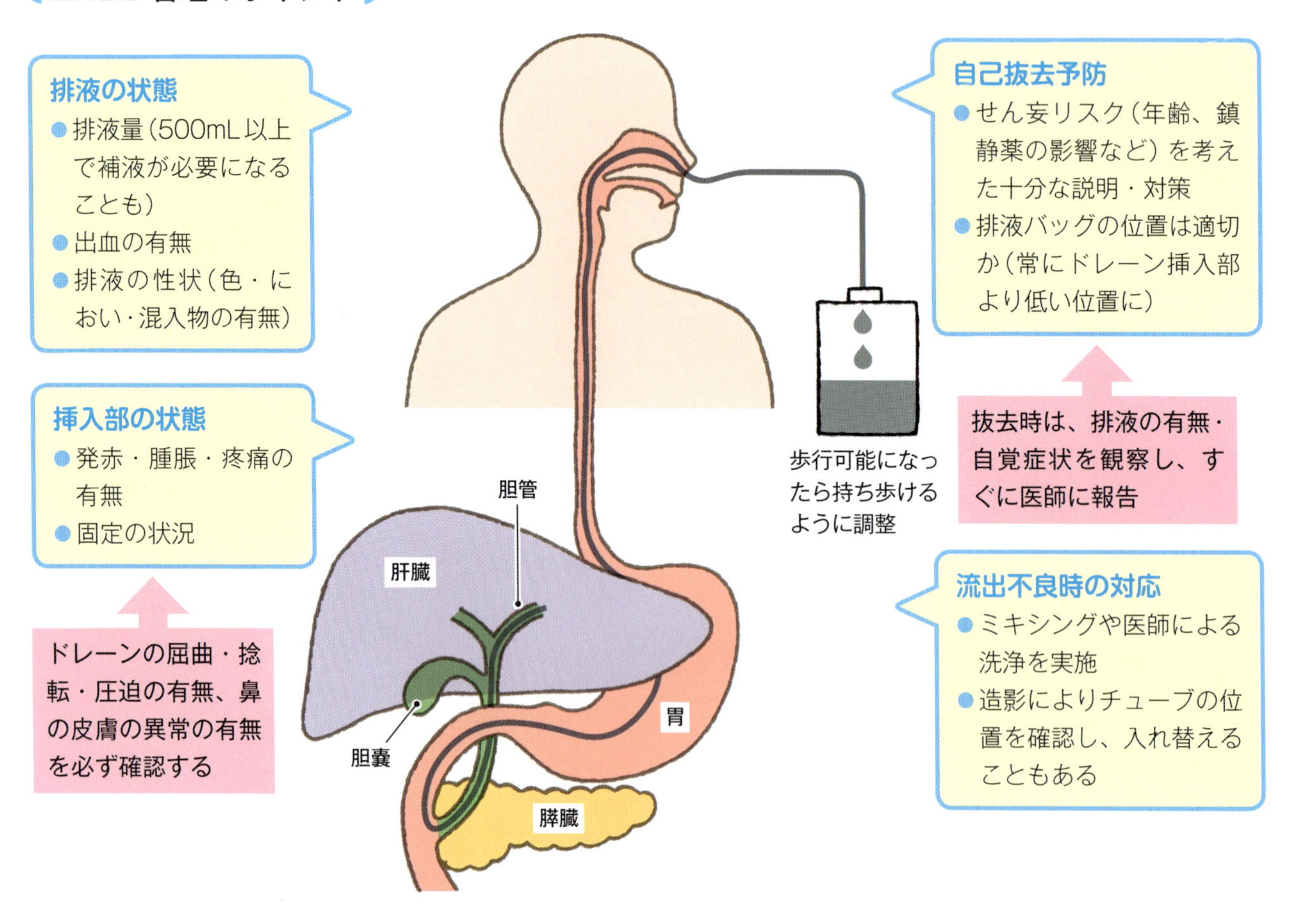

利点・欠点

利点	●胆汁の色・性状・量を直接確認できる ●繰り返し胆汁の培養・細胞診検査が可能 ●不要となった場合、簡便に抜去できる	●チューブから胆道の洗浄が可能 ●造影検査が可能
欠点	●**患者の苦痛が強い** ●患者の日常動作が低下する	●自己抜去のリスクが高い

Point 3 ERCP中～後の腹痛は、偶発症を疑って対応する

ERCPの偶発症として起こりうるのは、急性膵炎と穿孔です。どちらも早期発見・治療が重要な病態なので、腹痛などの症状がみられたら、すぐに医師に報告し、指示をあおぎます。

偶発症発生時には、X線撮影やCT検査が必要です。EBDで保存的にみる場合もありますが、緊急手術となる場合もあります。

偶発症

急性膵炎 (3～5%)	●ERCP後の偶発症で最も多く、重症化すると致死的となる ●検査終了後2～4時間で発症 ●症状：心窩部～背部の持続的な腹痛、悪心、嘔吐などの症状が出現。重症化すると、呼吸困難感、意識障害を伴うこともある ●検査値異常：血清アミラーゼ・リパーゼ・エラスターゼ上昇、WBC・CRP上昇
穿孔 (0.1%)	●ERCPに伴って生じる ●症状：バイタルサイン変動、痛み、皮下気腫、呼吸状態変化

治療後のケア

日常生活援助
- 安静度に合わせて、口腔ケア、清潔・排泄などの援助をする

食事
- 当日は絶食（血液検査の結果をみて、翌日から開始する）

患者・家族への説明
- 検査・処置など、今後の説明も行う

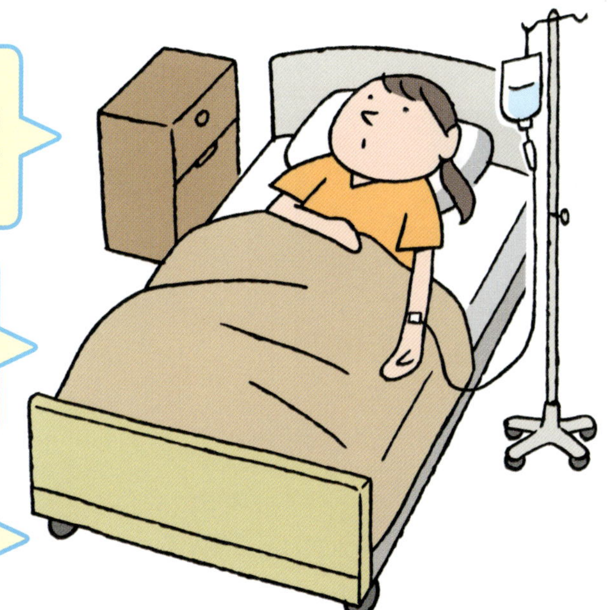

薬剤
- 確実な薬剤・輸液投与（膵疾患治療薬、抗菌薬など）

安全管理
- 転倒・転落の予防

測定・観察
- バイタルサイン
- 急性膵炎の症状
- 意識レベル、覚醒状態、呼吸状態

発熱・腹痛があったらすぐに医師に報告

7 内視鏡的バルーン拡張術

Point 1 内視鏡的バルーン拡張術は消化管狭窄の治療法である

内視鏡的バルーン拡張術は、消化管の炎症や良性腫瘍、外科的手術や内視鏡治療後の治癒に伴って生じた消化管狭窄を、内視鏡下で挿入したバルーンで拡張する治療法です。

消化管狭窄に対する治療法としては低侵襲性で比較的簡便かつ安全な方法です。

適応

- 食道アカラシア
- 外科的手術後の吻合部狭窄
- 内視鏡治療後の消化管狭窄（多くは食道）
- クローン病による小腸狭窄　など

禁忌

- 上部・下部消化管内視鏡検査に準じる

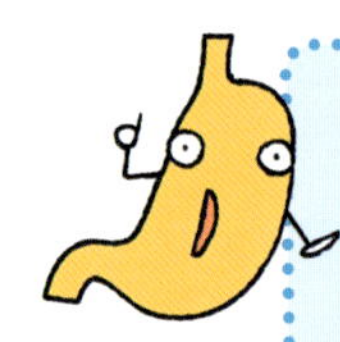

バルーンサイズは、狭窄の度合いや原因などによって使い分けます（拡張圧や時間も異なります）。

バルーンは必ず単回使用とし、複数回の使用は禁止されています。

バルーン

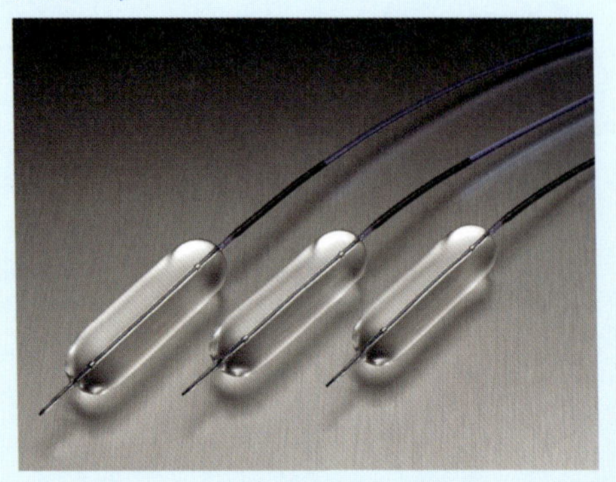

（CRE™ PRO GI Wireguided：ボストン・サイエンティフィック ジャパン）

加圧器（バルーンを膨らませる器械）

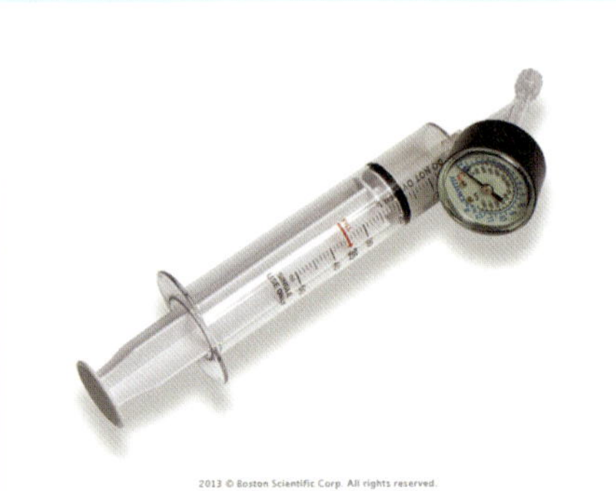

（アライアンス インフレーション システム：ボストン・サイエンティフィック ジャパン）

内視鏡的バルーン拡張術の実際

❶ 適したサイズのバルーンを挿入し、拡張していく

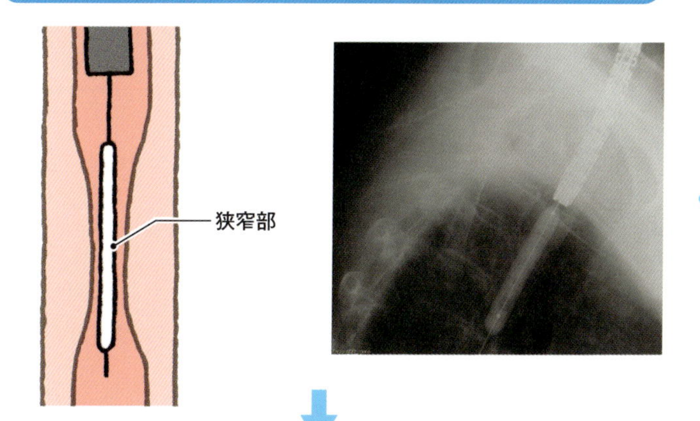

介助のポイント

- X線透視により、狭窄の状況（部位、長さ、径など）詳細な情報が得られる

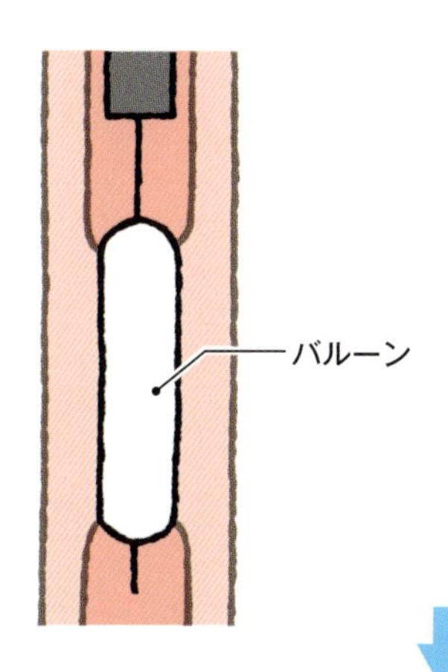

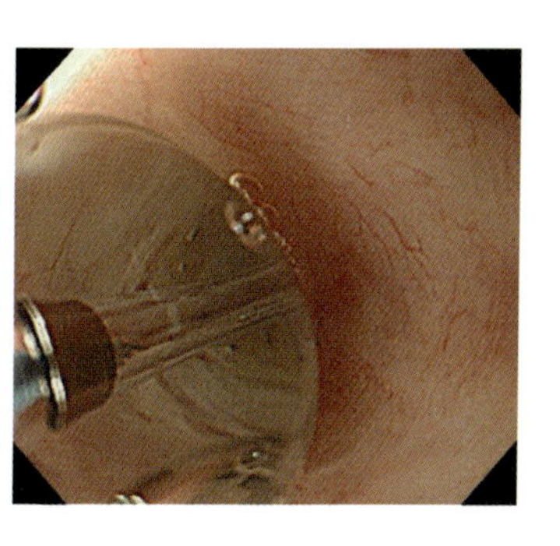

介助のポイント

- 狭窄部にバルーン（ガイドワイヤー）を通過させるときや、バルーンを膨らませるときは、消化管穿孔のリスクが高い
- 介助者は、特に拡張時に細心の注意をはらう必要がある
- 内視鏡画像と透視画像、患者の様子をよく確認しながらゆっくりと膨らませることが大切である

❷ 狭窄部の状態を確認

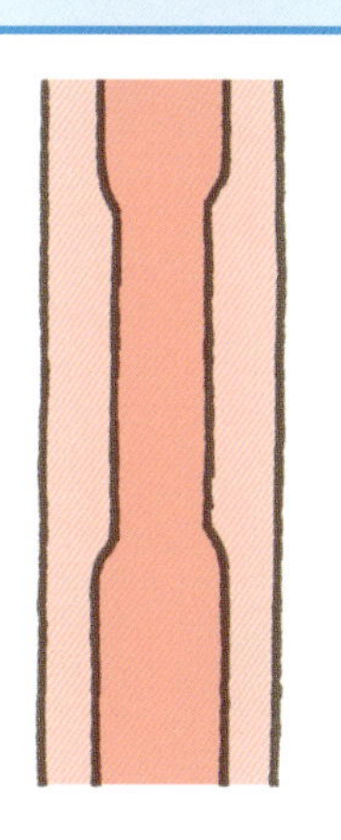

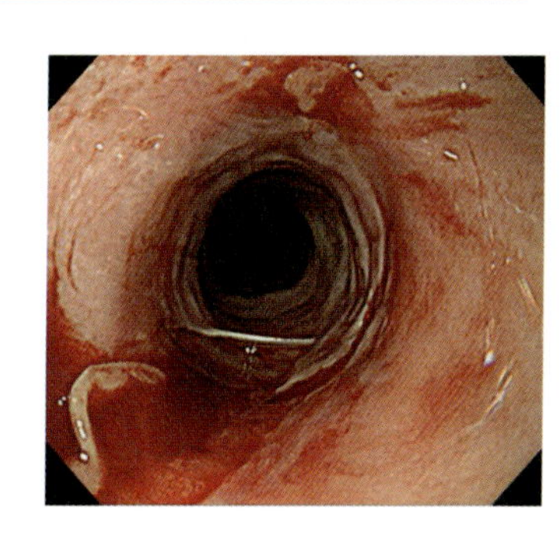

介助のポイント

- 偶発症（出血や穿孔など）がないか十分に確認する

8 内視鏡的異物摘出術

Point 1 消化管壁の損傷や閉塞を起こす可能性がある異物は除去する必要がある

内視鏡的異物摘出術は、異物（誤って口から飲み込んでしまったり、肛門から挿入可能なすべてのもの）を、内視鏡や回収用処置具を用いて摘出する方法です。

適応

- 消化管壁の損傷の危険や毒性のあるもの
- 異物により消化管の閉塞がある場合
- 寄生虫の存在が疑われる場合

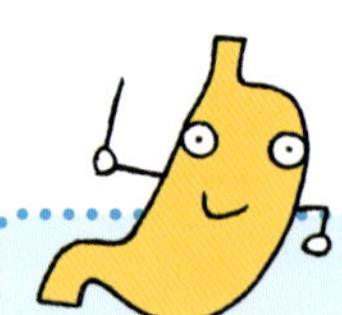

異物の内容として多いのは、小児では硬貨やおはじき、高齢者ではPTP（薬を包装材から出さずにそのまま飲んでしまう）や入れ歯、食塊です。

代表的な異物

- 入れ歯
- PTP（薬剤の包装材）
- 針
- 魚骨
- ボタン電池
- 食塊
- 硬貨
- アニサキス　など

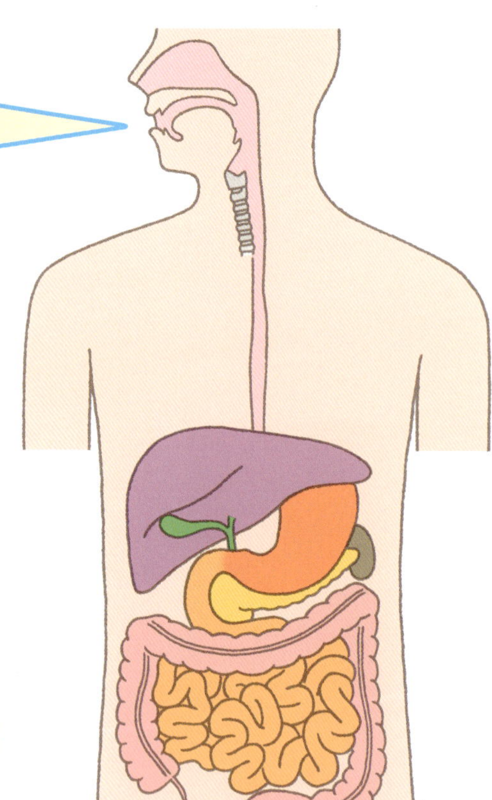

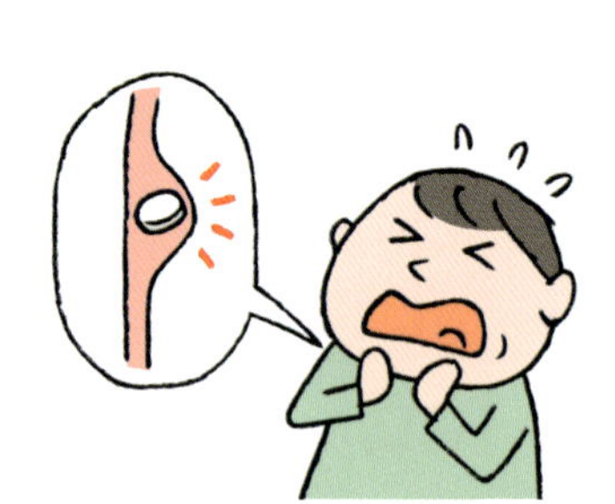

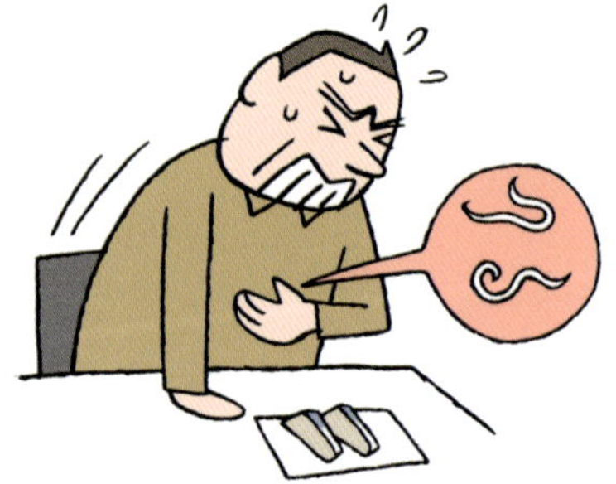

Point 2 異物の種類に適した回収用処置具を用いることが重要

回収用処置具は、異物を把持する目的をもちます。さまざまな処置具があり、目的となる異物の種類や、状況によって、適した処置具を選択することが大切です。

処置具の選択例

鋭利なもの（PTPなど）

- 鰐口型の把持鉗子を使用
- スコープ先端に装着したフード内に引き込むようにして回収する

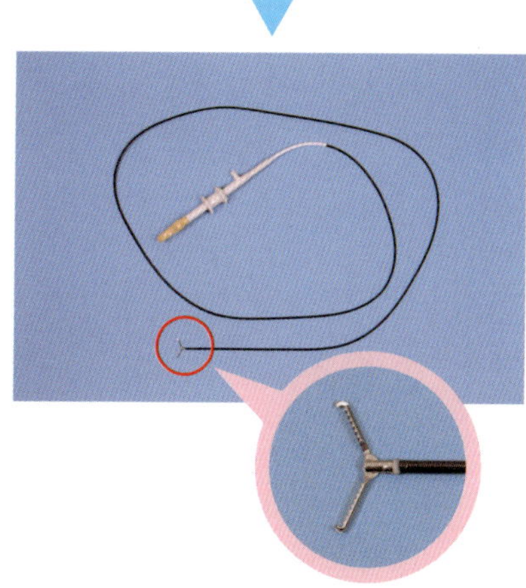

鉗子では把持しにくいもの（インプラントなど）

- 回収ネットを使用

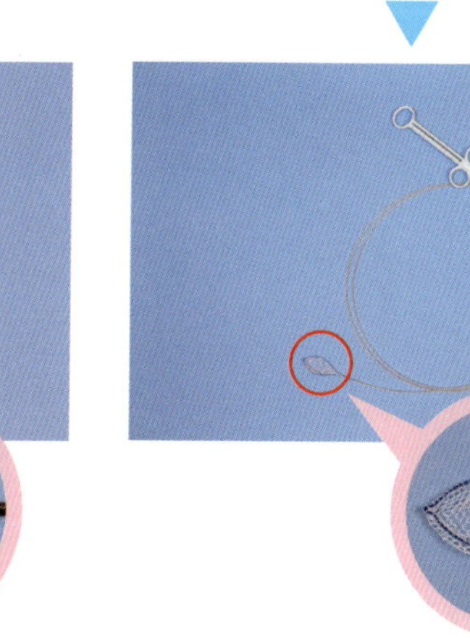

小さく細長いもの（アニサキスなど）

- カップの小さい生検鉗子を使用

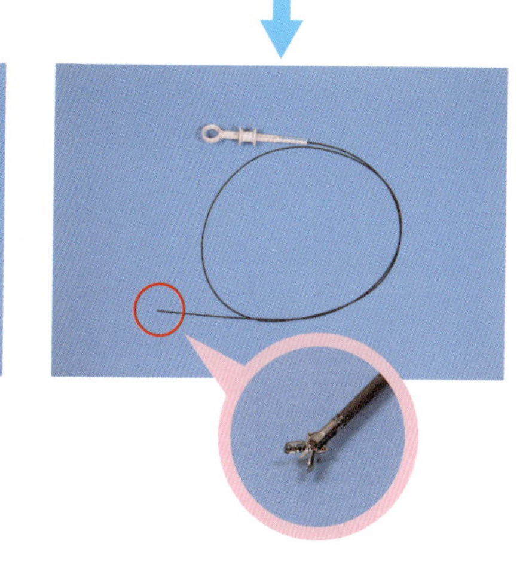

崩れやすいもの（食塊など）

- バスケット型や三脚型の把持鉗子を使用
  ＊小さく崩れる食塊であれば、回収せず、胃に落とし込むこともある

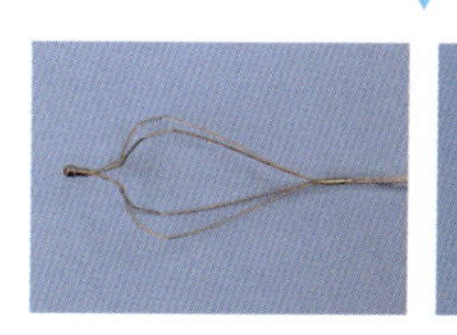

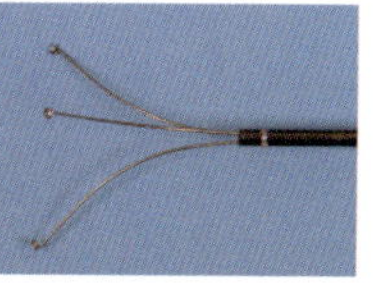

異物除去で使用するもの

スコープ	●鉗子口径2.8mm以上のものを使用する
その他の処置具（回収時に異物による粘膜の損傷を防ぐ目的で使用するもの）	●オーバーチューブ：ESD同様にスコープの出し入れや気管の確保、また異物をチューブ内に引き込みながら回収できるので有用 ●先端フード：スコープ先端に装着し、視野を確保しながらフード内に異物を引き込み、粘膜を傷つけずに異物を回収できる

患者入室後

麻酔、吸引の準備を行います。

通常の問診の他に、異物についての情報収集も行います。

- 何を飲み込んだのか（形や大きさ）
- いつ飲み込んだのか
- 何か症状が現れているか　など

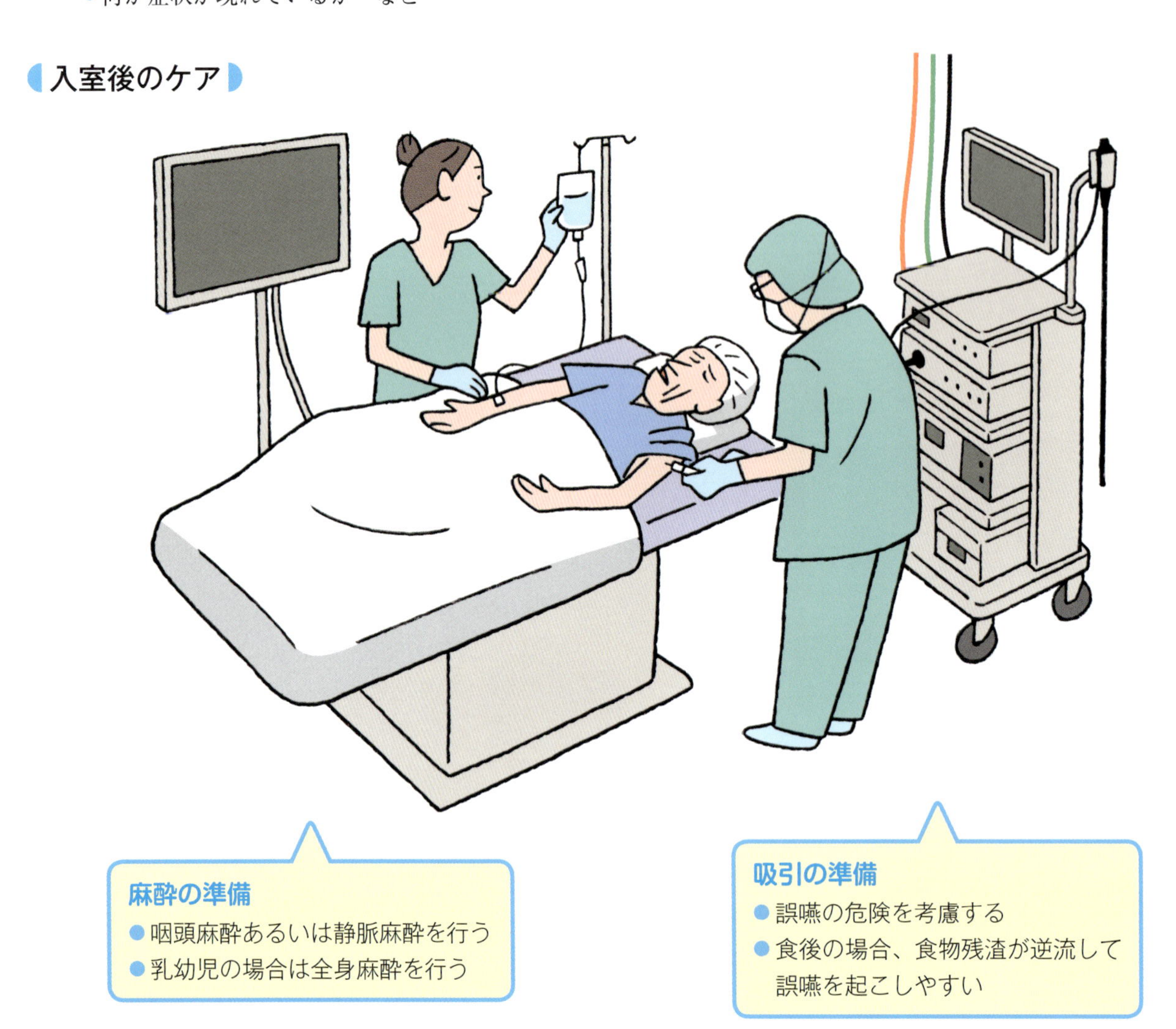

異物除去の実際

異物に適した回収用具を選択し、注意深く回収します。

異物除去の実際

PTP（薬の包装材）

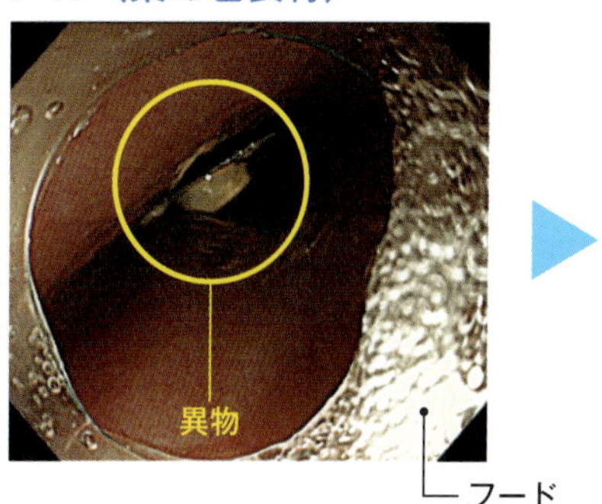

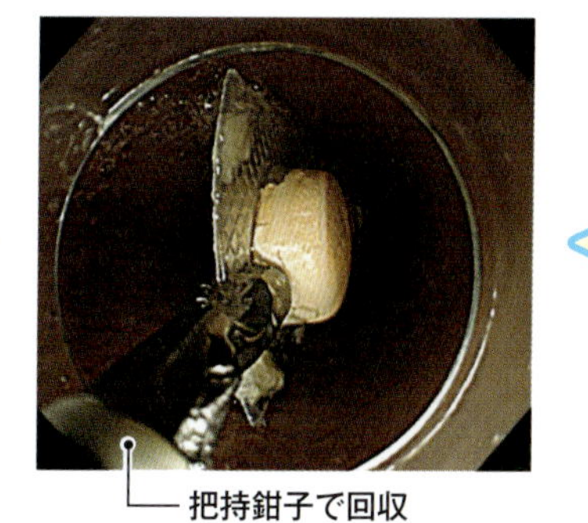

介助のポイント

- 外れないようしっかり把持鉗子で挟み、フード内に引き込む
- PTPの角は非常に鋭利なので、そのまま引き上げると食道粘膜が傷つく恐れがある

インプラント

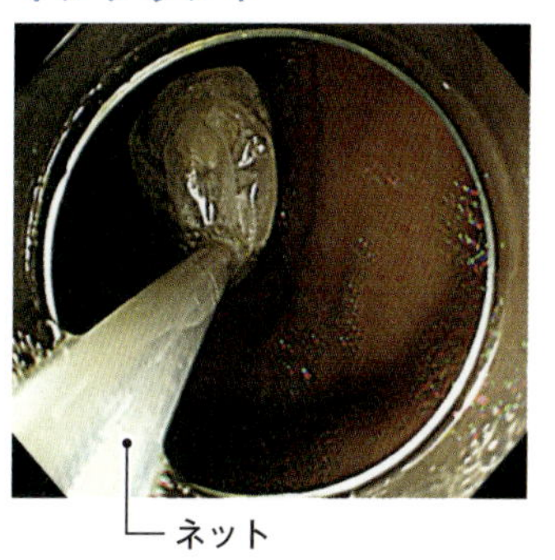

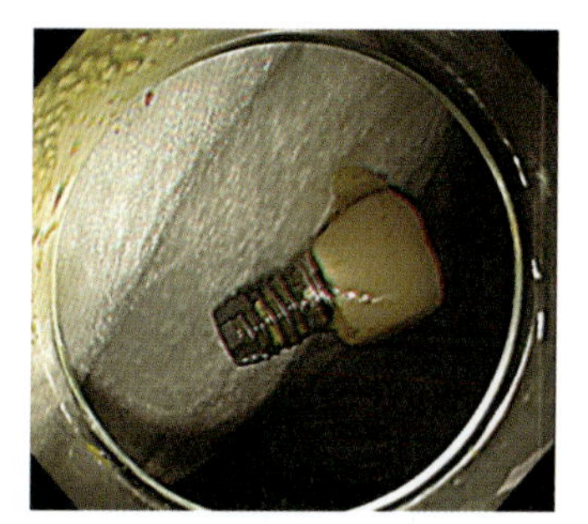

袋状の回収ネットで回収

食塊（肉の例）

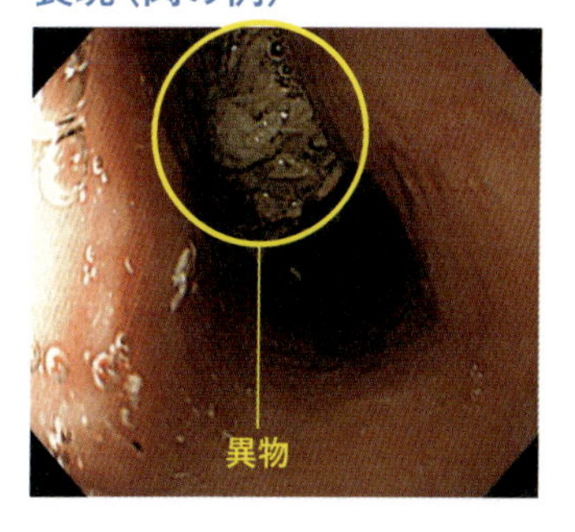

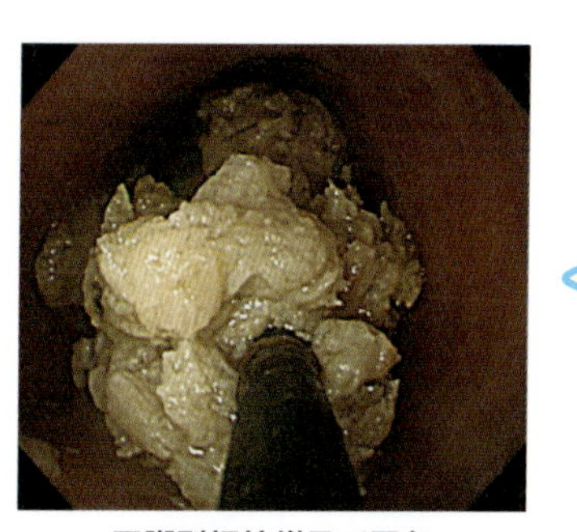

三脚型把持鉗子で回収

介助のポイント

- 鰐口型だと、食塊がもろいと崩れてちぎれてしまうことがあるため、全体を抱え込める三脚型やバスケット型を使用する
- 食塊の場合、小さくなる場合は、回収せず、胃に落とし込むこともできる

アニサキス

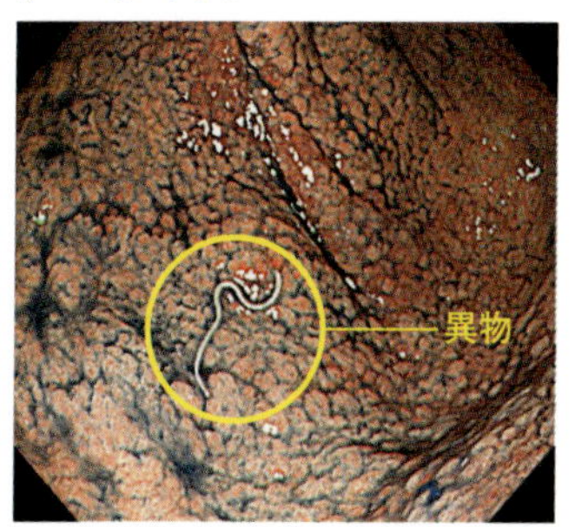

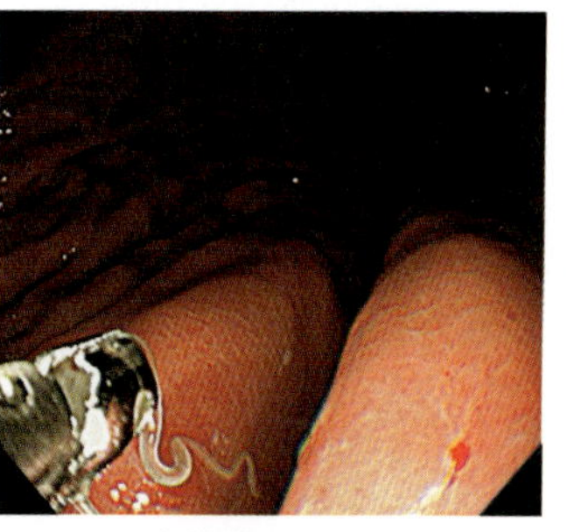

生検鉗子で回収

介助のポイント

- アニサキスは細長いので、カップの小さい生検鉗子がつかみやすい
- 強引に引っ張ってちぎれないよう、胃に食いついた部分が離れるまで、つかんだまま待つこともある

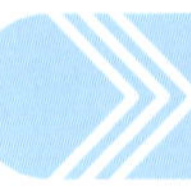

実施後のケア

高齢者や子どもは、誤飲を繰り返すことがあります。そのため、家庭での環境を見直すことが必要です。

実施後のケア

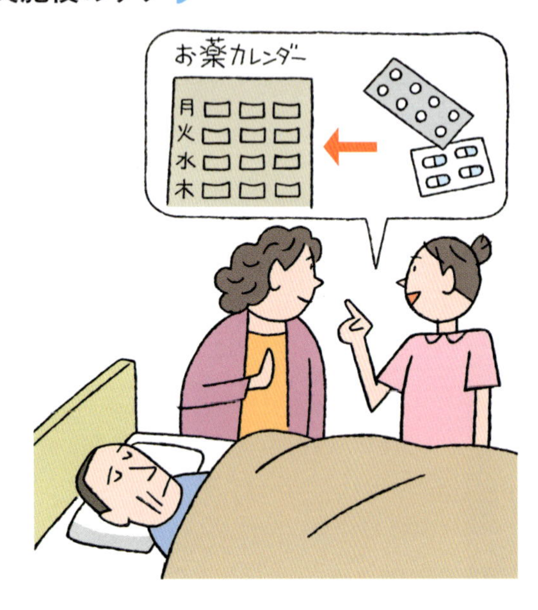

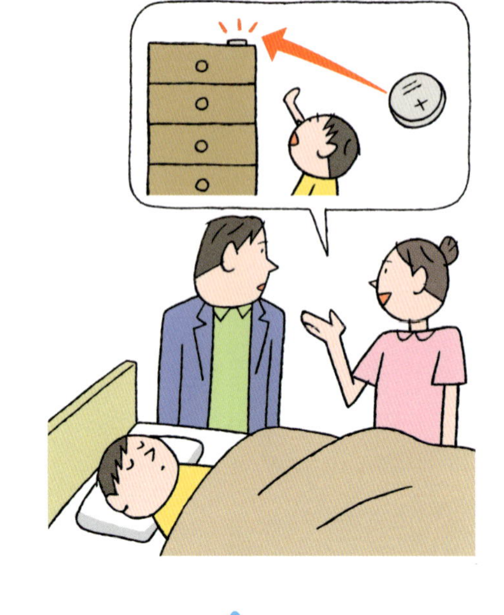

観察

- バイタルサイン
- 痛み、出血、炎症、穿孔のリスクを常に念頭に置く

指導

- 物の保管場所を改善する
  ➡誤飲の危険がある物は、子どもの手の届かない場所にしまう
- 服薬管理を見直す
  ➡お薬カレンダーを使用するなどして、PTPシートから出して一包化すると便利

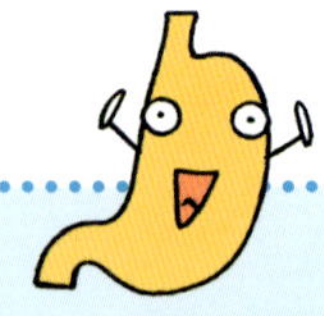

摘出した異物は、画像にも残します。患者や家族に見せることもあるので、すぐには捨てないようにします。

9 PEG（経皮内視鏡的胃瘻造設術）

Point 1 PEGは、栄養投与を目的とした胃瘻を造設するために行われる

PEG（経皮内視鏡的胃瘻造設術）*1とは、内視鏡的に胃内腔と腹壁外との間に瘻孔をつくり、水分や栄養を流入または排出させるためのチューブを留置させるための処置です。

胃瘻カテーテルは、内部ストッパーと外部の形状によって、4つに分類されます。それぞれ利点・欠点があるため、患者の状態に合わせて適切に選択することが重要です。

栄養投与経路の選択（ASPEN*2）

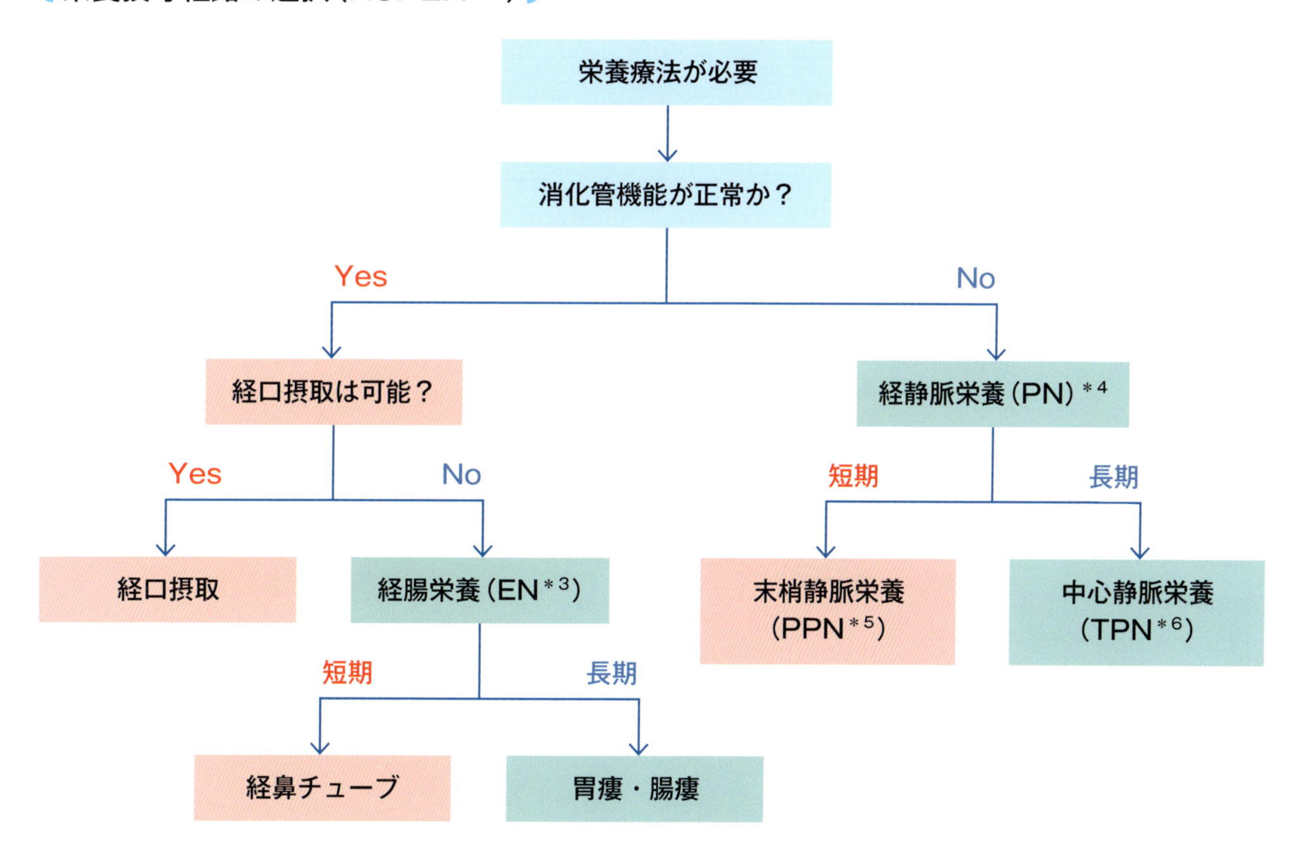

＊1　PEG（percutaneous endoscopic gastrostomy）：経皮内視鏡的胃瘻造設術
＊2　ASPEN（American Society for Parenteral and Enteral Nutrition）：米国静脈経腸栄養学会
＊3　EN（enteral nutrition）：経腸栄養
＊4　PN（intravenous alimentation）：経静脈栄養
＊5　PPN（peripheral parenteral nutrition）：末梢静脈栄養
＊6　TPN（intravenous hypernutrition）：中心静脈栄養

9 PEG（経皮内視鏡的胃瘻造設術）

胃瘻カテーテルの種類

ボタンタイプ

- 事故（自己）抜去や閉塞のリスクは低いが、管理がやや難しい

チューブタイプ

- 事故（自己）抜去や閉塞のリスクは高いが、管理しやすい

バルーン型

- やや抜けやすいが交換しやすい
- 1～2か月ごとに交換が必要

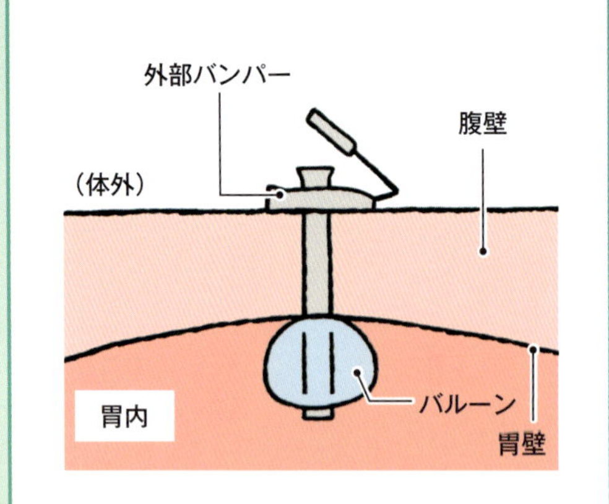

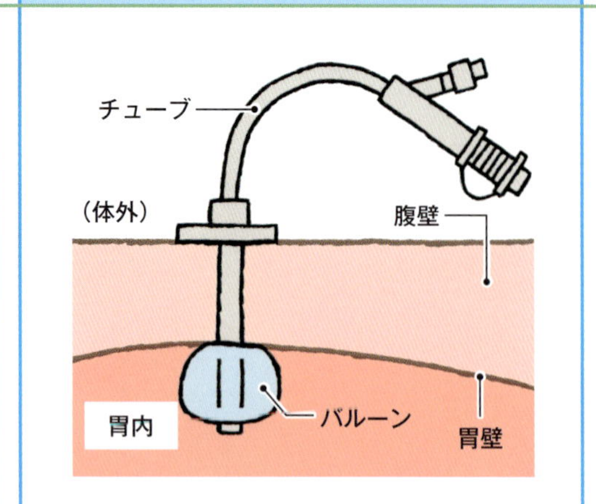

バンパー型

- 抜けにくいが、交換がやや難しい
- 4～6か月ごとに交換が必要

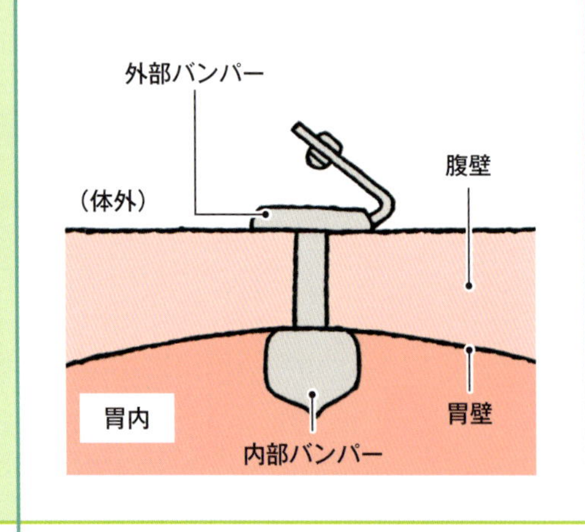

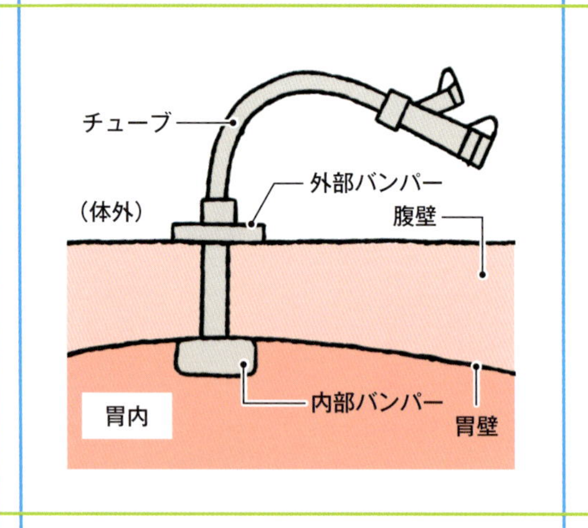

適応

- 主に脳血管疾患、神経・筋疾患、口腔・食道などのがんにより、栄養の経口的摂取が不可能な場合
- 誤嚥を繰り返す場合
- 減圧ドレナージが必要な場合

禁忌

- 内視鏡が通過不可能な咽頭・食道狭窄
- 大量の腹水貯留　●極度の肥満
- 著明な肝腫大　●横隔膜ヘルニア
- 胃の腫瘍性病変や急性粘膜病変
- 胃手術の既往　●高度の出血傾向　など
- 患者の同意が得られない場合

実施前の注意点（治療当日：入室後）

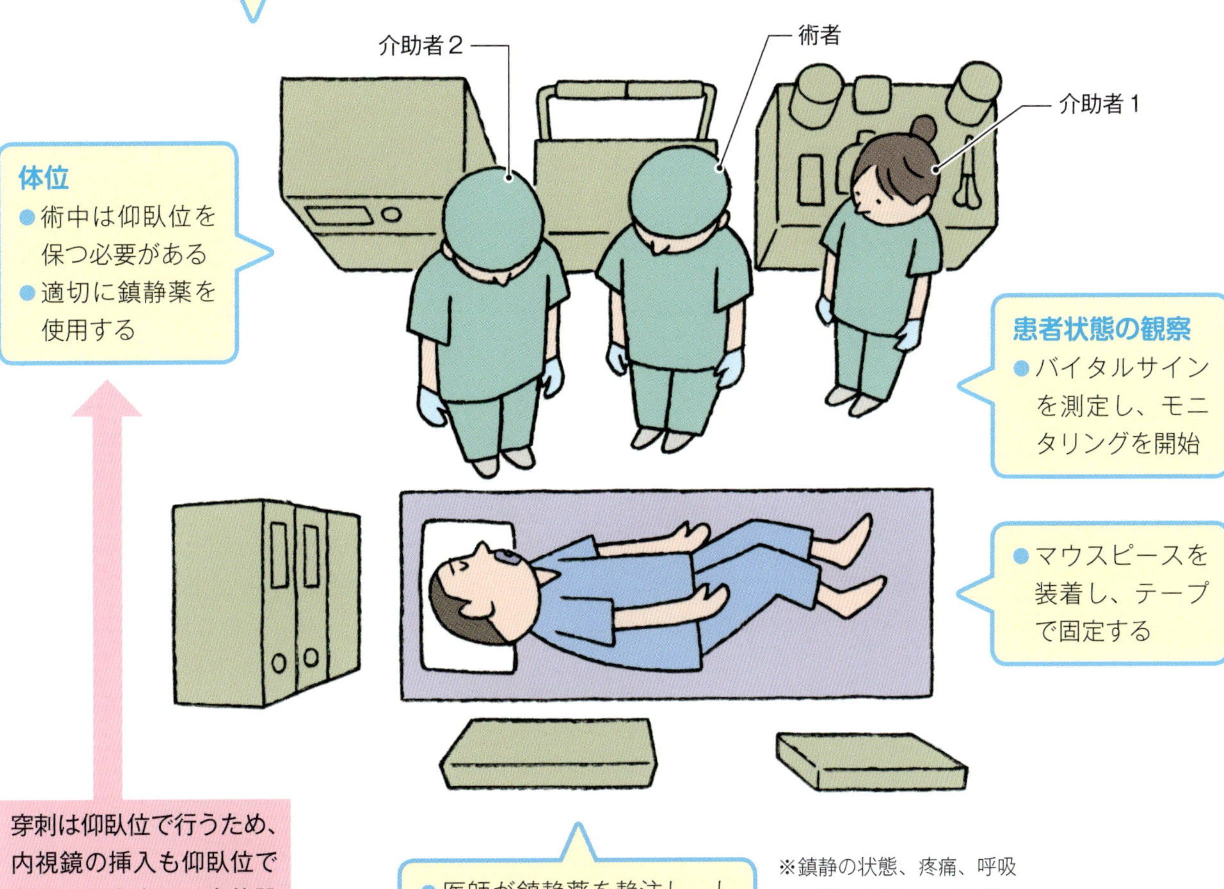

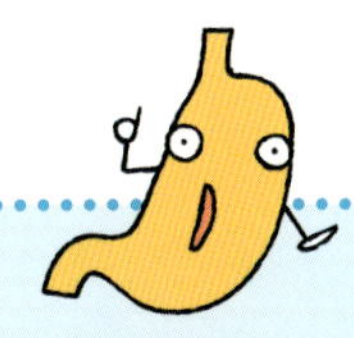

PEGは、内視鏡室でも行いますが、手術室などで行われることもあります。当院では、手術室で行っています。

Point 2 内視鏡下で送気し、腹壁・胃壁を密着させて造設する

PEG造設方法は、プル法、プッシュ法、イントロデューサー法の３種類ありますが、いずれも、内視鏡下で送気をして腹壁と胃壁を密着させ、穿刺を行い、ガイドワイヤーを挿入するところまでは同じです。

イントロデューサー法

❶ ガイドワイヤーに沿ってイントロデューサー（ダイレーター）を挿入して挿入部を拡張

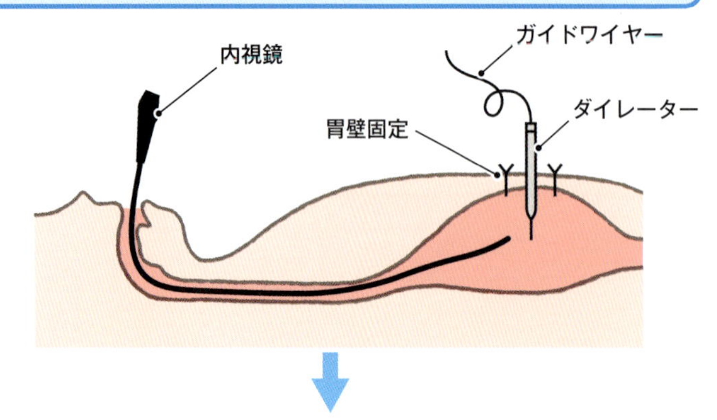

❷ PEGカテーテルを留置

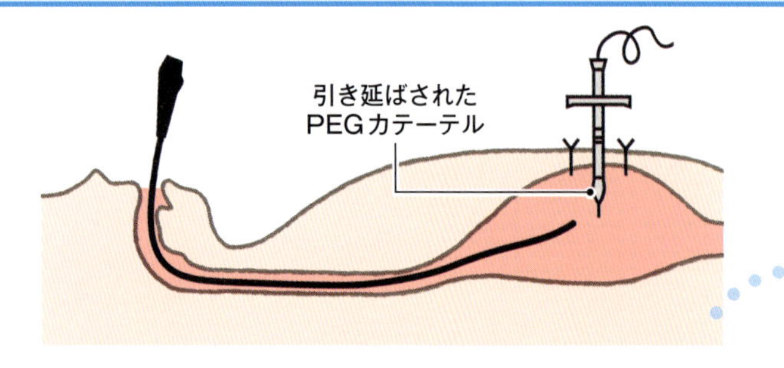

イントロデューサー法ではバルーンカテーテル、イントロデューサー変法ではバンパー型のボタンタイプを使用します。

イントロデューサー変法は、イントロデューサー法のデメリットを補う方法で、胃瘻部への腫瘍の転移が生じる場合（頭頸部がんや食道がんなど）や、創部感染対策が必要な場合（MRSA感染など）に行われます。

バルーンを膨らませると…

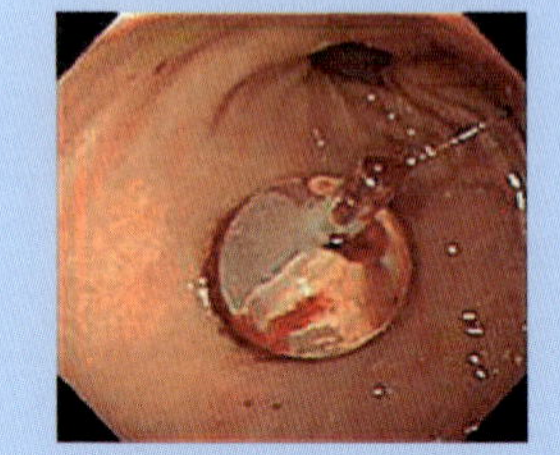

（写真提供：町立長沼病院院長 倉敏郎先生）

イントロデューサー法の利点・欠点

利点	●内視鏡の挿入が、1回ですむ ●カテーテルが咽頭部を通過しないため、感染のリスクが少ない ●経鼻用スコープを用いての造設も可能（開口障害のある患者にも実施できる）
欠点	●穿刺針が太い　●太い径のカテーテルを留置できない　●カテーテル逸脱の危険がある

プル法/プッシュ法

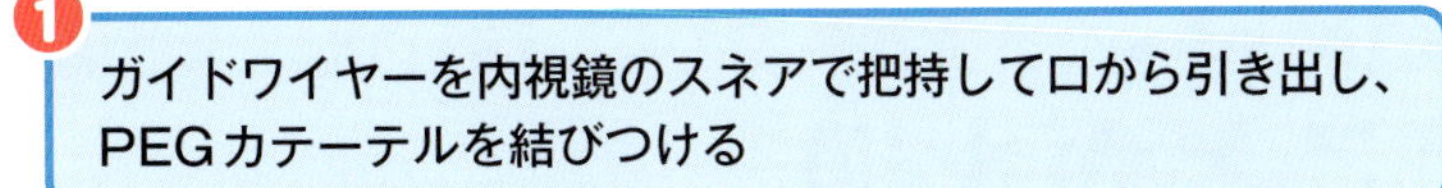

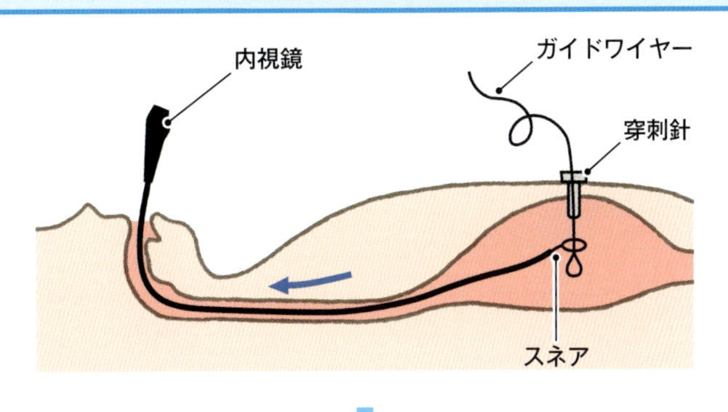

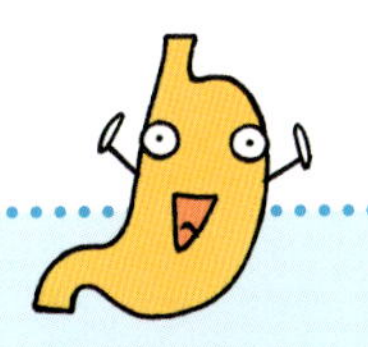

プル法/プッシュ法は、従来から行われている歴史のある手技です。

プル法

2 腹側からガイドワイヤーを引っ張ってカテーテルを留置する

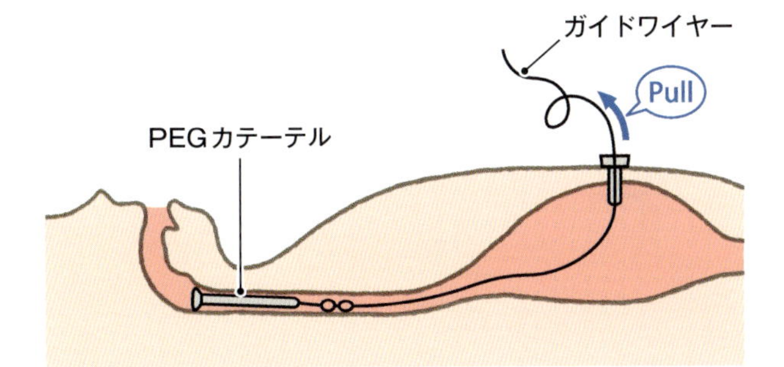

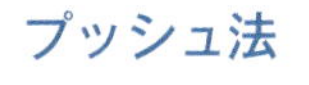

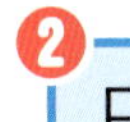

口側からガイドワイヤーに沿ってカテーテルを押し込む

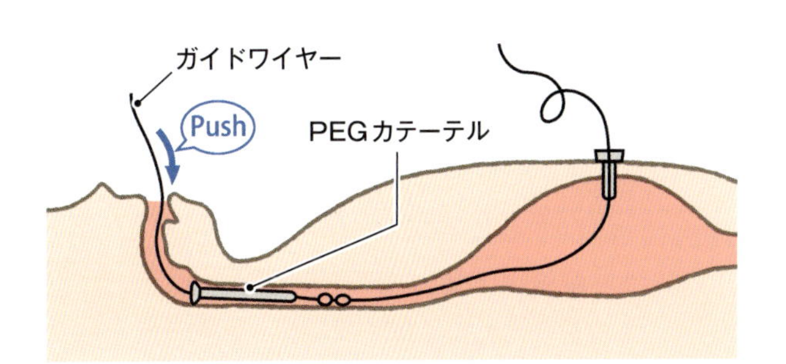

プル法/プッシュ法の利点・欠点

利点	●比較的簡便 ●穿刺針が細い ●造設後の出血のリスクが低い
欠点	●カテーテル留置後、出血の有無を確認するために、内視鏡を再度挿入する必要がある ●カテーテルに付着した口腔内細菌により、瘻孔周囲に感染が起こる危険性が高い

Point 3 造設後は、腹膜炎と事故（自己）抜去を防ぐことが大切

術後早期の合併症

術後早期の合併症として起こりうるのは、瘻孔感染、ストッパーの圧迫による壊死、バンパー埋没、カテーテルの逸脱、事故抜去、腹膜炎などです。

日常ケアの指導

胃瘻造設後、療養の場は、患者によって異なります（自宅に戻る、施設に入所するなど）。胃瘻を管理する人への指導は、合併症やトラブル予防のためにも重要です。

術直後のケア

観察
バイタルサイン、意識状態、瘻孔周囲の炎症徴候（発赤、疼痛、熱感、硬結、排膿など）、腹膜炎の徴候（腹痛、発熱など）

カテーテル管理
ストッパーが皮膚にくい込んでいないか、圧迫していないか、上下に動くゆとりはあるか
※少しずつ回転させ、接触面をずらす

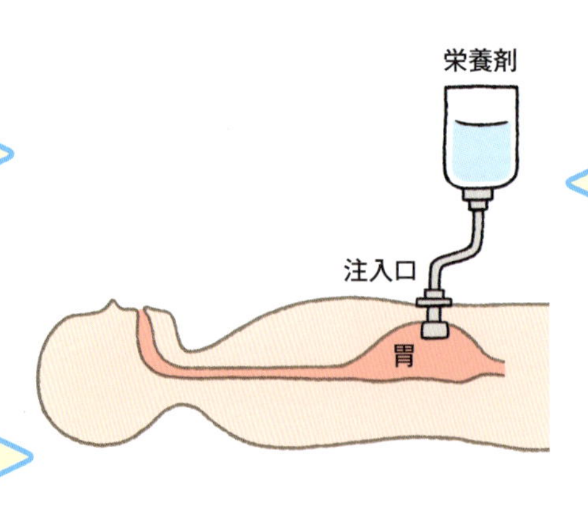

スキンケア
術直後に貼ったYガーゼは、翌日以降、医師の診察のもとではずす。その後は微温湯や弱酸性の洗浄剤で洗浄し、よく乾燥させる

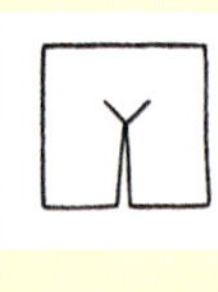

事故（自己）抜去予防
術後に異物感を感じて無意識に抜去する患者もいるので、容易に触れないよう工夫する（腹帯の使用など）
※術前からの十分な説明が重要

指導のポイント

- スキンケア：瘻孔は、毎日きれいに洗浄し、水分をふき取って乾燥させる。入浴・シャワー浴は通常どおりでよく、その際に一緒に洗浄するとよい
- 事故（自己）抜去予防および対応
- カテーテル管理または排便管理

Part

4

感染対策とリスクマネジメント

近年、多剤耐性菌などの院内感染の報告が多く聞かれるようになりました。また、最近では、米国で発生した十二指腸鏡の洗浄が不十分だったことが原因で生じた多剤耐性菌（CRE：カルバペネム耐性腸内細菌科細菌）感染が問題になりました。そのような感染を起こさないために、感染対策を徹底することが重要です。

また、内視鏡検査・治療の際には、患者誤認、検査間違い、禁忌薬剤の使用などの医療事故が発生する危険性があります。どのような危険性があるのか、その危険性はなぜ起こりうるのか、それはどのようにすれば防止できるのかなど、リスクを把握し、分析して対応するプロセス（リスクマネジメント）も重要となります。

ここでは、内視鏡検査・治療における感染対策とリスクマネジメントについて理解します。

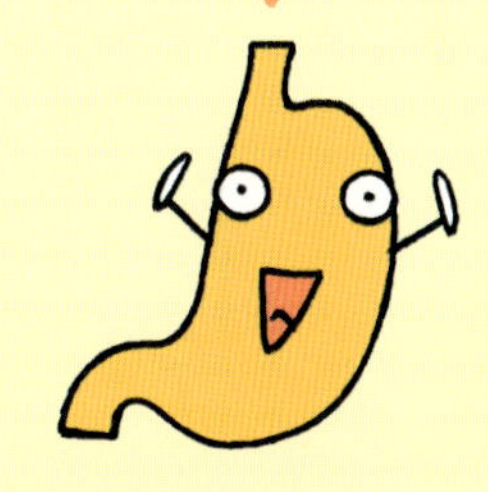

1 感染対策

Point 1 内視鏡室では医療者を介した感染と患者間の感染が生じうる

医療者側の感染対策

患者から医療者への感染や、医療者を介した患者間の感染対策は重要です。医療者間の感染防止には、スタンダードプリコーション（標準予防策）と、感染経路別予防策が重要になります。

標準予防策と感染経路別予防策

標準予防策（スタンダードプリコーション）

- すべての患者に対して標準的に行う基本的な感染対策である
- 汗を除くすべての体液・分泌物・排泄物、血液、粘膜、損傷した皮膚には感染の可能性があるとみなして対応する
- 院内感染のリスクを減少させるための対策である

＋

感染経路別予防策

接触感染予防策

- 接触感染には、直接接触感染と間接接触感染がある
  - 直接接触感染：全身清拭時、体位交換時、おむつ交換時など、患者に直接触れるケアで伝播される
  - 間接接触感染：微生物に汚染されたベッド柵、テーブルなど医療器具を介して伝播される

- 接触感染予防策が必要な患者とその周辺に触れるときは手袋を着用。直接触れる可能性があるときは、ガウンも着用
- その患者の病室を退室する前に手袋やガウンなどを外し、手指衛生を行う

飛沫感染予防策

- 病原微生物を含む直径5μm以上の飛沫粒子によって起こる
- 咳やくしゃみ、気管・口腔吸引などで飛んだ飛沫粒子を吸引することで感染する
- 飛沫が空気中に浮遊することはないので、特別な空調管理は不要である

- 飛沫感染予防策の必要な患者の部屋に入室する場合は、サージカルマスクを着用
- 経気道感染ではあるものの、病原体の拡散範囲が小さいため、陰圧換気は不要

空気感染予防策

- 病原微生物を含む直径5μm以下の飛沫核が長時間空中を浮遊し、空気の流れによって伝播する

- 空気感染予防策の必要な患者の病室に入るときは、N95マスクを着用
- 個室隔離が必要

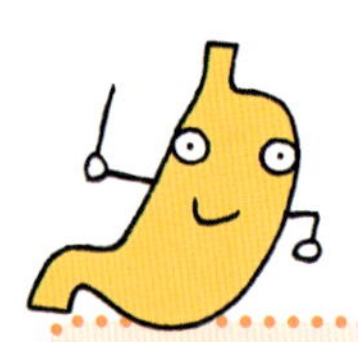

感染対策は、手洗いと手指衛生が重要です。
なお、消化器内視鏡の場合は、マスク・エプロン・手袋を装着します（呼吸器内視鏡ではキャップも必要）。

Part 4

患者間の感染対策

内視鏡の機器類が進歩して構造が複雑になるとともに、内視鏡機器を介した感染事故が報告されるようになりました。この感染事故の原因には、内視鏡機器の洗浄・消毒方法の不備がありました。

内視鏡の洗浄・消毒方法が確立された現在は、ヘリコバクター・ピロリ（ピロリ菌）の感染が確実に減少したという報告もあります。つまり、内視鏡機器の正しい洗浄・消毒の重要性がわかります。

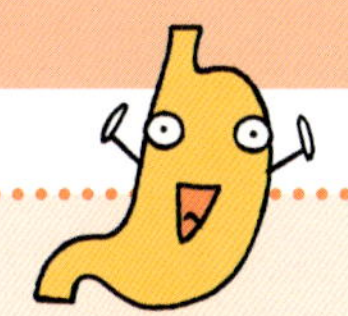

内視鏡関連の感染の原因となる細菌は、サルモネラ、緑膿菌、ヘリコバクター・ピロリ、O-157などです。

B型肝炎ウイルス、C型肝炎ウイルスなどのウイルスによる感染も報告されています。

内視鏡機器による感染防止の基本的な考え方

基本理念[1]	❶すべての人の体液や血液には潜在的に感染性があるものとして扱う ❷内視鏡室全体の感染対策が必要である ❸スコープは十分な洗浄の後に消毒を行う ❹医療従事者の健康管理に配慮する ❺内視鏡洗浄のガイドラインを基に各施設でマニュアルを作成し、遵守することが重要である
基本概念[2]	❶内視鏡機器は1回の検査を行うたびに、既定の洗浄・消毒を行う ❷検査開始時には、清潔な機器であるかどうかを確認して使用する ❸内視鏡機器だけでなく、内視鏡機器を扱う室内の環境汚染を起こさないようにする ❹内視鏡検査の施行時および機器の洗浄・消毒に際し、医療従事者の健康管理にも十分に配慮する ❺内視鏡検査・治療による、いかなる感染事故も防止することを最終目標とする

機器の消毒・滅菌の基準：スポルディングの分類

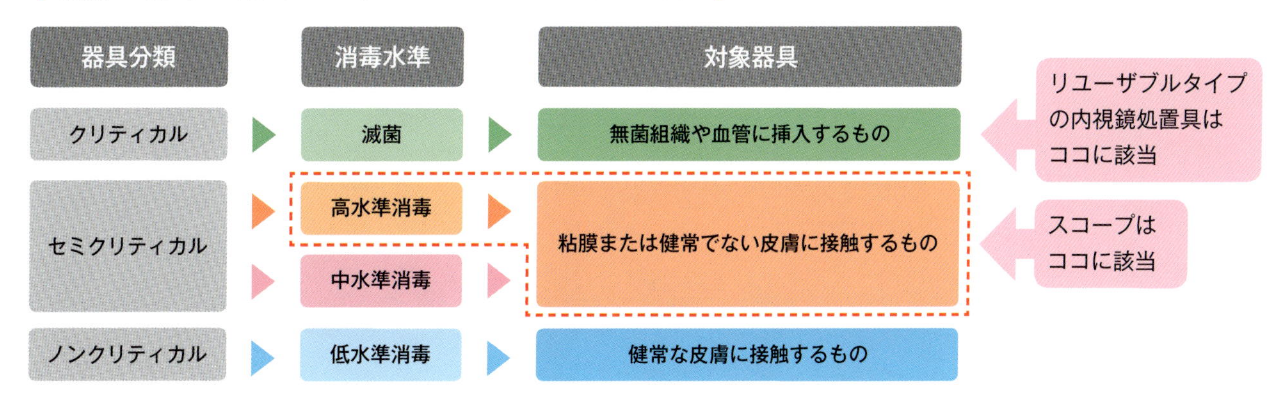

文献

1. 消化器内視鏡の感染制御に関するマルチソサエティ実践ガイド作成委員会 編：消化器内視鏡の感染制御に関するマルチソサエティガイドライン第2版. http://www.kankyokansen.org/other/syoukaki_guide.pdf(2019.3.4 アクセス).
2. 日本消化器内視鏡学会 監修, 日本消化器内視鏡学会卒後教育委員会 編：消化器内視鏡ガイドライン第3版. 医学書院, 東京, 2006.

洗浄・消毒の手順（自動洗浄消毒装置の場合）

内視鏡室で

1 検査・治療が終わったら、すぐに拭き取り、洗浄液を吸引

- スコープ外表面の汚染物を拭き取る
- 酵素系洗浄液の吸引、送気・送水チャンネルへの送水を行って、内部に残った粘液・体液などを除去する

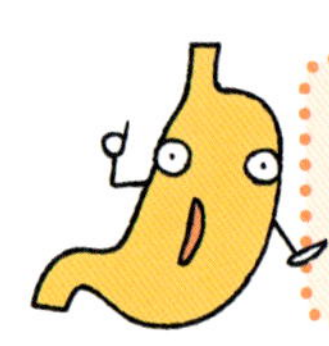

使用後すぐに洗浄することで、汚染の固着を防ぎます。

吸引ボタン
ボタンを外すと取付口が出てくる
送気・送水ボタン

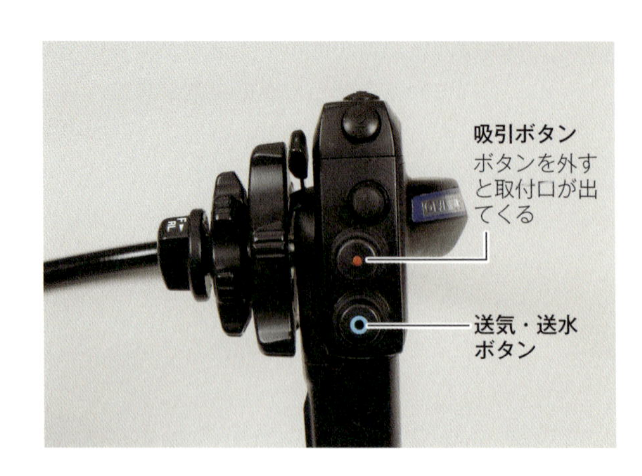

CHECK!

- 装置から外した後、スコープの種類によっては防水キャップ装着が必要

洗浄室で

2 洗浄

- 洗浄剤（中性洗剤や酵素洗剤）をつけたスポンジで外側をよく洗う

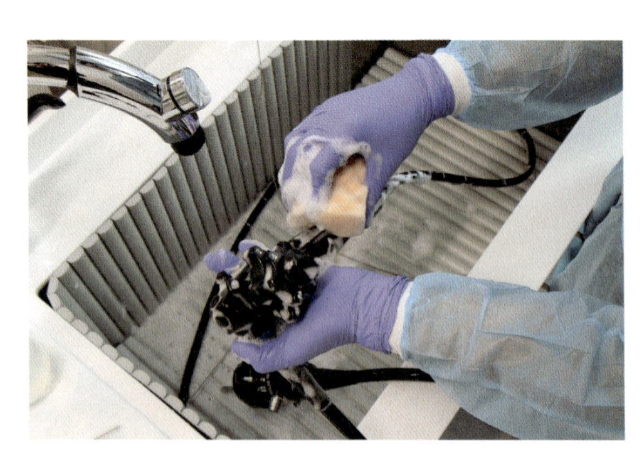

洗浄室で

3 ブラッシング

- 専用ブラシですべての孔をよく洗浄し、よくすすぐ
  - 吸引ボタン取付口から、吸引口金まで
  - 吸引ボタン取付口から、鉗子出口まで
  - 鉗子挿入口から、鉗子出口まで

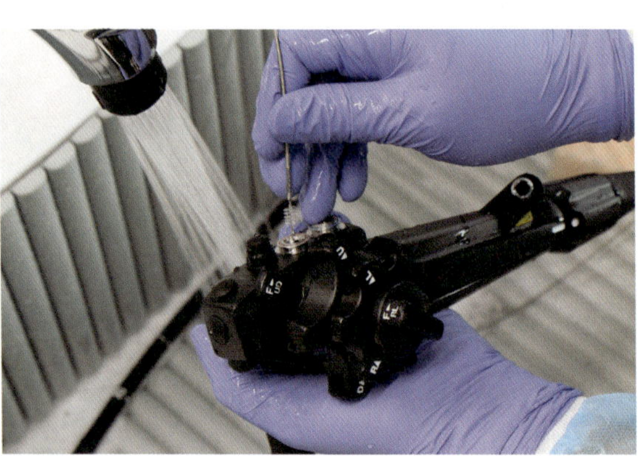

CHECK!

- 清浄水によるすすぎは、洗浄剤を残留させないために行う
- 外表面だけでなく、チャンネル内への送水も十分に行うこと

ブラッシングを怠ると、感染事故に直結します。

洗浄室で

④ 自動洗浄消毒装置による消毒

- 漏水チェックを行ってスコープの漏水がないことを確認する
- 消毒には、グルタラールやフタラール、過酢酸を用いる

CHECK!

- グルタラールとフタラールの場合、消毒時間は10分間
- 過酢酸の場合、消毒時間は５分間

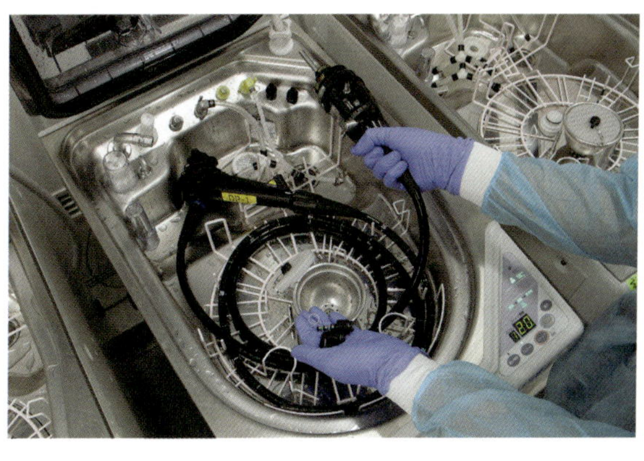

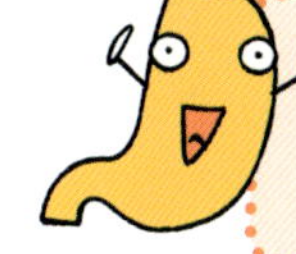

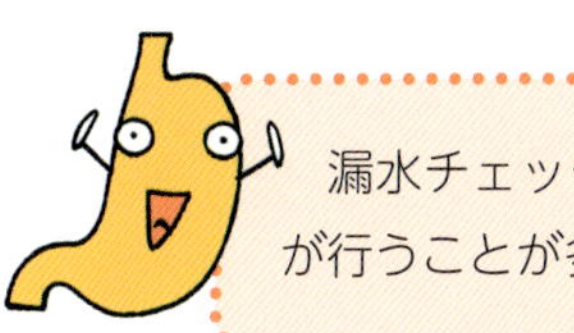

保管庫で

⑤ 保管

- アルコールフラッシュを行った後、送気や吸引を行って乾燥させる
- 各種ボタンや栓は外したまま保管する

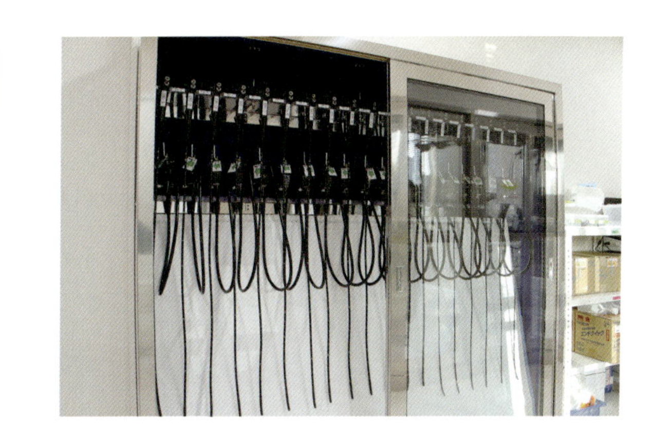

あわせて知りたい！ スポルディングの分類

使用する医療機器によって、「どの程度の消毒・滅菌が必要か」は異なります。それを判断する指標として用いられるのが、スポルディングの分類です。内視鏡スコープは、消化管の粘膜に接触するため、セミクリティカル器材に分類されます。観血的処置を行うこともあるため汚染リスクが高いことから、高水準消毒が必要とされています。

なお、クリップ装置など、組織や血管に挿入するものは、クリティカル器材に分類されています。ディスポーザブル器材は単回使用を徹底し、リユーザブル器材は洗浄・消毒後、滅菌を行う必要があります。

2 リスクマネジメント

Point 1 事故防止の体制を整え、ヒヤリハットを共有し、防止策をたてる

年々増加傾向にある内視鏡室での検査・治療を、スムーズかつ効率よく、そして、いかに安全に実施するかがとても重要です。

日ごろから、安全に検査を実施できるような体制を整えるのはもちろんのこと、日ごろからヒヤリハット事例を分析し、体制やルールの見直しを行ったうえで情報を共有して、最新の注意をはらって行動することが大切です。

内視鏡室で起こりうるインシデント

内視鏡室の受付で	患者間違い	●同姓同名、類似姓 ●患者が名前が違うのに返事したが、そのまま受付をした	対策①
	検査間違い	●予約した検査と、患者が同意した検査が違う	対策②
前処置のときに	前処置間違い	●「大腸検査の患者に咽頭麻酔を行った」など	対策②
		●薬の投与忘れ ●禁食の患者が飲食していた	対策③
	問診不足・確認不足	●問診せずに、禁忌薬（前立腺肥大や緑内障の患者に対するブスコパン注など）を使用した	対策③
		●指示とは違う薬品を使用した	対策④
検査の準備のときに	スコープの準備不足	●洗浄し忘れたスコープを再利用した	対策⑤
検査中に	検査間違い	●患者が説明された検査と予約された検査の間違い	対策②
	情報の共有不足	●抗凝固薬を服用中の患者にポリペクトミーを施行した ●禁忌薬剤を投与した ●禁食なのに食事していたことが情報として共有されない	対策②
	検体間違い	●検体の患者名間違い	対策②
	検体の処理ミス	●検体を正しい方法で保存しなかった	対策⑥
	患者の急変		対策⑦
検査の後に	前処置薬の副作用	●検査台からの転落 ●向精神薬使用後、移動時にふらついて転倒	対策⑧
	検査機器の洗浄間違い	●洗浄機のプログラムの設定ミス	対策④

対策① 患者に名乗ってもらう

- 氏名と生年月日を、患者自身に言ってもらう
  - ➡看護師が「○○さんですね？」と尋ねた場合、きちんと聞こえていないのに返事してしまう患者や、間違って聞こえて返事をしてしまう患者がいる

照林太郎です。
1984年11月1日
生まれです。

対策② タイムアウト

- 全スタッフが手を止めて、検査・治療内容を書類や物品と確認する

確認すること

- 患者の名前
- 検査・治療の部位と内容
- 所要時間
- 生年月日
- 同意書の有無
- リスク　など

対策③ 検査前の問診

- 患者が正しく理解できるよう、言葉を選ぶ
  - ➡自分の飲んでいる薬が「抗凝固薬・抗血小板薬」だと理解していない患者もいる。「血液をサラサラにする薬」などと尋ねてみるとよい

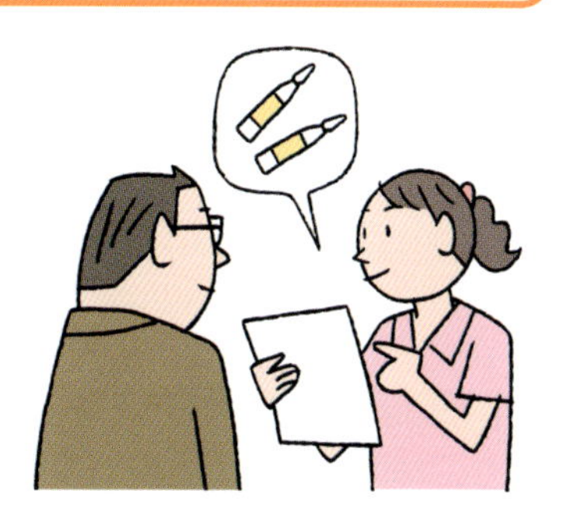

対策④ 十分な確認

- 薬剤を準備するときは、必ずダブルチェックを行う
- 自動洗浄消毒装置をセットする際も、必ず指さし確認を行う

対策⑤ 検査前の点検

- 機械の作動点検を行う
- スコープが未使用か、必ず確認する

対策⑥ 正しい知識を身につける

- 検体の処理方法を事前に確認しておく

対策⑦ 緊急時のトレーニング

- 救急カートを準備し、急変に備える

対策⑧ リスクアセスメントし対応する

- 転倒・転落リスクを把握して予防策をとる

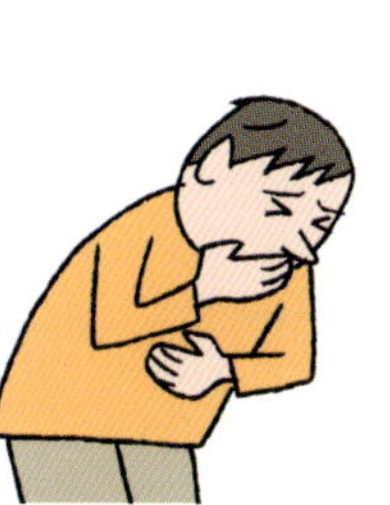
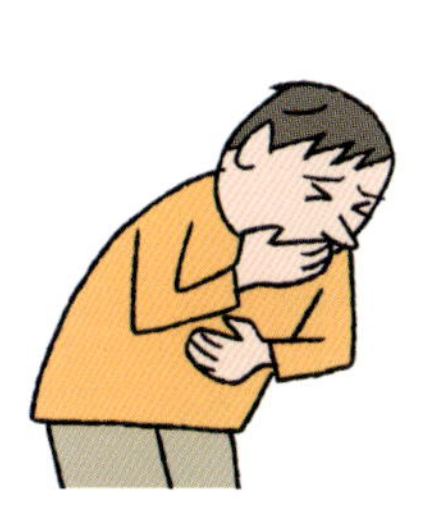

Point 2 事故発生時には患者の安全を最優先に考えて対応する

事故を防ぐ努力をしているにもかかわらず、事故が発生してしまったら、まず患者の安全を考えて対応します。

事故発生直後の対応

事故の状況把握と適切な処置

- 患者の安全確保と救命処置
- 現場保存：使用された機器・薬品・物品・モニターなど

報告

- 主治医への報告
- 部署の管理者、医療安全管理者などへの報告

事実の記録

- 客観的な経時記録
- 対応した医師・看護師などで事実を経時的に確認

患者・家族への説明

- 患者および家族へすみやかな事故の事実の説明（主治医はじめ複数の医療者同席のもとで行う）
- 説明した事実を記録

あわせて知りたい！ ヒヤリハット事例の「分析」が重要

医療事故を防ぐためには、日ごろからヒヤリハット事例をそのままにせず、原因を分析し、情報を共有して防止のための対策を講じることが大切です。

ヒヤリハット事例とは、医療事故に至らなくても、場合によっては事故に直結したかもしれない事例のことです。「間違った医療行為が行われそうになったが、未然に気づいて防げたケース」や「行った医療行為に間違いがあったものの、患者に被害が及ばなかったケース」などが含まれます。

１つの重大な事故の背後には、29の軽微な事故があり、その背景には300のヒヤリハットが存在するといわれています（ハインリッヒの法則）。だからこそ、ヒヤリハット事例の分析が大切になるのです。

〈ヒヤリハット事例：抗コリン薬不可の見落としの例〉

前処置の抗コリン薬（ブチルスコポラミン臭化物：ブスコパン®）を注射するために患者の問診票を確認した。禁忌となる「緑内障の既往」が書かれていなかったため、ブスコパン®の筋肉注射を行った。その後、患者と会話をしているなかで、「視野欠損があり、眼科にかかっていること」「緑内障の診断は聞いていないが、眼圧が高いことを指摘されている」ことがわかった。医師の指示を確認すると「抗コリン薬不可」となっている。すみやかに医師に報告し、検査後に眼科受診してもらったところ、特に問題はみられなかった。

どのような対策が有効？

➡医師の指示書をしっかり確認する
➡問診票は患者とともに確認し、病名（緑内障など）だけでなく、症状の有無を確認する
➡緑内障の患者には、グルカゴン（注射用グルカゴンＧノボ）または、l-メントール製剤（ミンクリア®）を使用することを明記する

対応の流れ

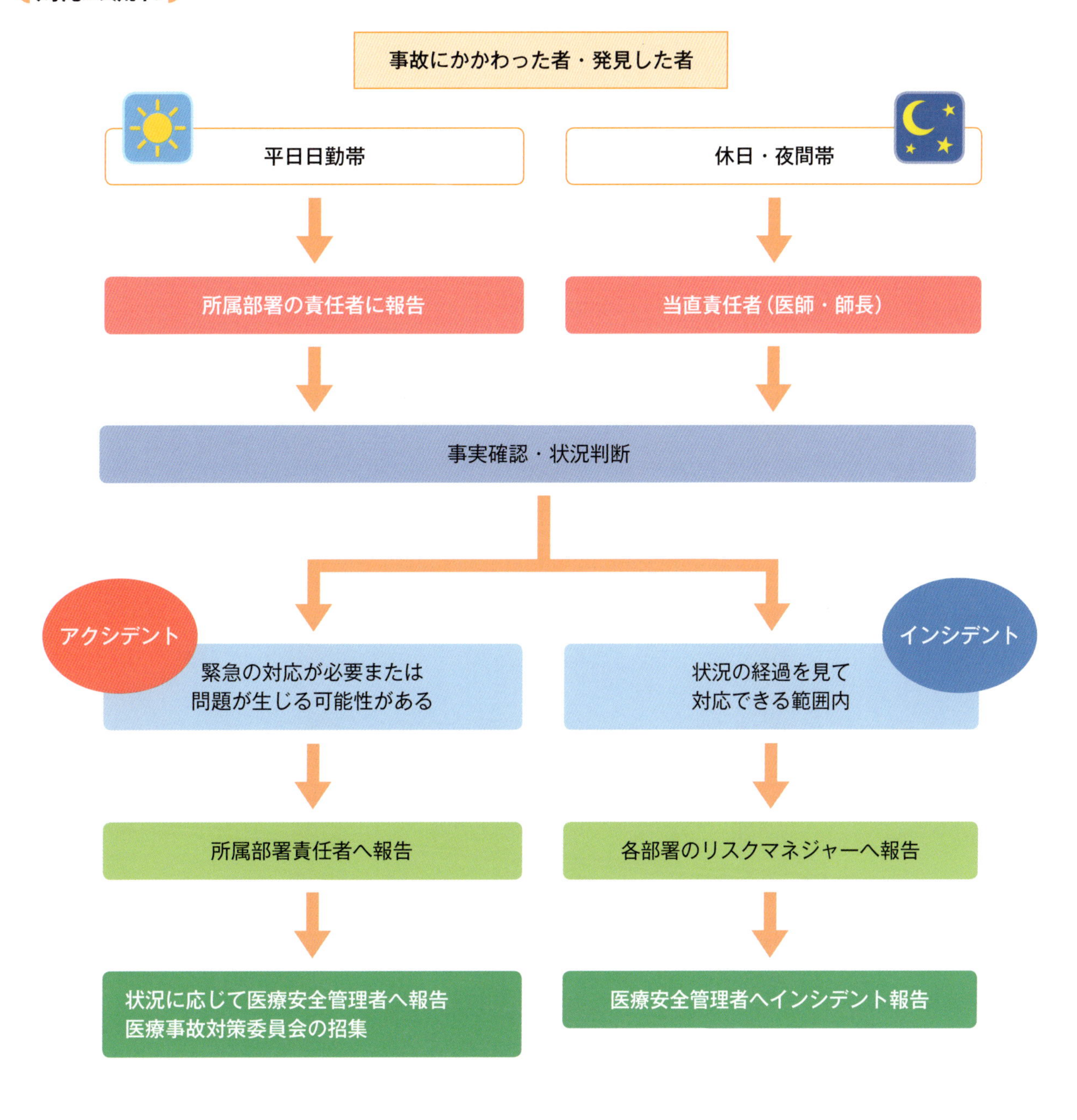

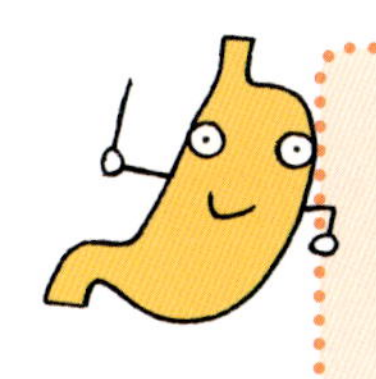

事故発生後には、患者と家族への事実の説明が行われます。

その後、事故予防策の検討を行い、情報を共有します。院内全体そして各部署内で、事故予防策を実施していきます。

知っておくと役立つ 消化器内視鏡ケアの略語

消化器内視鏡に関する略語を集めてみました。たくさんあって、やみくもに略語を覚えるのは大変ですが、意味からおさえてみると、意外とわかりやすくなります。

① 内視鏡による検査や治療を示すもの

内視鏡＝「endoscope（エンドスコープ）」なので…

➡内視鏡で観察することを指すときは「endoscopy（エンドスコピー）」がつく！

➡内視鏡的な（内視鏡による○○）を指すときは「endoscopic（エンドスコピック）」がつく！

- EMR（**endoscopic** mucosal resection）内視鏡的粘膜切除術
  - mucosal：粘膜の
  - resection：切除

cholangio＝胆管
pancreatography
＝膵管造影

- ESD（**endoscopic** submucosal dissection）内視鏡的粘膜下層剥離術
  - submucosal：粘膜下の
  - dissection：切開

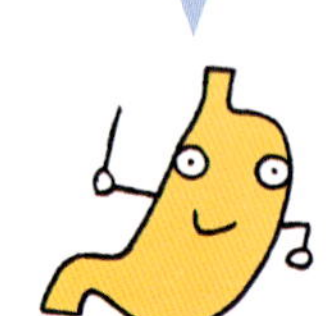

- EUS（**endoscopic** ultrasonography）超音波内視鏡検査
  - ultrasonography：超音波検査
- ERCP（**endoscopic** retrograde cholangiopancreatography）：内視鏡的逆行性膵胆管造影
  - retrograde：逆戻りの
  - cholangiopancreatography：胆管膵臓造影法

ドレナージは
「排液すること」

- EBD（**endoscopic** retrograde biliary drainage）：内視鏡的逆行性胆道ドレナージ
  - retrograde：逆戻りの
  - biliary：胆汁の
  - drainage：ドレナージ

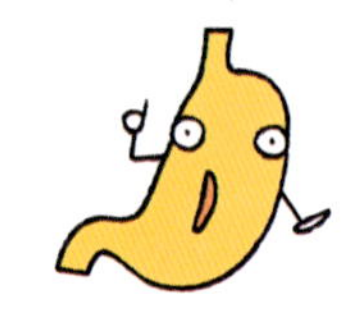

- ENBD（**endoscopic** naso-biliary drainage）：内視鏡的経鼻胆管ドレナージ
  - naso：鼻の
  - biliary：胆汁の
  - drainage：ドレナージ
- EPS（**endoscopic** pancreatic stenting）：内視鏡的膵管ステント留置術
  - pancreatic：膵臓の
  - stenting：ステント留置

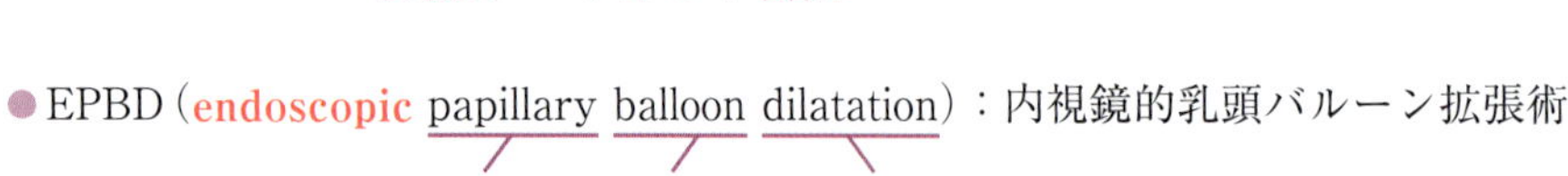

- EPBD（**endoscopic** papillary balloon dilatation）：内視鏡的乳頭バルーン拡張術
  - papillary：乳頭の
  - balloon：バルーン
  - dilatation：膨張
- EST（**endoscopic** sphincterotomy）：内視鏡的乳頭括約筋切開術
  - sphincterotomy：括約筋切開

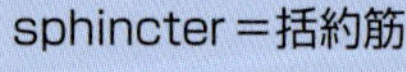

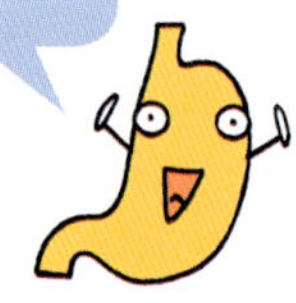

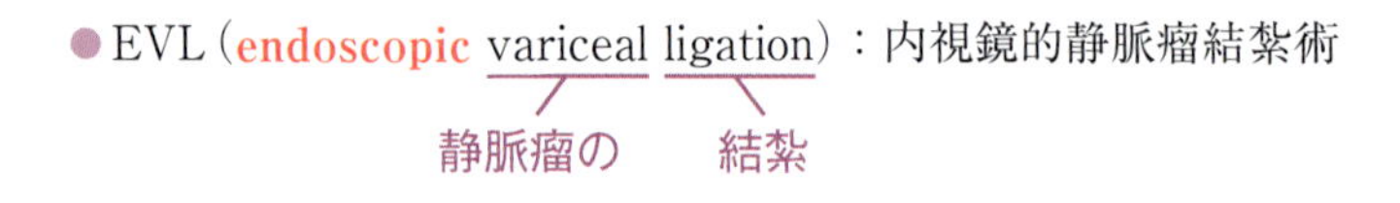

- EVL（**endoscopic** variceal ligation）：内視鏡的静脈瘤結紮術
  - variceal：静脈瘤の
  - ligation：結紮

- EIS (endoscopic injection sclerotherapy) 内視鏡的硬化剤注入療法
  - injection：注入
  - sclerotherapy：硬化療法
- PEG (percutaneous endoscopic gastrostomy) 経皮的内視鏡下胃瘻造設術
  - percutaneous：経皮の
  - gastrostomy：胃瘻造設

② 部位を示すもの

> **食道＝「esophagus」なので…**
> ➡食道にかかる場合は「esophageal」がつく

- Ae (abdominal esophagus)：腹部食道
- Ce (cervical esophagus)：頸部食道
- H (esophagus hiatus)：食道裂孔
- Lt (lower thoracic esophagus)：胸部下部食道
- Mt (middle thoracic esophagus)：胸部中部食道
- O (esophageal orifice)：食道入口部
- Te (thoracic esophagus)：胸部食道
- Ut (upper thoracic esophagus)：胸部上部食道

> **胃の～＝「gastro-」なので…**
> ➡胃にかかわる場合は「gastro」や「gastric」がつく

- AGML (acute gastric mucosal lesion) 急性胃炎／急性胃粘膜病変
- EGJ (esophagogastric junction)：食道胃接合部
  - esophagogastric：esophago-（食道）＋ gastro-（胃）＋ -ic（～に関する）
- GAVE (gastric antral vascular ectasia)：胃前庭部毛細血管拡張
- GERD (gastro esophageal reflux disease)：胃食道逆流症
- GIST (gastrointestinal stromal tumor)：消化管間質腫瘍

gastrointestinal
＝胃と腸

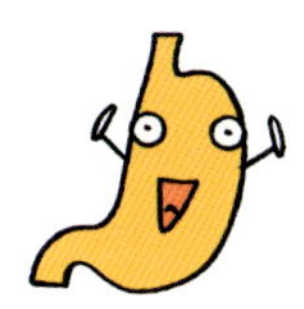

> **結腸＝「colon」なので…**
> ➡結腸にかかわる場合は「colon」や「colonic」がつく

- A (ascending colon)：上行結腸
- T (transverse colon)：横行結腸
- D (descending colon)：下行結腸
- S (sigmoid colon)：S状結腸

直腸＝「rectum」なので…

➡直腸にかかわる場合は「rectum」や「rectul」がつく

- Rs（**rectosigmoid** junction）：直腸S状部
- Ra（**rectum**［above the peritoneal reflexion］）：上部直腸
- Rb（**rectum**［below the peritoneal reflexion］）：下部直腸

胆管＝「biliary」なので…

➡胆管にかかわる場合は「bile」がつく

- Bh（intrahepatic **bile** duct）：肝内胆管
- Bi（lower **bile** duct）：下部胆管
- Bm（central part **bile** duct）：中部胆管
- Bs（upper **bile** duct）：上部胆管

胆嚢＝「gallbladder」「cholecyst」なので…

➡胆管にかかわる場合は「gallbladder」か「cystic」がつく

- C（**cystic** duct）：胆嚢管
- Gn（**gallbladder** neck）：胆嚢頸部
- Gb（body of **gallbladder**）：胆嚢体部
- Gf（fundus of **gallbladder**）胆嚢底部

肝管＝「hepatic duct」なので…

➡肝管にかかわる場合は「hepatic dust」か「hepatic」がつく

- Br（right hepatic duct）：右肝管
- Bl（left hepatic duct）：左肝管

索引

和文

まるごと図解　消化器内視鏡ケア

2019年3月25日　第1版第1刷発行
2023年7月10日　第1版第4刷発行

編　著　中村美也子
発行者　有賀　洋文
発行所　株式会社 照林社
〒112－0002
東京都文京区小石川2丁目3－23
電　話　03－3815－4921（編集）
03－5689－7377（営業）
https://www.shorinsha.co.jp/
印刷所　広研印刷株式会社

検印省略（定価はカバーに表示してあります）
ISBN978-4-7965-2457-5